河南省科学技术协会科普出版资助·科普中原书系

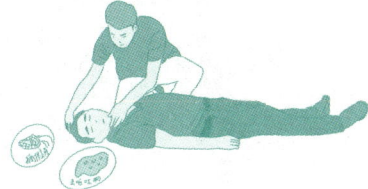
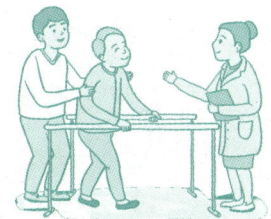

# 漫话脑卒中自我护理

梅永霞 林蓓蕾 张春慧 主编

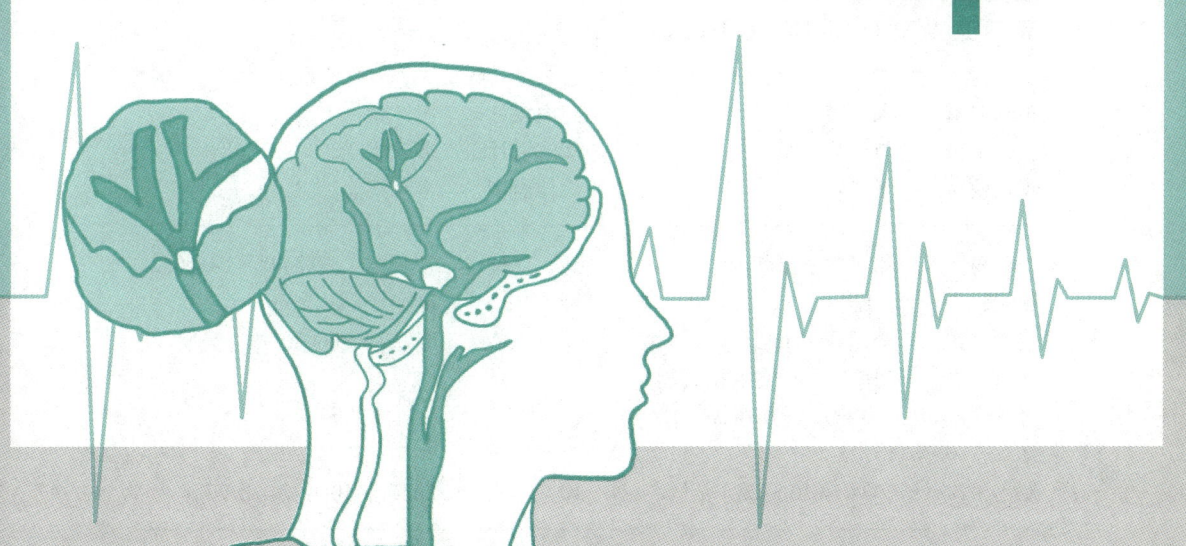

郑州大学出版社

### 图书在版编目(CIP)数据

漫话脑卒中自我护理 / 梅永霞，林蓓蕾，张春慧主编. -- 郑州：郑州大学出版社，2024.10. -- ISBN 978-7-5773-0717-6

Ⅰ. R473.54-49

中国国家版本馆 CIP 数据核字第 2024S7J001 号

### 漫话脑卒中护理
### MANHUA NAOCUZHONG HULI

| 策划编辑 | 张　霞 | 封面设计 | 王　微 |
| 责任编辑 | 刘　莉 | 版式设计 | 苏永生 |
| 责任校对 | 张彦勤 | 责任监制 | 李瑞卿 |

| 出版发行 | 郑州大学出版社 | 地　　址 | 郑州市大学路40号(450052) |
|---|---|---|---|
| 出版人 | 卢纪富 | 网　　址 | http://www.zzup.cn |
| 经　销 | 全国新华书店 | 发行电话 | 0371-66966070 |
| 印　刷 | 河南文华印务有限公司 | | |
| 开　本 | 710 mm×1 010 mm　1 / 16 | | |
| 印　张 | 15.25 | 字　数 | 267 千字 |
| 版　次 | 2024 年 10 月第 1 版 | 印　次 | 2024 年 10 月第 1 次印刷 |
| 书　号 | ISBN 978-7-5773-0717-6 | 定　价 | 78.00 元 |

本书如有印装质量问题，请与本社联系调换。

# 作者名单

**主　审**　张振香　张伟宏　李　昕

**主　编**　梅永霞　林蓓蕾　张春慧

**副主编**　王　清　徐　岚　许梦雅
　　　　　王慧慧　邢玉荣　翟清华

**编　委**（以姓氏笔画为序）
　　　　　马　玲　王　辉　王　濯
　　　　　王丹凤　王文娜　王珊珊
　　　　　王盼盼　王钧正　牛美兰
　　　　　史　诺　李世瑞　李喜慧
　　　　　杨　鸽　豆银霞　张亚林
　　　　　张秋实　张艳慧　陈　静
　　　　　赵　洁　贾　安　唐尚锋
　　　　　唐起岚　曹　莹　靳孟璞
　　　　　潘　习　薛孟寒

**美　工**　石忆楠　阮思雅　付　余
　　　　　侯佳荟

# 前　言

脑卒中流行病学态势严峻，终生发病风险为39.9%，位居全球疾病发病风险的首位，并已成为全球第二大死亡原因，是我国因疾病所致寿命损失的第一位病因。《中国脑卒中防治报告（2023）》显示，我国40岁及以上人群脑卒中现患人数达1242万，且发病人群呈年轻化趋势。我国平均每10秒就有1人初发或复发脑卒中，每28秒就有1人因脑卒中离世；幸存者中，约75%留下后遗症，40%重度残疾，患者将因此蒙受巨大的经济损失和身心痛苦。促进自我护理是目前全球卫生系统对日益增加的脑卒中负担的核心应对策略，有效的自我护理支持对改善脑卒中结局具有重要意义。但是，目前脑卒中患者出院后普遍存在自我护理行为依从性不足、自我护理行为难以长期维持、自我护理信息支持不充分等问题。

脑卒中为何如此高发又可怕？平时又有哪些防治措施呢？如何促进患者及其家庭开展自我护理呢？为提高脑卒中患者自我护理健康知识水平，弥补健康信息不足，帮助其改善并维持自我护理行为，进而改善其健康结局，本书编者精心编撰了这本《漫话脑卒中自我护理》科普书籍，从脑卒中基本知识及脑卒中患者和照顾者自我护理的话题出发，以通俗易懂的语言和漫画，生动形象地解释了脑卒中自我护理的知识和技巧，并辅助一些视频，使读者在轻松愉快的阅读氛围中掌握脑卒中的相关知识。编者精心设计了脑卒中基础知识篇、脑卒中患者自我护理篇、照顾者自我护理对脑卒中患者的贡献篇、脑卒中患者回归社会篇4个核心篇章，这些篇章不仅全方位、多角度介绍了脑卒中自我护理的方法，而且详述了患者及其照顾者的情绪调节等，助力患者及其照顾者更勇敢、智慧地应对脑卒中。

本书为国家自然科学基金项目（72174184，72004205，72104221）的成果,编者绝大多数为从事多年临床和教学工作的护理及康复人员,具有硕士及以上学历者占多数,并具有丰富的科研和临床经验。在编写过程中,编者结合自己的临床经验及科研成果,参考了国内外权威文献,并经过脑卒中相关专家的悉心指导,编撰成文。书中所有漫画都为美术与护理专业团队精心绘制,视频为团队精心录制。希望本书能够成为脑卒中患者及其照顾者的良师益友,帮助他们在脑卒中康复的道路上迈出坚实的步伐。也希望更多的人能够通过阅读这本书,提高对脑卒中的认识和预防意识,为自己和家人的健康保驾护航。

由于时间及能力有限,书中可能有不当之处,敬请广大护理同仁和读者批评指正。

编者

2024 年 5 月

# 目 录

## 第一篇 脑卒中基础知识

### 第一章 什么是脑卒中？ ... 003
第一节 细数脑卒中的前世今生 ... 003
第二节 脑卒中的病因十分复杂 ... 005
第三节 脑卒中的表现个体差异大 ... 010
第四节 详述脑卒中的危害 ... 014

### 第二章 如何快速识别脑卒中？ ... 020
第一节 识别卒中早一秒，挽救大脑恢复好 ... 020
第二节 快速识别脑卒中，两项口诀要记牢 ... 022

### 第三章 得了脑卒中如何急救？ ... 027
第一节 脑卒中患者居家自救必知道 ... 027
第二节 一图看懂脑卒中院内救治策略 ... 031
第三节 缺血性脑卒中的急救 ... 033
第四节 出血性脑卒中的急救 ... 038

### 第四章 如何预防脑卒中？ ... 042
第一节 盘点预防脑卒中常见的误区 ... 042
第二节 别担心，四级预防脑卒中 ... 045
第三节 脑卒中危险因素须重视 ... 047
第四节 预防脑卒中不得不说的"药"事 ... 051

### 第五章 如何预防脑卒中复发？ ... 056
第一节 骇人的脑卒中复发 ... 056
第二节 预防复发是大事儿 ... 059

| 第三节 | 复发风险知多少 | 069 |
| 第四节 | 预防复发我能行 | 072 |

## 第二篇　脑卒中患者自我护理

### 第六章　脑卒中患者如何监测各项指标？ 079
第一节　监测各项指标意义大 079
第二节　康复效果常自评 087

### 第七章　脑卒中患者如何将各项指标维持在正常范围？ 090
第一节　调整生活方式有技巧 090
第二节　服药自我管理有策略 091
第三节　联系医护莫忘记 093

### 第八章　脑卒中患者如何开展康复锻炼？ 096
第一节　康复锻炼益处多 096
第二节　肢体康复动起来 098
第三节　吞咽困难请别怕 118

### 第九章　脑卒中患者如何进行情绪调节？ 125
第一节　情绪自评早知道 125
第二节　自我接纳很重要 131
第三节　寻求支持有必要 132
第四节　创伤后成长你可以 135

### 第十章　脑卒中患者如何管理常见并发症？ 138
第一节　肢体挛缩与疼痛 138
第二节　肩关节半脱位 143
第三节　压力性损伤 144
第四节　排泄障碍 148
第五节　下肢静脉血栓 153
第六节　肌少症 154
第七节　认知障碍 156

# 第三篇  照顾者自我护理及对脑卒中患者的贡献

## 第十一章  照顾者需要掌握哪些照顾技能? ……… 161
- 第一节  生活照料有技巧 ……… 161
- 第二节  辅具帮助很必要 ……… 169
- 第三节  预防肺炎有妙招 ……… 175

## 第十二章  照顾者如何进行情绪调节? ……… 181
- 第一节  照顾者负担与自我关怀 ……… 181
- 第二节  积极体验照顾获益 ……… 186
- 第三节  遇到问题广求助 ……… 188

## 第十三章  脑卒中患者与照顾者如何维持亲密关系? ……… 190
- 第一节  陪伴沟通促亲密 ……… 190
- 第二节  换位思考常互助 ……… 196
- 第三节  二元应对携手渡难关 ……… 200

# 第四篇  脑卒中患者回归社会

## 第十四章  发生脑卒中后居家环境如何调适? ……… 207
- 第一节  安全居家环境须知道 ……… 207
- 第二节  居家环境调适有标准 ……… 209
- 第三节  合理改造促康复 ……… 211

## 第十五章  脑卒中患者如何重返工作? ……… 217
- 第一节  合理认知重返工作 ……… 217
- 第二节  做好准备重返工作 ……… 219

## 第十六章  脑卒中患者如何参与社会活动? ……… 225
- 第一节  参与社会活动益处多 ……… 225
- 第二节  克服障碍树信心 ……… 227
- 第三节  广泛获取社会资源 ……… 229

## 参考文献 ……… 232

# 第一篇

# 脑卒中基础知识

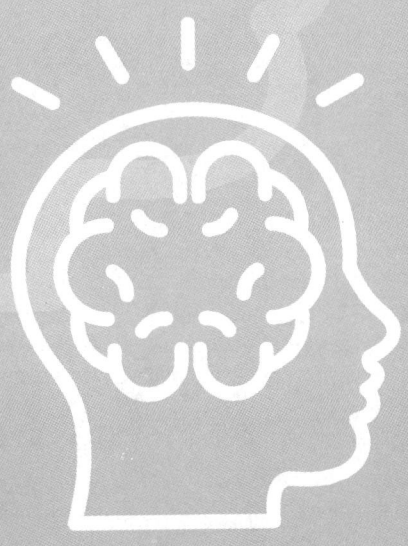

# 第一章

# 什么是脑卒中？

## 第一节 细数脑卒中的前世今生

脑卒中（简称卒中）号称人类健康的"头号杀手"，具有高患病率、高死亡率、高致残率、高复发率的特征，加重了家庭和社会负担。纵观历史长河，人类对脑卒中的认识可追溯至2000年前。现在就让我们拨开层层迷雾，来了解一下脑卒中的前世今生吧！

### 1. 认识脑卒中

大脑与身体的其他器官一样，需要从血液中不断汲取氧气，就像汲取养料、吸收营养一样。一旦大脑的血液供应发生中断，营养供应不足，脑细胞就会缺氧，脑神经便会受损，从而出现一系列对应的表现，这就是脑卒中。大脑控制着整个身体，对身体有着绝对话语权，所以不同部位的脑组织受损往往决定着脑卒中患者将会出现什么样的临床表现。

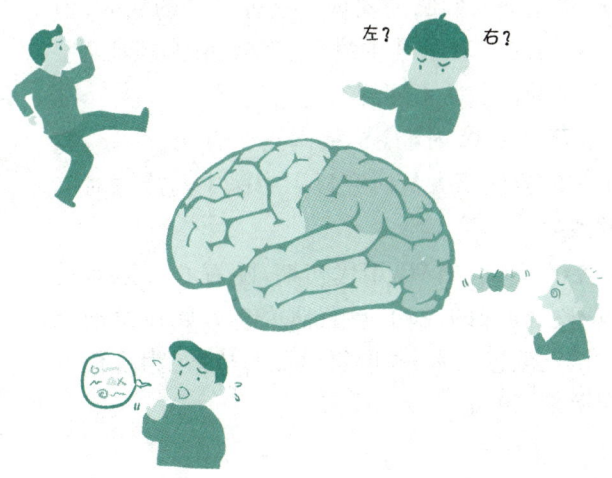

按照造成大脑血供中断的原因,脑卒中分为两种类型:缺血性脑卒中和出血性脑卒中。在我们国家,超过八成的脑卒中患者为缺血性脑卒中。

> **常见脑组织损伤部位的临床表现**
>
> 　　额叶损伤痴呆犯,损伤过重对侧瘫,说话走路都困难,人格改变常生气,提笔写字谈何易。
>
> 　　顶叶损伤反应迟,痛觉冷暖皆不知,精细动作难执行,加减乘除算不明,辨别左右分不清,对侧感觉常失灵。
>
> 　　颞叶损伤听不清,理解能力不太行,与人沟通道不明,现实幻觉难分清,原是发了癫痫病。
>
> 　　枕叶损伤也危险,视力下降视野偏,视物变形常明显,甚至视物不能辨。

### 2. 脑卒中发展史

2000多年前的古希腊时期传说着一种"怪病"——上一秒还在正常行走的人,下一秒突然像被闪电击倒,甚至昏迷和死亡,那些醒来的人则出现口角歪斜,无法动弹。著名医学家希波克拉底(Hippocrates)用"apoplexy"(今译为中风)一词来描述这一类疾病,提出了著名的"四行学说",但当时apoplexy并不单指脑卒中,还包括心肌梗死、癫痫等多种突然发作的疾病。

也同样在2000多年前,我国《黄帝内经》中也记载了"偏枯""脑卒中""中风",和apoplexy一样,都指不明原因昏倒、意识丧失等突然发作的疾病。

### 3. 艰辛的脑卒中诊疗研究历程

尽管2000多年前人们已经发现了这种可怕的疾病,但是由于当时的人们缺乏对脑卒中病因、发病机制等理论层面的认知,脑卒中的治疗并不理想。

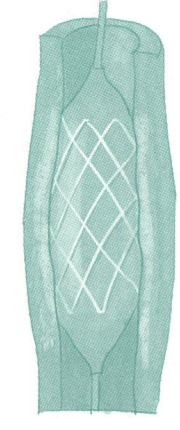

(1)中医中药:《黄帝内经》早就阐述了针灸、引导、按摩等治疗脑卒中的方法。大量研究显示中医中药疗法对脑卒中有一定的效果。

(2)介入治疗:20世纪90年代初期,随着心脏冠状动脉支架置入技术在临床的成功应用,研究者开始在颈动脉狭窄患者中尝试支架置入术,并取得了显著成效,为现代血管内介入治疗奠定了基础。

(3)新型药物:1996年,美国食品药品管理局批准使用重组组织型纤溶酶原激活物(rt-PA)来溶解血栓,极大地提高了脑卒中的治疗效果,开启了脑卒中溶栓治疗时代。

### 4. 关于脑卒中触目惊心的数字

如果你还不明白脑卒中为什么被称为国人的"头号杀手",或许你看完下面这些数字就明白了。

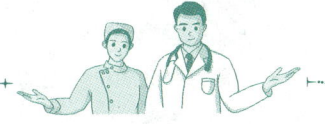

**国人的"头号杀手"——脑卒中**

每5位国人中,大约有2人在一生中会患有脑卒中;每5位死亡者中,至少有1人死于脑卒中;脑卒中发生后1年内,每6人当中,就会有1人复发;脑卒中发生后3~5年内,每3人当中,就会有1人复发。

总之,脑卒中有着高患病率、高致死率、高复发率的特点。

对于脑卒中,依旧有着许多的未解之谜,需要全世界的医学家们加入这场攻克脑卒中的战争,并肩作战。通过团结协作,我们能够更有效地防治脑卒中,给患者带来康复的希望和光明的未来。

## 第二节 脑卒中的病因十分复杂

"为什么偏偏是我得了脑卒中?"几乎每个得了脑卒中的患者都会问医生这个问题。

脑卒中的病因十分复杂。脑卒中往往是多种因素造成的结果,包括年龄、性别、遗传、种族等不可干预的因素,以及吸烟、饮酒、缺乏锻炼、高血压、糖尿病、高脂血症、心房颤动(简称房颤)等可干预的因素。

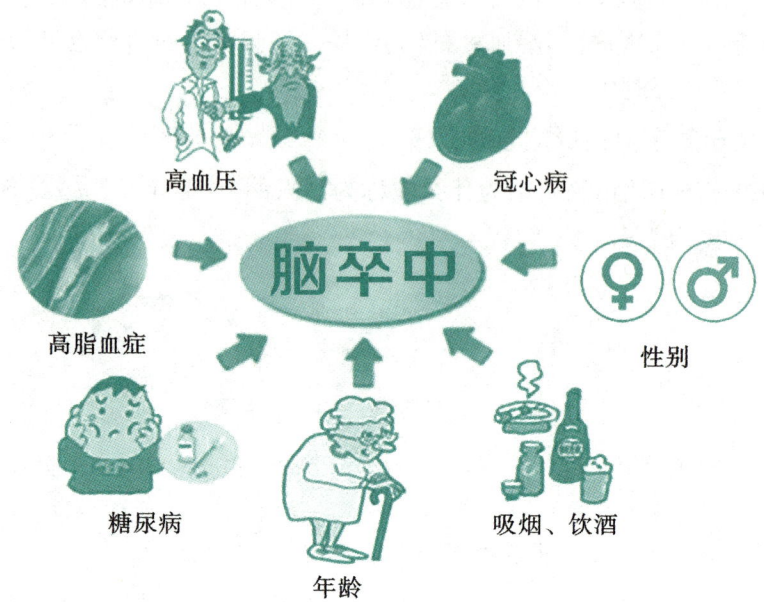

> **你知道每年的 10 月 29 日是什么日子吗?**
>
> 每年的 10 月 29 日是"世界卒中日",是由世界卒中组织(World Stroke Organization)呼吁设立的,目的是呼吁在全球范围内加强公众对脑卒中的认识。
>
> 2020 年世界卒中日的宣传主题是"医体融合,预防卒中",倡导运动与医学防治相结合,要求公众加强预防意识,共同控制相关危险因素,鼓励采取健康的生活方式等一级预防措施。
>
> 2022、2023 年世界卒中日的宣传主题分别是"识别卒中早一秒,挽救大脑恢复好"和"卒中识别早,救治效果好"。通过世界卒中日主题宣传活动,提高脑卒中防治知识等信息传播可及性,有效普及脑卒中防治知识,提高群众自我防护意识。

接下来让我们从脑卒中的危险因素入手,帮助大家了解"为什么偏偏是我得了脑卒中"。

### 1. 脑卒中和年轻人没关系吗?

很多年轻人会存在这样的误区:我还年轻,怎么可能会得脑卒中?年轻虽然是我们的资本,但并不意味着年轻人不是脑卒中关注的人群。

脑卒中看似是老年病,但近年来,随着人们生活方式的改变,脑卒中开始盯上一部分年轻人。在年轻人中,缺血性脑卒中的发病率呈逐渐升高趋势。一方面由于相当一部分年轻人频繁饮酒、吸烟,运动少,熬夜,偏爱高热量饮食;另一方面由于工作压力大、精神高度紧张等,多重因素叠加,加剧了年轻人发生脑卒中的风险。所以年轻人千万不要以为脑卒中离自己很远,在不健康的生活方式侵蚀下,我们的血管并没有那么"坚强",需要警惕自己也可能中招。

### 2. 男性比女性更容易得脑卒中吗?

既往研究似乎显示男性脑卒中发病率更高,可能与男性在饮食、运动、吸烟、饮酒等方面的生活方式及激素水平等相关。然而这些研究往往局限于特定地区或人群,范围狭窄或样本量小,存在一定局限性。

近期,欧洲卒中组织发布的《女性卒中指南:绝经后、妊娠期及产后的管理》中提到,由于血流动力学变化、高凝状态、妊娠高血压及其并发症等原因,女性在妊娠期及产后都面临着较高的脑卒中发病风险。且越来越多的研究提示,脑卒中对女性的影响大于男性,提示应该给予女性更积极的治疗策略。

因此,不要轻易断言男性比女性更易得脑卒中,我们同样要关注女性脑卒中的发病风险及不良的临床结局。

### 3. 如果父母发生了脑卒中,我也会发生脑卒中吗?

如果父母患有脑卒中,很多人便会有"我是不是也会发生脑卒中"这样的疑惑。严格来说,脑卒中并不是遗传病,但是脑卒中具有一定的家族遗传倾向,遗传是脑卒中的主要危险因素之一。

因此,如果父母一方是脑卒中患者,子女应该意识到自己可能比别人更容易得脑卒中,需要重新审视自己的健康状况和生活方式,必要时进行调整,尽早预防,降低脑卒中发病风险。

另外,黑人群体中年轻人患脑卒中的风险比白人高,尤其是那些有肥胖、高血压、糖尿病或有吸烟习惯的黑人,比白人患病比例高出大约6倍。因此,开展有针对性的公共卫生干预措施,识别和降低黑人种族的年轻人的脑卒中发病风险,对于降低脑卒中的发生率、减轻社会的医疗负担具有重要意义。

### 4. 哪些不良的生活方式让脑卒中选择"我"?

(1)吸烟、饮酒:吸烟、饮酒对很多人来说可能是一种享受,或者是一种社交手段,但是吸烟、饮酒都是发生脑卒中的重要危险因素。

约20%脑卒中的发生与吸烟有关。吸烟为什么会导致脑卒中呢？烟草当中有7000多种化学物质,其中300多种是有害物质。吸入人体的有害成分就像一把小刀,划伤人体的血管,造成全身血管"老化"。正如有人戏谑,"20岁的年龄、80岁的血管"。同时,吸烟还会使血液处于高凝状态,影响凝血及纤溶系统,加速动脉粥样硬化形成,增加了脑血管疾病的发病风险。

超过90%的脑卒中可归因于潜在的可干预的危险因素,饮酒就是其中之一。研究显示,中度至重度饮酒的年轻人患脑卒中的风险更高。过量饮酒(日均酒精摄入量男性≥25 g,女性≥15 g)和有害饮酒(日均酒精摄入量男性≥61 g,女性≥41 g)均会导致不良后果。虽然有研究表明适量饮酒可减少动脉粥样硬化和心血管不良事件的发生,但是目前数据并不能证明长期少量饮酒在预防缺血性脑卒中方面有效。2018年世界卫生组织明确表明饮酒没有"安全值",无论多少,只要饮酒即可对健康产生不良影响。

(2)缺乏运动:据调查,大部分人都存在身体活动不足,缺乏身体活动会影响心功能,易造成血脂异常,增加患心脑血管疾病的风险。2020年,世界卫生组织发布了最新的《关于身体活动和久坐行为指南》,建议成年人每周进行150～300分钟中等强度的有氧运动,或75～150分钟较高强度的有氧运动,或两种强度有氧运动的等效组合。所谓中等强度的锻炼,是要以出现轻微气喘为宜。

缺乏体育锻炼的人群中,有一部分人的体重属于肥胖或超重情况。从脑卒中人群分析来看,肥胖人群发生脑卒中的风险显著高于体重正常人群；从慢性疾病人群数据来看,肥胖人群更容易出现高血压、高血糖、血脂代谢紊乱等情况,这些是导致脑卒中发生的重要因素。

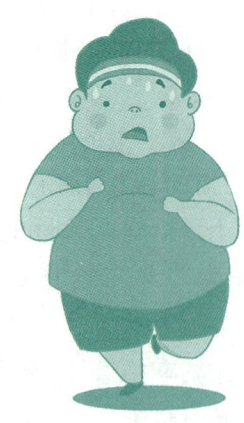

## 第一章 什么是脑卒中？

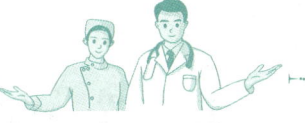

**快来算算你超重了吗?**

我们常使用体重指数(BMI)来衡量体重情况。BMI 计算公式：BMI=体重(kg)÷[身高(m)]²。

正常体重：$18.5 \text{ kg/m}^2 \leq \text{BMI} < 24.0 \text{ kg/m}^2$。

超重：$24.0 \text{ kg/m}^2 \leq \text{BMI} < 28.0 \text{ kg/m}^2$。

肥胖：$\text{BMI} \geq 28.0 \text{ kg/m}^2$。

如果是超重或肥胖,就要采取合适的方式来减肥。

（3）不健康的饮食：高油、高糖、高脂肪的食物对于脑卒中的预防来说是非常不利的，包括油炸食品、膨化食品、碳酸饮料、各类糖果等，尽管有些患者看起来饮食非常清淡，但也频频中招。从饮食上找问题，会发现高盐饮食同样是脑卒中的危险因素，例如经常食用咸菜、腌制品等。

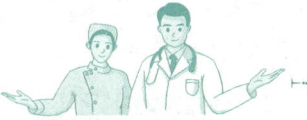

**健康成人每日食物推荐摄入量**（按照 2000 kcal 能量需求水平）

1. 盐 每日摄入推荐量为<5 g。
2. 油 每日摄入推荐量为 25 g。
3. 大豆及坚果类 每日摄入推荐量为 25 g。
4. 薯类 每日摄入推荐量为 50 g。
5. 动物性食物 每日摄入推荐量为 120 g。
6. 水果类 每日摄入推荐量为 200 g。
7. 谷类 每日摄入推荐量为 250 g。
8. 奶类及其制品 每日摄入推荐量为 300 g。
9. 蔬菜类 每日摄入推荐量为 300 g。
10. 饮用水 成年女性 1500 mL，成年男性 1700 mL（饮料不能代替水）。

# 第三节　脑卒中的表现个体差异大

脑卒中往往起病急骤，根据所累及血管不同、影响的脑部功能区域不同，所表现出的症状也不尽相同。常见的临床表现包括一侧肢体麻木无力、口角歪斜、言语障碍、平衡障碍、视物困难，甚至二便失禁、意识不清等，上述症状可单独或同时出现。到底出现哪些症状才是我们特别需要警惕的呢？

### 1. 突发肢体无力或麻木，警惕脑卒中找上门

脑卒中最常见的表现为一侧肢体（伴或不伴面部）无力或麻木，如突然出现一侧手不能拿稳筷子或碗和（或）一侧腿无法单独支撑身体站立，提示可能发生了脑卒中。脑出血常常在患者情绪激动时或剧烈活动时发生，起病急骤。相较于脑出血而言，相当一部分急性缺血性脑卒中患者常在晨起睡醒后发觉一侧肢体无力或麻木。不论是何种情况下发生的肢体无力或麻木，均应立即就医。

### 2. "视物模糊"不要只看眼科

相当一部分脑卒中患者是以眼部症状为首要表现，如单眼或双眼视力丧失或模糊，或者双眼向一侧凝视等。这可能是因为发生了脑卒中，切不可单纯认为是眼睛出了问题，"头痛医头"，延误了最佳治疗时机。

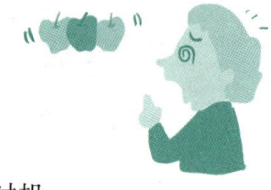

一般而言，正常视力的保持除依赖于完整的视觉通路外，还依赖于完整的枕叶视觉分析器。枕叶发生缺血性或出血性损害，可导致视力或视野障碍。

视觉障碍者出现以下情况时，需要前往神经内科就诊。
1. 中老年人，有糖尿病、高血压、高脂血症等脑卒中危险因素。
2. 急性起病，病程较急。
3. 患者的病情以眼科检查所见不能完全解释。
4. 除视力障碍外，还伴有神经系统其他症状及体征。

### 3. 嘴歪了,是"面瘫"还是脑卒中?

提到嘴歪,人们常常想到是"面瘫"或是"风吹"着凉了……

的确,相当一部分患者出现"嘴歪"是因为发生了"面瘫"。"面瘫"是面神经受损导致面肌瘫痪的一种神经缺损症状,属于周围性面瘫,主要表现为眼裂变大、鼻唇沟变浅、口角歪斜、讲话漏风、流涎,不能顺利完成皱眉、闭眼、吹口哨等动作。

如果患者出现一侧面部麻木或口角歪斜,伴有其他症状,如一侧肢体乏力、说话不清等,则需要考虑患者是否发生了脑卒中。脑卒中引起的面瘫属于中枢性面瘫,表现为鼻唇沟变浅、口角歪斜、讲话漏风等,但其额纹存在,皱眉、闭眼等面部上部动作无异常。我们只需让患者抬头或闭眼,即可简易鉴别。

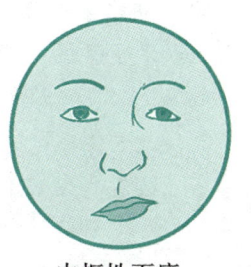
中枢性面瘫

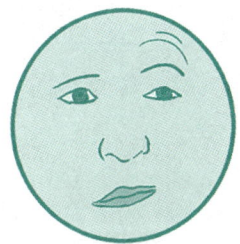
周围性面瘫

### 4. 突发"说话不清"可能是大脑"短路"

说话突然"卡壳","听不懂"他人说话,小心是大脑"短路"了!

上述症状即是语言障碍,又称失语症,包括构音不良、语调异常、表达及理解能力下降或丧失等,是脑卒中常见临床症状,发病率高于30%。失语症是因大脑局灶性病变导致的获得性语言障碍,多发生在颞叶。失语症一旦出现,多提示发生了脑卒中,需要立即就医。从数据分析来看,即使接受了积极的语言康复治疗,仍有20%的患者无法实现日常基本交流,早期积极治疗有利于减轻语言功能损失,促进康复。

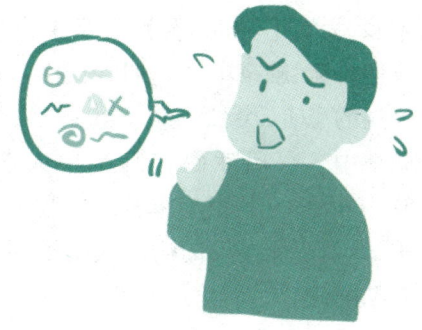

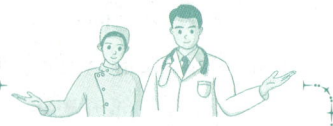

### 失语症严重程度分级

采用波士顿诊断性失语检查(BDAE)对失语症严重程度进行分级。

0级：无有意义的语言或听觉理解能力。

1级：言语交流中有不连续的语言表达，但大部分需要听者去推测、询问或猜测；可交流的信息范围有限，听者在言语交流中感到困难。

2级：在听者的帮助下，可进行熟悉话题的交谈，但对陌生话题常常不能表达出自己的思想，患者与检查者都感到语言交流有困难。

3级：在仅需少量帮助下或无帮助下，患者可以讨论几乎所有的日常问题。但由于语言和(或)理解能力的减弱，某些谈话出现困难或不大可能。

4级：语言流利，但可观察到有理解障碍，思想和语言表达尚无明显限制。

5级：有极少可分辨得出的语言障碍，患者主观上可能稍有困难，但听者不一定能明显觉察到。

#### 5. 吞咽困难不可小觑

当发现患者口角下垂、流涎不止，或出现进食呛咳、无法下咽时，警惕脑卒中发生，尤其是高龄、长期卧床、脑卒中恢复期，或合并痴呆、帕金森病等疾病的患者，突然出现上述症状，提示可能有新发脑卒中。吞咽障碍在脑卒中人群中的发生率为51%~73%，其发生率及严重程度与病变的部位有关，通常双侧多发的病灶或脑干部位病变更易引起吞咽障碍。

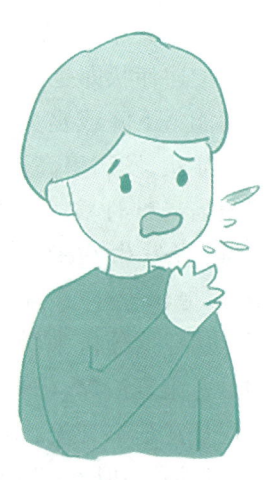

#### 6. 眩晕不一定是脑供血不足

眩晕是一种身体感觉到的错觉和幻觉，发生时会视物旋转、眼冒金星、站立不稳。出现眩晕一定是脑供血不足吗？

眩晕常见的病因包括耳石症、慢性主观性眩晕和前庭性偏头痛等。若患者眩晕症状持续时间不超过1分钟,很可能是耳石症所致;若患者的眩晕持续时间>72小时且伴有中重度平衡障碍,在没有帮助的情况下,即使睁开眼睛也无法保持直立姿势,应警惕脑卒中的发生。出现眩晕的脑卒中常是后循环脑卒中,往往会引起更大的危害,不容忽视,一定要提高警惕,做到早识别、早治疗。

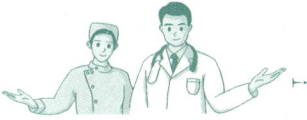

当突发眩晕伴以下情况时,提示可能为后循环脑卒中,建议尽快就医。

1. 突发眩晕患者伴高龄、高血压、糖尿病、吸烟、房颤等脑血管疾病危险因素时。

2. 突发眩晕伴走路偏斜、复视、言语不清、肢体麻木无力、睡眠增多等症状时。

3. 突发眩晕症状持续且逐渐加重时。

### 7. 经常头痛可能是脑卒中发生的先兆

生活中,人们常常以为头痛时吃一颗镇痛药,睡一觉缓解一下就没事了。但事实上,头痛并没有那么简单!

头痛可能是一些脑血管疾病的起病征兆。31%的患者在缺血性脑卒中发作前出现头痛,11%的患者在缺血性脑卒中发作的同一时间出现头痛,45%的患者在缺血性脑卒中发作后出现头痛。与缺血性脑卒中患者相比,脑出血患者发病时出现头痛的比例更高。15%～60%的蛛网膜下腔出血(SAH)患者会在发病前数天至数周出现"哨兵头痛",特点为突发严重的头痛,原因可能与动脉瘤形态改变或渗血有关。有"哨兵头痛"的SAH患者,其再出血的风险更高,病死率增加。

头痛是仅次于运动和感觉障碍的脑卒中患者第三大常见症状,当突发头痛且症状持续超过60分钟时,应警惕脑卒中的发生,及时前往医院就医!

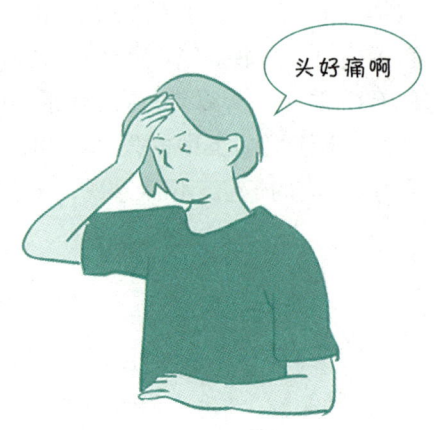

### 8. 突然晕厥也可能是发生了脑卒中

大脑作为人体的"司令部",接受着全身20%的血液。如果血液向大脑供应的过程中出现中断,大脑就不能正常"指挥"身体。脑血流量减少将导致短暂性意识丧失,即晕厥,其特点是起病急、时间短、有自限性,常无后遗症。

晕厥通常发生在特定的疾病或身体状况下,如某些心脏病、高血压或贫血。在某些情况下,它可能是由低血糖或癫痫引起,但晕厥也有可能是脑卒中先兆,这点千万不能忽视!脑卒中导致的晕厥多半是在脑血管多发狭窄的情况下发生的,一般伴有肢体无力、黑矇等症状。所以一旦出现晕厥,应立即前往医院查明原因,决不能掉以轻心!

## 第四节 详述脑卒中的危害

脑卒中患者在急性期可出现不同程度的神经功能缺损症状,严重时可导致意识障碍甚至死亡。在急性期过后,部分患者功能缺损症状可遗留,且可能导致多种临床并发症。"脑卒中致贫,脑卒中返贫!"相关报道显示,脑卒中后有70%~80%的患者因残疾而不能独立生活,极大地加重了家庭和社会的负担。常言道"一人卒中,全家发'疯'",因此脑卒中的危害不容小觑。

### 1. 运动功能障碍

约80%的脑卒中患者发病后会存在不同程度的肢体运动功能损伤,以偏瘫最常见,50%的患者在脑卒中后3个月仍遗留运动功能障碍,以上肢运动功能损伤为甚,恢复过程更缓慢。研究表明,脑卒中后上肢运动功能障碍的常见临床表现为肌无力、肌肉痉挛、肌张力改变。这些症状可导致患者难以进行日常活动,如伸手、拾物、移动、穿衣等。

存在运动功能障碍的脑卒中患者最难康复,康复进程往往很漫长,早期康复及全周期的康复对于功能改善至关重要。

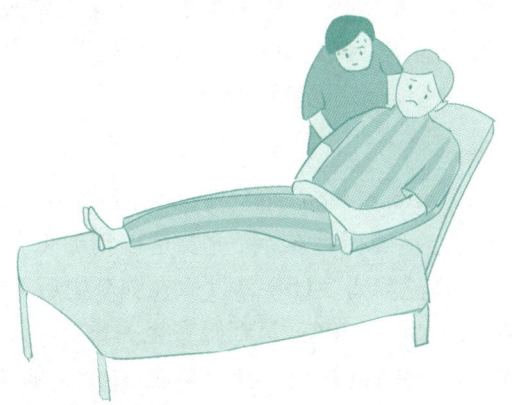

### 2. 吞咽障碍

脑卒中后吞咽障碍是营养不良的独立危险因素。虽然吞咽障碍有自愈的可能,但据统计,脑卒中后患者中有11%~50%在6个月内仍有吞咽障碍。吞咽障碍将明显增加患者误吸及吸入性肺炎的发生风险,增加脑卒中患者的死亡率和不良预后。吞咽障碍患者容易有拒食心理,出现紧张、悲观的不良情绪,不仅会造成营养问题,而且会影响患者的心理健康。

脑卒中患者应在入院后尽早进行吞咽功能筛查,开展吞咽功能康复及饮食调整,以减少卒中相关性肺炎的发生,促进吞咽功能恢复。

### 3. 言语障碍

言语障碍是脑卒中常见后遗症之一,急性脑卒中患者中有21%~38%伴有言语障碍。言语障碍对患者生活质量的影响仅次于癌症和老年期痴呆。脑卒中言语障碍患者由于无法与家人、朋友进行正常的沟通交流,其阅读和写作的能力也会受到影响,患者会产生孤独、无助、自卑等负性情绪,与外界互动频率降低、范围缩小。

脑卒中言语障碍患者存在显著的社会疏离,发生率高达33%,这对其生活质量、心理健康、社会网络、人际关系、重返工作、获得支持和社会参与等方面具有深远的负面影响。

### 4. 认知障碍

脑卒中后认知障碍(post-stroke cognitive impairment,PSCI)是指具有明确的脑卒中诊断,在脑卒中事件后出现并持续到6个月时仍存在的以认知损害为特征的临床综合征,分为脑卒中后轻度认知障碍和脑卒中后痴呆。PSCI发病率高达24.0%~53.4%,远远高于我国老年人群痴呆的发病率。

PSCI将对患者的运动功能、日常生活功能、社会交流及其他功能的恢复造成负面影响,是增加脑卒中疾病负担的重要因素,其死亡率也明显高于非PSCI患者,给家庭和社会带来了沉重的负担。

### 5. 卒中后抑郁

卒中后抑郁(post-stroke depression,PSD)是脑卒中后常见并发症之一,是一种极具危害性的心理障碍性疾病,主要是以情绪低落、思维迟缓、兴趣减退等为主要表现的情感障碍。PSD常发生在脑卒中后1年内,也可发生在脑卒中后1~6个月,发生率>30%,早期筛查至关重要。

PSD极大地影响了患者的神经及社会功能,增加了脑卒中复发和再住院的风险,并大大增加了自杀的可能,PSD患者的死亡率是未发生脑卒中患者的3.4倍。我国人群数据显示,约6.6%的脑卒中患者在发病后1年内有自杀的意图,而这与抑郁、残疾、失眠等有密切关系。

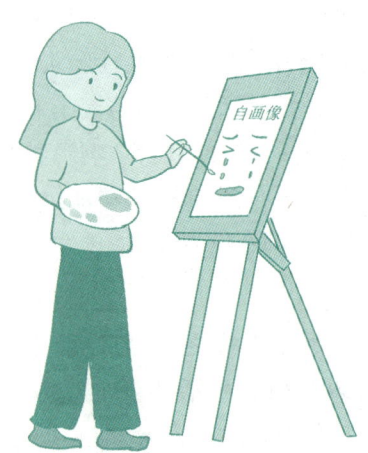

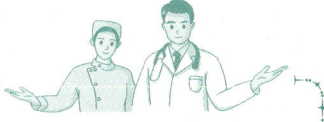

### 卒中后抑郁筛查量表

采用患者健康问卷(PHQ-9)筛查卒中后抑郁。

测一测,你是否有以下情况。

1. 做什么事都感到没有兴趣或乐趣。
2. 感到心情低落。
3. 入睡困难、很难熟睡或睡太多。
4. 感到疲劳或无精打采。
5. 胃口不好或吃太多。
6. 觉得自己很糟糕或很失败,或让自己、家人失望。
7. 注意力很难集中,例如阅读报纸或看电视。
8. 行动或说话速度缓慢到别人可察觉的程度,或正好相反——烦躁或坐立不安,动来动去的情况比平常更严重。
9. 有不如死掉或用某种方式伤害自己的念头。

注意:条目选项为"完全不会""好几天""一半以上天数""几乎每天",分别对应0~3分,总分在0~27分。其中0~4分代表没有抑郁症状,5~9分代表有轻微抑郁症状,10~14分代表有中度抑郁症状,15~19分代表有中重度抑郁症状,20~27分代表有重度抑郁症状。

### 6. 卒中后疲劳

卒中后疲劳(post-stroke fatigue,PSF)是一种病理性疲劳,是指在精神、身体方面呈现的持续性疲倦、虚弱或疲惫的主观体验,其发病率为25%~85%,与脑卒中的严重程度无关。常在脑卒中后短期内即可出现,并可长期存在。PSF常表现为体力活动后过早出现的精疲力竭状态,对继续活动产生厌倦,与之前运动水平无关,且休息后症状不改善。它不仅会增加脑卒中复发的风险,还会对康复锻炼产生严重的负面影响,从而降低生活质量。

此外,PSF导致患者体力活动进一步减少,又可能加剧患者的疲劳感,形成恶性循环,严重影响康复进程。

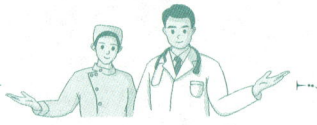

### 疲劳严重程度量表

可通过疲劳严重程度量表等来早期识别疲劳并评估疲劳的严重程度。

1. 当我感到疲劳时就什么事都不想做了。
2. 锻炼让我感到疲劳。
3. 我很容易疲劳。
4. 疲劳影响我的体能。
5. 疲劳带来频繁的不适。
6. 疲劳使我不能保持体能。
7. 疲劳影响我从事某些工作。
8. 疲劳是最影响我活动能力的症状之一。
9. 疲劳影响了我的工作、家庭及社会活动。

注意:每个条目按照程度打1~7分,完全不同意打1分,完全同意打7分,总分>36分时需要进一步咨询医生或康复治疗师。

#### 7. 卒中后衰弱

脑卒中发生后,衰弱是一种常见的临床状态,其患病率达到25.7%,其主要特点包括生理储备能力下降和多个系统功能的失调,从而导致患者身体更易受损害。卒中后衰弱的患者就好似"纸糊的船"在大海上航行,看似安全妥当,实际一个小波浪就能把船打翻甚至冲垮。

脑卒中合并衰弱可能引发一系列不良健康结局,包括住院时间延长、身体功能下降、跌倒等。研究表明,有卒中后衰弱的患者更容易出现认知障碍,且衰弱可将脑卒中的死亡风险增加近4倍。

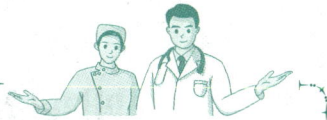

**脑卒中其他常见并发症**

1. 压力性损伤。
2. 深静脉血栓。
3. 尿路感染。
4. 卒中相关性肺炎。
5. 继发性癫痫。
6. 脑水肿与颅内压增高。
7. 肌少症。

# 第二章 如何快速识别脑卒中？

## 第一节 识别卒中早一秒，挽救大脑恢复好

### 1. 我们想挽救的是哪部分大脑？

大多数脑卒中是缺血性脑卒中，即血栓形成或栓子脱落等原因引起脑血管出现循环障碍，导致脑组织缺血、缺氧。脑动脉是供养大脑的道路，动脉粥样硬化和血栓就像道路上的障碍物，使养分无法及时送达，这会导致脑组织因缺血、缺氧而受损。缺血性脑卒中一旦发生，血液供应中断，脑部组织无法获取所需支持。但是，脑卒中真的是洪水猛兽吗？我们是否真的束手无策，只能被动接受脑卒中的后果呢？

事实上，脑卒中早期坏死的脑组织周围还有部分可挽救区域，就像一片干旱田地里的禾苗，虽然缺水却还没有完全干枯，这个地方叫作缺血半暗带。缺血半暗带的变化是从个别神经元死亡开始的，随着时间的推移，死亡神经元逐渐增多，彼此融合，最终导致该区域内所有神经元死亡，形成组织坏死。及时恢复该区域的血流对患者预后非常关键，可能成功挽救濒临死亡的神经元，否则将恶化，进展为脑组织坏死，形成梗死灶。

缺血半暗带组织的血流量虽不足以维持正常脑功能，但尚未低至引起脑组织结构改变的水平。该区域具有非常强烈的时间依赖性，就像给干旱田地里的禾苗浇水，如果及时，它们还能重新恢复生机。因此，如果能迅速采取措施，使血管恢复通畅，或许可以拯救那些处于缺血半暗带的脑组织，这部分脑组织就可以"复活"。该区域对患者康复和预后有着重大的影响，因此急性缺血性脑卒中抢救的关键在于及时拯救缺血半暗带，让脑组织能够重新得到养分供应。

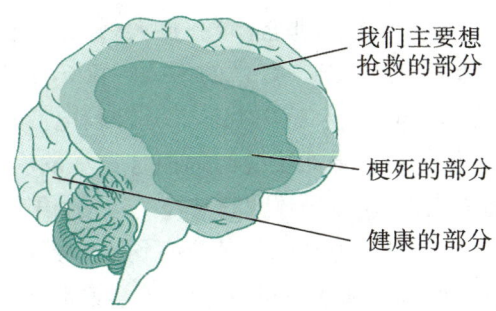

我们主要想抢救的部分
梗死的部分
健康的部分

## 2. 脑卒中后的"黄金救治时间"是多久？

时间就是大脑。只要能够足够迅速地采取有效措施，脑细胞就未必会受到影响。一般而言，缺血性脑卒中可以通过药物静脉溶栓或手术取栓的方式，使堵塞的脑血管重新通畅，有效恢复缺血半暗带区域的血流，尽可能地"复活"脑组织。

脑卒中的救治越早越好。急性缺血性脑卒中的"黄金救治时间"分别是发病后 3 小时内、3~4.5 小时、6 小时内。发病后 4.5 小时内应尽快给予药物静脉溶栓治疗，能够有效恢复缺血区域的血流灌注，且溶栓时间越早，患者获益越大。若患者未能在 4.5 小时内接受治疗，但处于发病后的 6 小时内，在严格患者筛选的情况下给予尿激酶静脉溶栓治疗。急性缺血性脑卒中患者血管内介入治疗的最佳治疗时间是发病后 6 小时内，但部分患者经谨慎评估后，发病 24 小时内接受机械取栓治疗也是可以获益的。

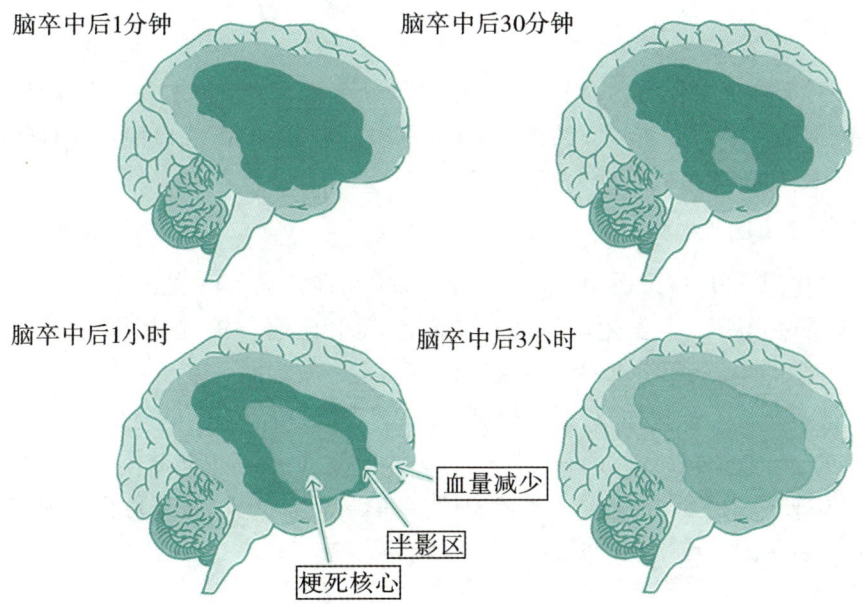

脑卒中后1分钟　　脑卒中后30分钟
脑卒中后1小时　　脑卒中后3小时
血量减少
半影区
梗死核心

大脑为自己储存能量的能力非常小,一旦大脑的血液供应中断,缺血部位的脑组织会在极短时间内受到不可逆的影响。仅6秒神经元的代谢功能就会发生障碍,10~15秒可能会失去意识,2分钟脑电活动就会停止。如果持续5分钟以上,脑细胞将遭受无法挽回的损害。从发病到就医,每分钟大约有190万个脑细胞死亡,这将导致大脑掌控的运动、语言、认知和情感等功能逐渐损失。每节约1分钟,患者就将延长平均1.8天的健康寿命。因此,脑卒中"黄金救治时间"对改善患者的健康结局至关重要。一旦发现脑卒中症状,务必尽快送患者去医院,及时溶栓或取栓,最大限度地减少功能受损。治疗越早,患者的生存概率越大,残疾率越低,预后越好。

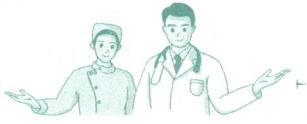

**时间就是生命!**

如果能在发病4.5小时内及时将脑卒中患者送至有脑卒中救治能力的医院,及时给予治疗,大部分患者可以恢复!

## 第二节 快速识别脑卒中,两项口诀要记牢

对于脑卒中救治,我们提出口号:"争分夺秒,挽回生命!"那么,如何早期识别脑卒中的征兆呢?请记住"中风120"和"BE FAST"口诀。一旦怀疑脑卒中,应迅速采取行动,立刻就医。

### 1."中风120"口诀

"中风120"口诀适用于各年龄段,简单易懂。只需注意这3个方面,就可以迅速判断是否发生脑卒中!如果有其中任何一项症状,请立即拨打"120"急救电话,争分夺秒前往能够提供脑卒中救治的医院。

1——看1张脸:面对镜子微笑,看面部表情是否对称、口角是否对称。

2——查2只胳膊:两只胳膊一起平举,观察是否有单侧肢体无力。

0——"聆"听语言:聆听患者说话,简单与患者交流,看其是否出现言语不清、表达困难或不能理解别人讲话的情况。

## 三步识中风 快打"120"

**1** 看1张脸
不对称，口角歪斜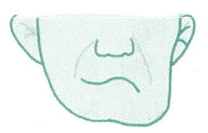

**2** 查2只胳膊
平行举起，单侧无力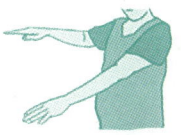

**0** "聆"听语言
语言表达不清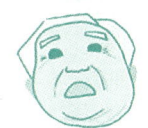

有以上任何突发症状
**快打"120"**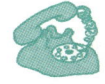

### 2."BE FAST"口诀

"BE FAST"的中文意思是"要快"，强调脑卒中救治时间的紧迫性，前5个字母分别代表脑卒中的5个警示症状。

B——balance，即平衡，指平衡或协调能力突然丧失。患者常常觉得走路不稳，向身体一侧偏斜；或者做精细动作时变得比平时笨拙。

E——eye(s)，即眼睛，指突发的视物困难。与脑卒中有关的视物困难常常表现为复视，通俗地说是看东西一个变两个，多伴随眼球向某个方向运动受限；也会表现为偏盲，即整个视野的左侧或右侧一半突然缺失；还会表现为双眼向一侧凝视。一侧眼皮突然抬不起来也应受到重视。

F——face，即面部，指突发的面部不对称。正对患者，观察患者面部两侧的鼻唇沟是否对称，有没有一侧变浅；或者请患者咧嘴笑或呲牙，观察是否有一侧口角歪斜或流口水。

A——arm(s)，即手臂，指手臂的突然无力或麻木，通常为一侧手臂。将两只手臂平举，看是否能举到相同的高度；如果可以，再观察两侧手臂平举是否能坚持10秒，是否有一侧手臂不能上抬或提前掉落。除了手臂以外，还可以观察一下患者行走的时候有没有拖步，或者不能独立行走。

S——speech，即语言，指突发的言语或者构音障碍。患者的表现可以是多样的,比如说话突然变得含糊、"大舌头",或者完全说不出话,也可以是不能理解、交流没有反应、答非所问等。

T——time,即时间,强调如果出现以上任何一种症状,提示可能发生脑卒中,切勿等待症状自行消失,应立即拨打"120"急救电话寻求医疗救助。同时,家属或目击者要牢记患者发病的确切时间,精确到几时几分,这将有助于急诊医生判断时间窗,制定治疗方案。

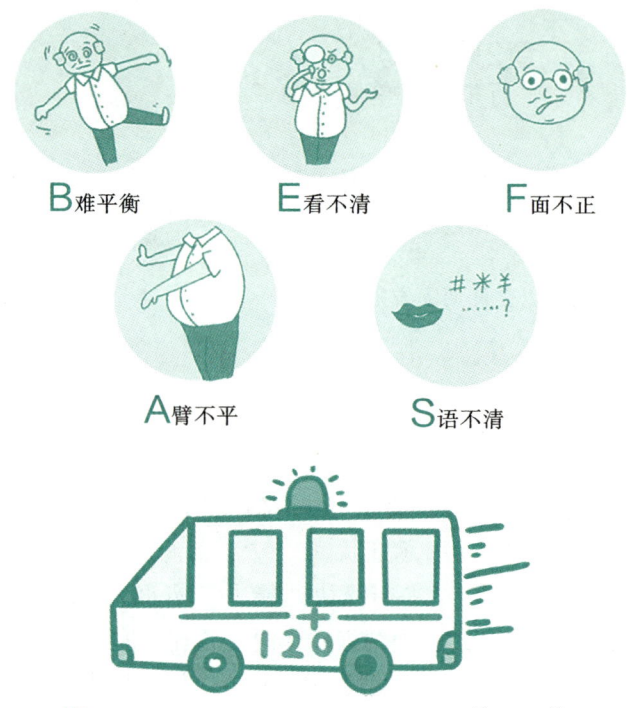

T时间,发生以上任何症状应立即拨打"120"

### 3. 脑卒中的其他症状

除了以上5个警示症状,脑卒中还有一些不典型的症状。

(1)眩晕:瞬间头晕,眼前景物旋转,脚站不住,甚至摔倒。

(2)头痛:突然发作剧烈头痛,或从全头痛转变为特定部位头痛,或者间歇性头痛变得持续不止。

(3)一侧麻木:感到面部、胳膊、手指麻木,尤其是环指(无名指)。若同时伴有上下肢乏力,这种情况一般更危急。

(4)呕吐:大约有一半的患者会感到恶心、呕吐,这可能与脑出血时刺激脑膜或眩晕发作等原因有关。

（5）嗜睡：当中老年人感到异常疲倦、想要一直睡觉，但又没有明显原因时，务必要高度警惕，这可能是脑卒中的先兆。

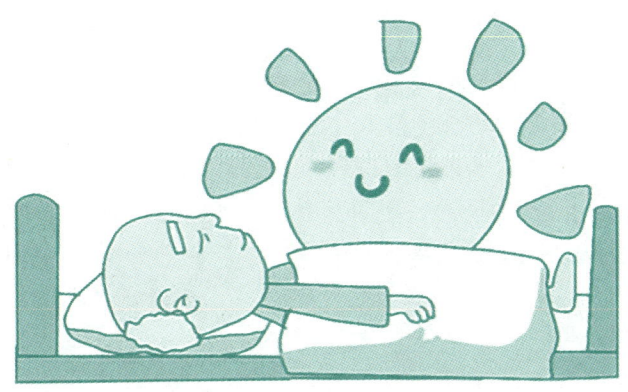

（6）握力下降：手臂突然失去握力，比如突然握不住东西或明明抓住了却掉在地上。出现这些症状，老年人都应该予以警惕。

出现以上任何一种情况都要立即就医，切勿等待或盲目自行用药，以免错失最佳救治时机。同时，就医时可根据脑卒中急救地图或溶栓地图选择就近的医院就诊，以确保得到及时、规范的诊治。

### 4. 就诊提示

（1）避免就医延迟：就医延迟常导致脑卒中患者错过"黄金救治时间"。就医延迟多因为患者对脑卒中知识的了解不足及就医方式选择不当，相当一部分患者认为他们的生活方式健康，往往将自己的症状归因于与脑卒中无关的其他因素。也有部分患者虽然能够识别脑卒中的早期症状，但却抱有侥幸心理，选择居家自行用药。这都导致了患者不能获得及时、规范的诊治，最终贻误病情。

【病例1】 52岁男性，一直在忙碌的工作和家庭生活中度过。他平常喜欢吃重油重盐的食物，而且很少锻炼身体。一天早上，他突然感到头痛、头晕和恶心，最初他以为这只是偶发的不适，于是继续他的日常活动。然而，几个小时后，患者头痛变得更加严重，同时左侧手臂开始麻木、动弹困难，说话也不顺畅。虽然患者的妻子怀疑他可能发生了脑卒中，但是患者觉得自己还很年轻，平时血压也正常，不可能发生脑卒中,可能是累了,也许睡一觉就好了。然而几小时过去了,症状反而愈发严重,他的照顾者意识到情况可能非常严重,于是紧急拨打了"120"急救电话,患者最终被急救车送往医院。由于时间延误,患者的脑卒中已经进展到一个严重的阶段,虽然患者接受了紧急治疗,但是他失去了一侧的肢体功能和言语能力,康复过程漫长且困难,他的生活质量永久受到了影响。

【病例2】 65岁女性,平时身体状况良好,关注医学科普知识。某天早晨,她突然感觉到一侧脸部麻木,右手无力,甚至无法拧开水龙头。她尝试讲话,却发现言语混乱。她立刻识别出这些症状可能是脑卒中的先兆,因为她曾了解过相关知识。她赶紧给家人打电话,家人赶回来后打了"120"。急救人员很快到达现场,将患者送往医院。入院后,医生给予患者脑卒中急救措施,从而避免患者遗留后遗症。患者得以重新开始正常的家庭生活和社会工作。

从以上两个病例中,不难发现,早期识别脑卒中先兆,避免就医延迟是脑卒中取得理想治疗效果的关键。

(2)突发情况要冷静:如果患者病情严重,失去意识,首先应让患者保持平躺(无须枕头),头部稍微偏向一侧,以免呕吐物或痰液误入呼吸道引发窒息。在等待急救人员期间,家属或周围人员必须保持冷静,不能陷入恐慌,让患者安静平躺,切勿强行喂水或食物,也不要给患者任何药物,避免随意移动患者的身体,等待专业救护人员的到来。

# 第三章

# 得了脑卒中如何急救？

## 第一节　脑卒中患者居家自救必知道

从脑卒中患者发病后到就医前这段时间,被称为"脑卒中急救黄金期",而居家自救是否得当,对患者的预后至关重要。

### 1. 脑卒中先兆症状识别

有下列一项或一项以上症状,提示有脑卒中的可能：①突然发生偏瘫、口角歪斜、流涎；②突然发生剧烈头痛或颈项疼痛并伴有恶心、呕吐；③突然发生意识障碍、大小便失禁或精神异常；④突然出现失语、失明、失聪或双眼斜向一侧凝视；⑤突然出现眩晕伴恶心、呕吐、站立不稳；⑥吞咽困难或喝水时发生呛咳。

### 2. 脑卒中居家自救措施

（1）在浴室、洗手间、喧闹的场所等地方,若患者突然晕倒,应在保持患者头部不动的情况下将患者转移到安静处。

（2）打"120"急救电话通知急救站派车,尽快将患者送往医院。

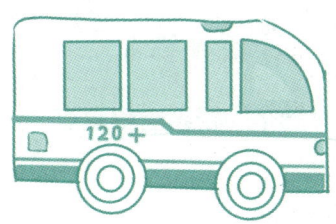

（3）患者平卧,在双肩下面垫上低枕头或折叠的毛巾,头后仰,保持气道通畅。若患者打鼾,说明气道窄,应再在患者双肩下面加厚点的枕头或毛

巾,使头更后仰,保持呼吸道通畅。

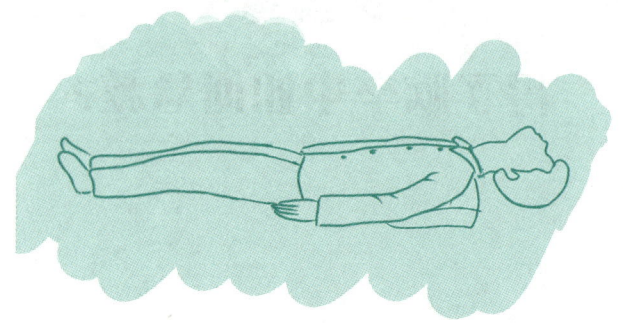

(4)家中若备有氧气袋,可给予吸氧,如患者呼吸、心搏已停止,立即做心肺复苏。

(5)为了防止呕吐物吸入肺引起窒息,可将患者脸转向侧面,取出口中呕吐物、义齿(假牙),解开领口及腰带。

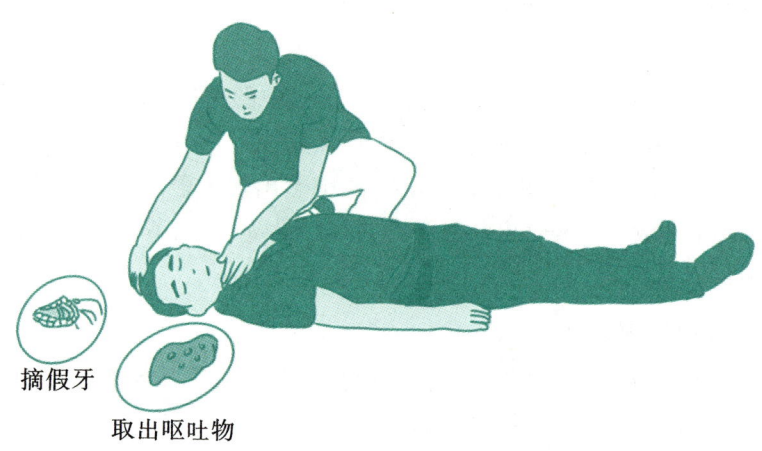

摘假牙

取出呕吐物

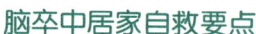

### 脑卒中居家自救要点

1. 保持呼吸道通畅。
2. 尽快送往医院治疗。

### 3. 运送脑卒中患者时应注意的问题

将患者从家里往医院运送时,应注意以下几点。

(1)尽量就近治疗,避免长途运送,尤其避免反复转运。长途运送对患者不利:一方面耽误治疗时间,另一方面运送途中的颠簸、震动等可引起病情恶化(如引起再出血或使脑内血肿破入脑室等)。

(2)最好由4个人使用担架运送患者,要平卧位抬运,担架要平稳,患者头的位置不要过高或过低,头偏向一侧,要有专人保护患者头部,防止出血加重。

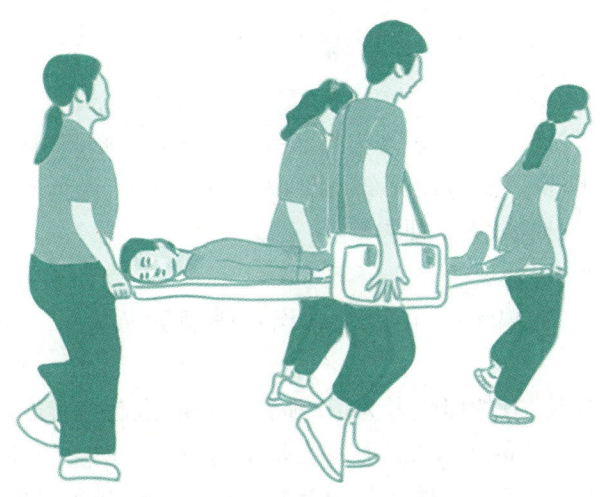

(3)如果必须向远处医院运送,最好打电话请医院或急救中心的救护车来,同时伴随医生和携带必要的抢救药物。

(4)运送途中,救护车应开得慢些、平稳些,尽量减少颠簸和震动。患者取平卧位,头偏向一侧,头部要有专人保护,以减少行车途中的摇晃和震动。同时严密注意患者的生命体征(呼吸、血压、脉搏等),若有变化,应及时抢救。

把患者运送到急诊室或抢救室后,照顾者应该简明扼要地向医务人员介绍患者的基本情况,如是急性发病还是缓慢逐渐发病;有无诱因(如生气、激动、用力等);患者发病时的表现;患者既往有无高血压、动脉硬化、糖尿病、心脏病等,以利于医生对患者尽早做出正确诊断并采取相应的救治措施。

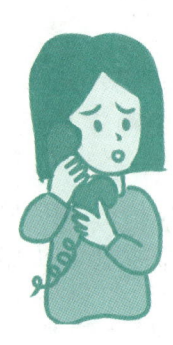
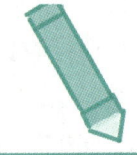

- 带好医保卡、就诊记录册、诊断小结等。
- 最好能联系熟悉患者病情的家属或亲友。

### 4. 抢救脑卒中患者应避免的错误措施

脑卒中发病多在中老年人,以在家发病占多数。常在用力、激动或一般性活动中急性发病,也常常表现为突然头痛,伴呕吐、嗜睡、昏睡甚至昏迷不醒,有的患者出现偏瘫、口眼歪斜、流口水、喝水呛咳、说话不清楚等。还有一些患者可出现抽搐、大小便失禁等。

较常见的错误处理如下。

(1)惊慌失措:缺乏对脑卒中的认识,一遇到紧急情况,或惊叫,或悲哭,或不知所措。

(2)野蛮搬运:有的照顾者为了"抓紧"时间,抱起患者或背起患者就往医院跑,殊不知这样的运送方式往往会加重病情。

(3)错误应对:有的照顾者只顾及喊人回来帮忙或忙着把患者搬上床,还有的人盲目给患者喂水或饮料。

(4)舍近求远:脑卒中患者早期处理一刻千金,必须分秒必争,有的照顾者只顾到有名气的医院而延误抢救时间。

还应避免下列情况:①推摇患者头肩、拍打患者身体等做法会加重病情;②对已昏迷患者口服给药,此时容易造成误吸,令患者窒息;③在没有明确患者是脑出血还是脑梗死时,给其服用速效救心丸、硝酸甘油等活血药物或止血剂。此时照顾者千万不可给患者随意用药,否则可能会加重病情。

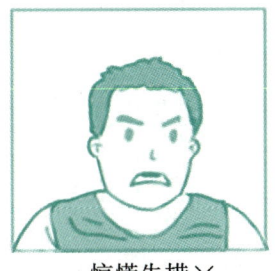 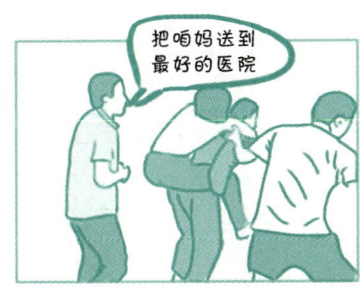

惊慌失措✕　　舍近求远✕　盲目背起✕

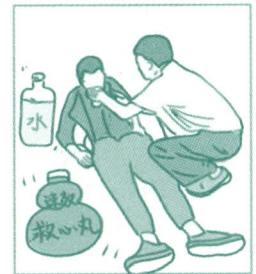 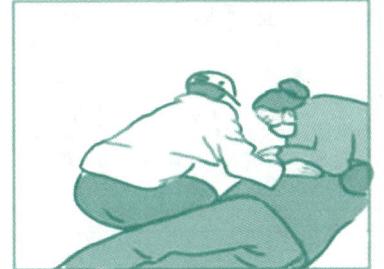

盲目喂水、药✕　　　拍背、翻身✕

## 第二节　一图看懂脑卒中院内救治策略

脑卒中院内救治策略见下图。

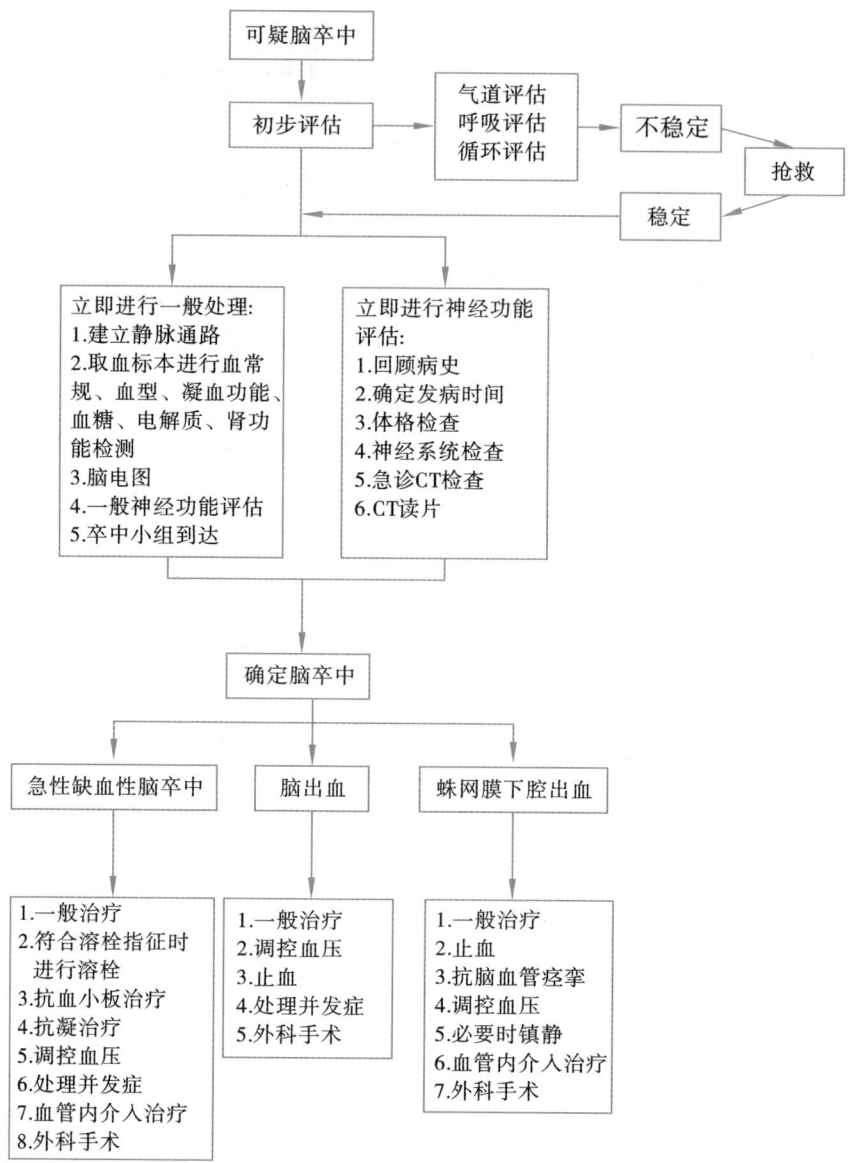

脑卒中院内救治策略

## 第三节 缺血性脑卒中的急救

**1. 缺血性脑卒中的初步处理**

（1）院前处理：由于急性缺血性脑卒中治疗时间窗窄，及时评估病情和快速诊断至关重要，医院会建立脑卒中快速诊治绿色通道，尽可能优先处理和收治脑卒中患者，按诊断流程对疑似脑卒中患者进行快速诊断，尽可能在到达急诊室后60分钟内完成脑CT等基本评估并开始治疗，有条件时应尽量缩短入院至溶栓治疗的时间。

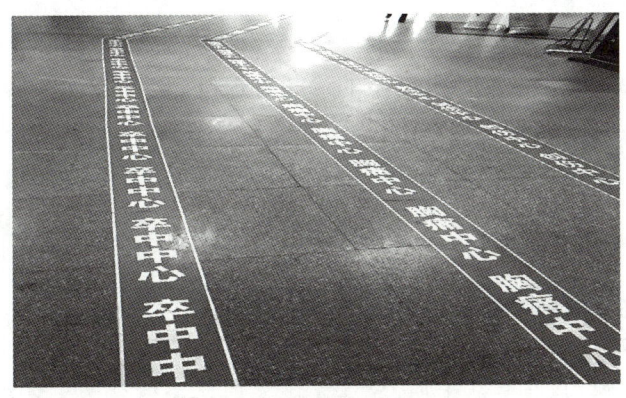

院内脑卒中快速诊治绿色通道

（2）紧急处理

1）病史采集：询问症状出现的时间最重要，若在睡眠中起病，应以最后表现正常的时间作为起病时间。其他包括神经症状发生及进展特征、血管及心脏病危险因素、药物使用史等。

2）一般体格检查与神经系统检查：评估气道、呼吸和循环功能后，完善一般神经系统检查，同时完善美国国立卫生研究院卒中量表（National Institute of Health Stoke Scale，NIHSS）。

3）脑影像学检查：急诊行脑CT平扫可准确识别绝大多数颅内出血，并帮助鉴别非血管性病变（如脑肿瘤），是疑似脑卒中患者首选的影像学检查方法。灌注CT可区别可逆性与不可逆性缺血改变，因此可识别缺血半暗带,对指导急性脑梗死溶栓治疗有一定的参考价值。

4)其他常规检查:对疑似脑卒中患者进行常规实验室检查,以便排除类卒中或其他疾病。

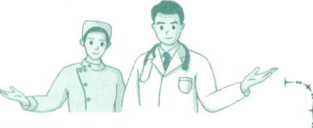

**所有脑卒中患者都应做的检查**

1. 血糖、肝功能、肾功能和电解质。
2. 心电图和心肌缺血标志物。
3. 全血计数,包括血小板计数。
4. 凝血酶原时间(PT)、国际标准化比值(INR)和活化部分凝血活酶时间(APTT)。
5. 血氧饱和度。

归纳起来,急性缺血性脑卒中的诊断流程包括以下5个步骤。

第一步:判断是否为脑卒中,排除非血管性疾病。

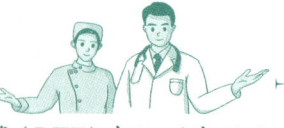

常规磁共振成像(MRI)及磁共振弥散成像(DWI)在识别急性小梗死灶及后循环缺血性脑卒中方面明显优于平扫CT,但由于检查时间较长等原因,在起病早期,应注意避免因此类检查而延误溶栓或血管内取栓的治疗时机。

第二步:判断是否为缺血性脑卒中。进行脑CT或MRI检查以排除出血性脑卒中。

第三步:评估脑卒中的严重程度。采用神经功能评价量表评估神经功能缺损程度。

第四步:判断能否进行溶栓治疗,是否进行血管内机械取栓治疗,核对适应证和禁忌证。

第五步:结合病史、实验室检查结果、脑病变和血管病变等资料进行病因分型(多采用TOAST分型)。

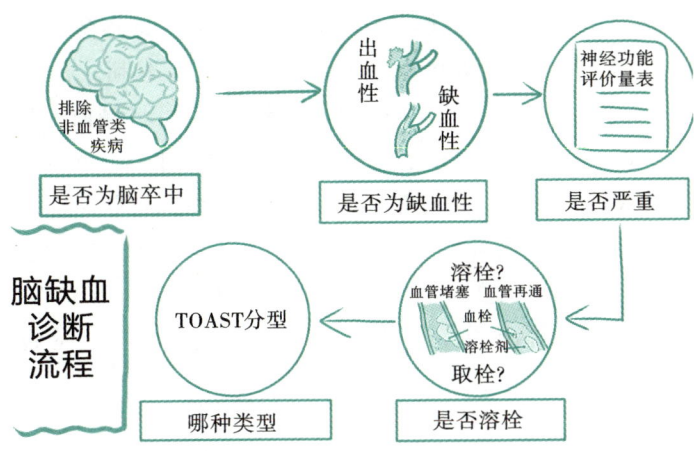

## 2. 缺血性脑卒中急性期的治疗

（1）血压管理：当脑梗死发生后，由于脑水肿的占位效应使颅内压升高，脑自动调节机制发挥作用，以及疼痛、焦虑、应激等，约70%的缺血性脑卒中患者急性期血压升高，以血压代偿性升高来保证足够的血流量。多数患者在脑卒中后24小时内血压自发降低。病情稳定而无颅内高压或其他严重并发症的患者，24小时后血压水平基本可反映其病前水平。对高血压的治疗，目前尚无统一的标准。相关推荐如下图所示。

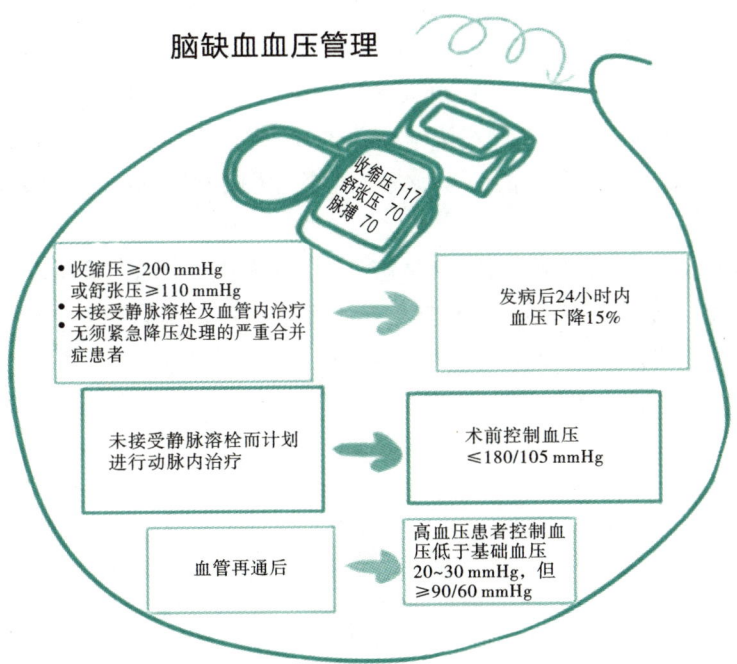

(2)血糖管理:约40%的脑卒中患者发病后存在高血糖,对预后不利。低血糖直接导致脑缺血损伤和水肿加重,也对预后不利。推荐血糖超过10 mmol/L时可给予胰岛素治疗。应加强血糖监测,可将高血糖患者血糖控制在7.8~10.0 mmol/L。血糖低于3.3 mmol/L时,可给予10%~20%葡萄糖注射液口服或注射治疗。目标是达到正常血糖水平。

(3)静脉溶栓治疗:循证医学证实,在发病4.5小时内采用重组组织型纤溶酶原激活物(rt-PA)静脉溶栓是治疗急性缺血性脑卒中的首选方法。时间窗内,诊断缺血性脑卒中,排除脑出血,严格按照相关适应证及禁忌证可进行静脉溶栓。

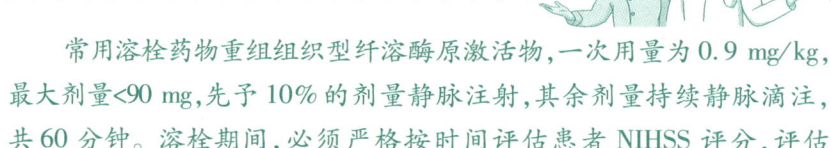

常用溶栓药物重组组织型纤溶酶原激活物,一次用量为0.9 mg/kg,最大剂量<90 mg,先予10%的剂量静脉注射,其余剂量持续静脉滴注,共60分钟。溶栓期间,必须严格按时间评估患者NIHSS评分,评估病情,预防脑出血等并发症。

(4)血管内介入治疗:虽然发病4.5小时内采用rt-PA静脉溶栓是治疗急性缺血性脑卒中的首选方法,然而能在时间窗内到达医院并具备溶栓适应证的患者非常有限。此外,大血管闭塞性脑卒中患者在静脉溶栓后实现血管再通率偏低,如大脑中动脉M1段再通率约为30%,颈内动脉末端再通率仅为6%。这些因素的存在很大程度上限制了rt-PA在临床实践中的广泛应用。近年来,血管内介入技术在急性缺血性脑卒中治疗方面的发展非常迅速,包括动脉溶栓、静脉-动脉序贯溶栓,机械取栓、碎栓,血管成形术及支架置入术。

1)动脉溶栓及静脉-动脉序贯溶栓:颅内大血管闭塞,采用单一的动脉溶栓血管再通率低,而单一的动脉溶栓会延迟治疗时间。静脉-动脉序贯溶栓在理论上可以解决上述单一方法的不足。

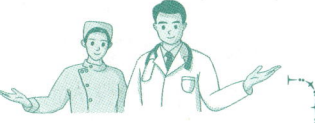

**相关临床指南推荐**

1. 动脉溶栓越早，效果越好，应尽早实施治疗。

2. 动脉溶栓有益于经严格选择的患者，适用于发病6小时内的大脑中动脉供血区的急性缺血性脑卒中。

3. 发病24小时内、后循环大血管闭塞的重症脑卒中患者，经过严格评估可行动脉溶栓。

4. 静脉-动脉序贯溶栓治疗是一种可供选择的方法。

动脉溶栓要求在有条件的医院进行。

2）机械取栓、碎栓：这是实现急性缺血性脑卒中血管再灌注的新方法，其主要是通过取栓、碎栓及加强溶栓药物在栓子局部的渗透作用实现血管再通，与药物溶栓协同发挥作用。

3）血管成形术及支架置入术：相关临床指南推荐，颅外段颈动脉或椎动脉血管成形术和(或)支架置入术可用于急性缺血性脑卒中的血流重建，如治疗颈部动脉粥样硬化重度狭窄或夹层导致的急性缺血性脑卒中；急性期颅内动脉成形术/支架置入术的有效性尚不确定，可根据患者个体情况选择使用。

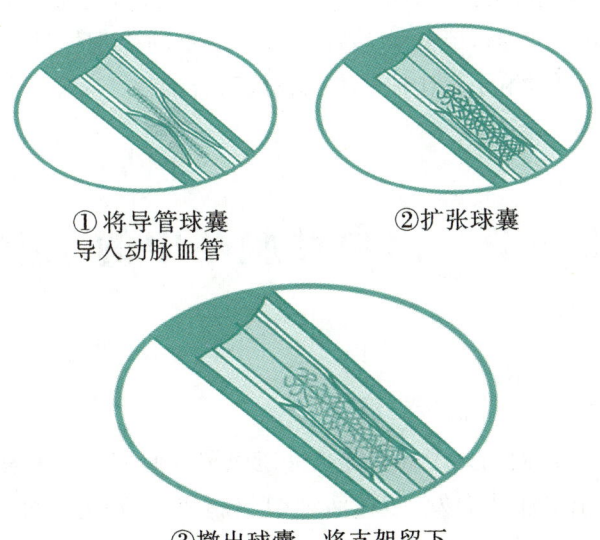

①将导管球囊导入动脉血管　　②扩张球囊

③撤出球囊，将支架留下

4）围手术期药物管理：主要有以下 4 项。

一是溶栓药物管理。动脉溶栓可采用 rt-PA 或尿激酶。rt-PA 的最佳剂量尚不确定，一般为静脉溶栓剂量的 1/3，可经微导管内给药，注射速度通常为每分钟 1 mg。尿激酶总剂量一般不超过 60 万 U，注射速度为每分钟 1 万~2 万 U。

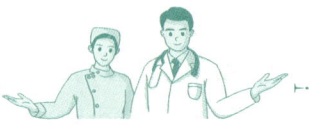

> 推荐每 10 分钟做一次造影，观察血管再通情况，以最小剂量达到血管再通。

二是抗血小板药管理。机械取栓术后应常规给予抗血小板药治疗。若是行急诊支架置入术，术前应让患者服用负荷剂量抗血小板药（阿司匹林 300 mg 及氯吡格雷 300 mg）；术后每天联合服用阿司匹林 100 mg 及氯吡格雷 75 mg，至少使用 1 个月，之后，长期服用阿司匹林。

三是血压管理。为防止过度灌注综合征的发生，对于血管再通的患者，要求术前血压控制在 180/105 mmHg 以下；血管开通后高血压患者应将血压控制在比基础血压低 20~30 mmHg 的水平，但不应低于 90/60 mmHg。

四是他汀类药物管理。围手术期他汀类药物的使用原则目前尚无统一标准。行急诊血管介入治疗的患者，需尽早服用他汀类药物。若急性脑梗死患者病前服用他汀类药物，围手术期需继续服用；若病前未服用过他汀类药物，建议即刻启动他汀类药物治疗。对于严重动脉粥样硬化或拟行急诊支架置入术者，可以给予强化他汀类药物或联合治疗。

# 第四节　出血性脑卒中的急救

## 1. 出血性脑卒中的初步处理

（1）院前处理：院前处理的关键是迅速识别疑似脑卒中患者并尽快将其送往医院。脑出血症状突发，多在活动中起病，常表现为头痛、恶心、呕吐、不同程度的意识障碍及肢体瘫痪等。

(2)紧急处理

1)病史采集:重点询问患者脑卒中发生的时间、症状,当时患者的活动情况、年龄,以及有无外伤史、用药史(是否服用阿司匹林、氯吡格雷、华法林等抗凝血药),是否存在凝血功能障碍等。

2)一般体格检查与神经系统检查:评估气道、呼吸和循环功能后,完善一般神经系统检查,同时完善 NIHSS 评分等。常用的量表有格拉斯哥昏迷量表(Glasgow coma scale,GCS)、NIHSS、脑出血评分量表等。

3)脑影像学检查:脑 CT 平扫可迅速、准确地显示血肿的部位、出血量、占位效应、是否破入脑室或蛛网膜下腔、周围脑组织受损情况等,是疑似脑卒中患者首选的影像学检查方法,是诊断早期脑出血的"金标准"。

4)其他常规检查:常规检查通常包括血常规、血糖、肝功能、肾功能和电解质;心电图和心肌缺血标志物;凝血酶原时间、国际标准化比值(INR)和活化部分凝血活酶时间(APTT)等。归纳起来,急性出血性脑卒中诊断流程应包括如下 4 个步骤。

第一步:判断是否为脑卒中。

第二步:判断是否为脑出血。行脑 CT 或 MRI 检查以明确诊断。

第三步:评估脑出血的严重程度。可根据 GCS 或 NIHSS 等量表评估。

第四步:确定脑出血的分型。

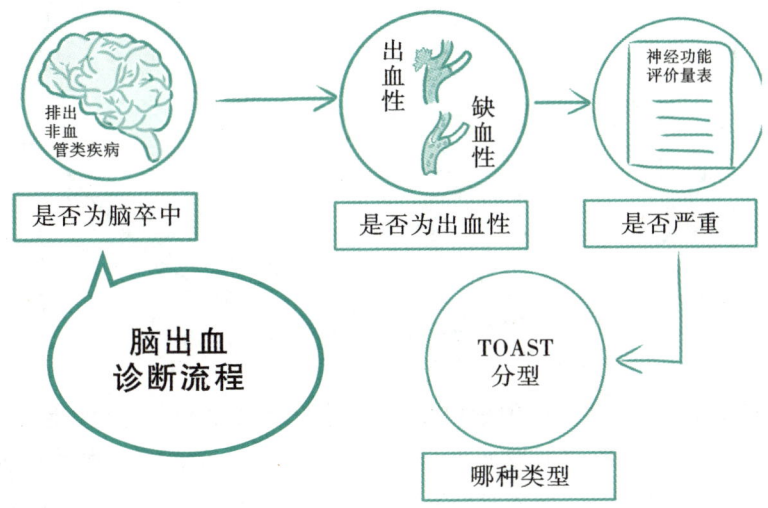

## 2. 出血性脑卒中急性期的治疗

（1）血压管理：脑出血患者常出现血压明显升高，多种因素（应激、疼痛、高眼压等）均可使血压升高，且血压升高（>180 mmHg）与血肿扩大和预后不良相关。应综合管理脑出血患者的血压，分析血压升高的原因，再根据血压情况决定是否进行降压治疗。

对于收缩压在 150～220 mmHg 的住院患者，在没有急性降压禁忌证的情况下，数小时内降压至 130～140 mmHg 是安全的；对于收缩压>220 mmHg 的脑出血患者，在密切监测血压的情况下，持续静脉输注药物控制血压可能是合理的，收缩压目标值为 160 mmHg。在降压治疗期间应严密观察血压的变化，避免血压波动过大，每隔 5～15 分钟监测一次血压。

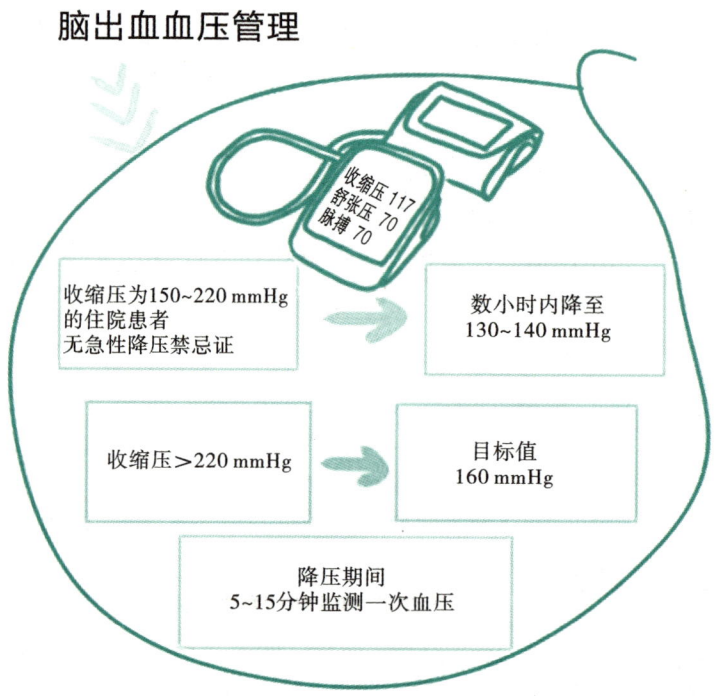

（2）血糖管理：高血糖预示脑出血患者的死亡和不良转归风险增高，低血糖可导致脑缺血损伤及脑水肿，严重时导致不可逆损害。血糖可控制在 7.8～10.0 mmol/L。应加强血糖监测并做相应处理：血糖超过 10 mmol/L 时可给予胰岛素治疗；血糖低于 3.3 mmol/L 时，可给予 10%～20% 葡萄糖注射液口服或注射治疗。目标是达到正常血糖水平。

（3）外科手术治疗：外科手术以其能够快速清除血肿、缓解颅内高压、解除机械压迫的优势,成为治疗高血压脑出血的重要方法。

  对于大多数原发性脑出血患者,外科开颅手术治疗的有效性尚不能充分确定,不主张无选择地常规使用外科开颅手术。微创治疗是安全的,有助于降低病死率。

# 第四章
# 如何预防脑卒中？

## 第一节　盘点预防脑卒中常见的误区

### 1. 脑卒中是一种病

其实,脑卒中不是一种病,它是对急性脑血管疾病的统称或俗称。实际上脑卒中是一类疾病,包括脑出血、蛛网膜下腔出血、脑梗死、脑血栓形成、脑栓塞、腔隙性脑梗死和小脑卒中(短暂性脑缺血发作)6种疾病。其中前2种属于出血性脑卒中(脑血管"破"了),后4种属于缺血性脑卒中(脑血管"堵"了)。

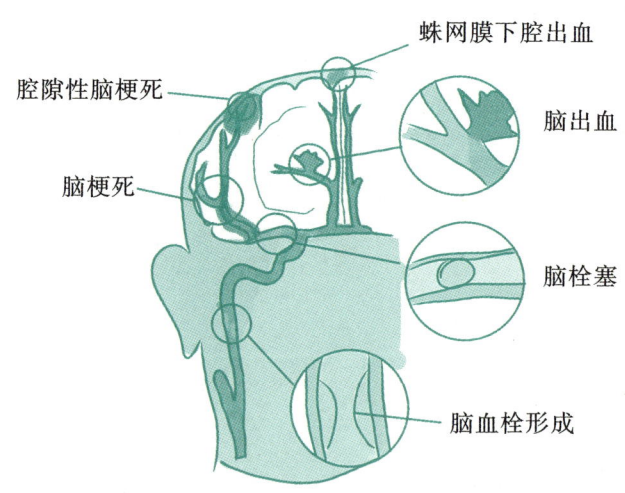

### 2. 血压正常或偏低的人不会发生脑卒中

脑卒中分出血性脑卒中与缺血性脑卒中两种。缺血性脑卒中的病因在于某支脑动脉发生了堵塞,导致局部脑组织因缺血、缺氧而丧失功能。血压正常或偏低的脑动脉硬化患者,由于脑动脉管腔变得高度狭窄,以及其他因素(如血液黏稠、长期吸烟等)存在,可导致脑血流变缓,更容易发生缺血性脑卒中。

### 3. 瘦人不会发生脑卒中

有些人认为瘦人不会发生脑卒中,所以觉得自己很瘦,没有发生脑卒中的风险。一项权威跟踪调查发现,瘦人也会发生脑卒中,只不过比胖人略少一些。所以,不管胖瘦,都应采取综合防范措施,以避免脑卒中的发生。

### 4. 中老年人才易发生脑卒中

尽管90%的脑卒中发生在40岁以上的人群,但近年来脑卒中发病有年轻化的趋势。年轻人社交活动多,生活压力大,酒肉大餐机会多,许多人自认为年轻,往往忽视健康,特别是蛛网膜下腔出血在年轻人中并不罕见。

### 5. 小脑卒中无关紧要

不少脑卒中患者发病前在短时间内出现过一侧肢体无力或麻木症状,伴有突然说话不利或吐字不清。但由于上述症状在数分钟内消失,头部CT检查正常,而不易引起人们的重视。其实,这是微小脑血栓引起的瞬间局部缺血,医学上称为"小脑卒中",即短暂性脑缺血发作。约有一半小脑卒中患者在5年内会发生偏瘫,因此必须高度重视小脑卒中,及早就诊防治。

### 6. 得了脑卒中非死即残

过去得了脑卒中非死即残,但近年来由于医疗技术的不断进步,脑卒中的治愈率显著提高,脑卒中后5年生存率已达到62%左右,平均寿命已达66岁,后遗症大为减少。

### 7. 脑卒中只能进行内科保守治疗

过去确实如此,但近年来国内外已开展了外科手术疗法,而且效果较好。缺血性脑卒中可以开展颅外动脉搭桥术、大网膜颅内移植术、椎动脉减压术等。出血性脑卒中的手术适应证是中等量出血经内科保守治疗效果不佳者。手术主要有两种:开颅清除血肿和立体定位手术清除血肿。

### 8. 药吃多少跟着感觉走

有的人不遵医嘱服药,感觉身体状况不错而随意减量用药,或是觉着身体不适而随意加量,往往造成不良后果。

### 9. 用药品种越多越好

一些有过脑卒中表现的人惊恐不安,于是四处看病。也有的患者牢记

"是药三分毒",血压高了也不用药,其结果可想而知。

### 10. 只管服药不检查

脑卒中患者在服药康复期间,要注意定期去医院检查。掌握身体恢复情况,根据医嘱调节用药剂量。

### 11. 少服或多服药没关系

一些老年人由于记忆力差,常忘记或重复服药。所以,建议脑卒中患者将自己常服的抗高血压药、降血糖药、强心药等分开包装,上面注明服用日期及早中晚具体时间,或者把每天用药种类按时间写在一张纸上,贴在醒目处作为备忘录。工作繁忙的朋友应备 3 套药,办公室、家里、手提包内各 1 套,随时提醒自己服药。

### 12. 脑卒中治愈后很少复发

脑卒中很容易复发,年复发率为 9.6% ~ 17.7%,而且还有多次复发者。这是因为所谓脑卒中治愈仅仅只是临床症状消失,其病理基础——动脉硬化、高血压、血液流变学改变均未治愈,故应认真对待复发。

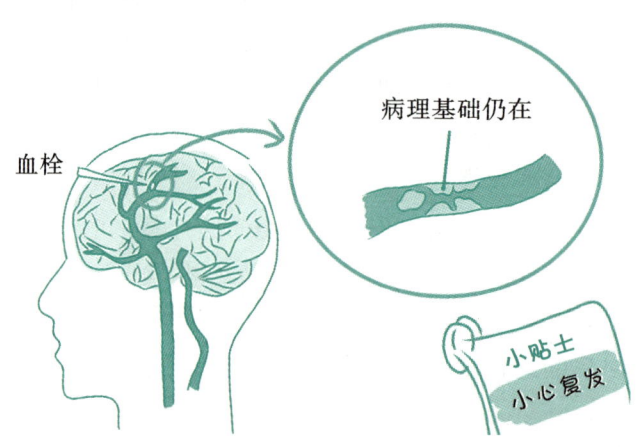

### 13. 父母患脑卒中,子女必得脑卒中

脑卒中并非遗传病,仅有一部分脑卒中具有遗传倾向。因此,脑卒中患者的子女不必忧心忡忡。但应指出,阳性家族史可增加近 30% 的脑卒中发病风险。为此,有脑卒中家族史者应加强自我保健,认真、积极地预防高血压、高脂血症和动脉硬化等。

# 第二节　别担心，四级预防脑卒中

　　脑卒中是危害人体健康的重要疾病，其发病率在逐年上升。该病发病急，病程长，致残率、死亡率均高，因此应积极开展脑卒中的防治工作。脑卒中的各项危险因素大多是可控制或可治疗的，这为脑卒中的预防提供了可能性。防止脑卒中的发生和发展，降低其发病率和死亡率，须着眼于防止群体危险因素水平的上升，开展四级预防，同时也应重视对高危人群的防治。

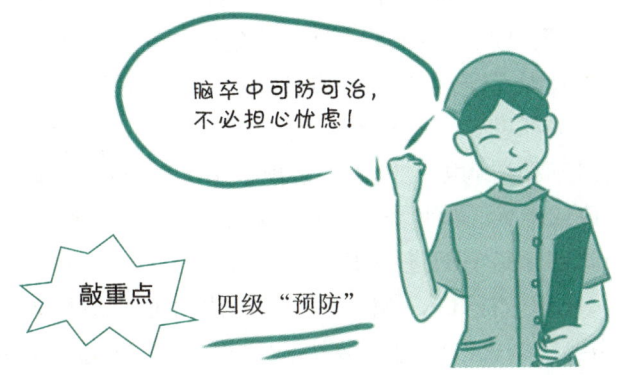

### 1. 什么是脑卒中四级预防？

　　脑卒中预防分为四级，分别是零级、一级、二级和三级预防。

　　（1）零级预防：零级预防是指没有危险因素的人提前预防危险的发生。

　　（2）一级预防：一级预防是指对疾病发生的预防，是通过对高危致病因素的干预，以降低疾病的发病率为最终目的。

　　（3）二级预防：二级预防是指疾病发生后开展的临床治疗及早期和恢复期康复，以防止病情加重，预防残疾和功能障碍。

　　（4）三级预防：三级预防是指对疾病造成的残疾积极开展功能康复锻炼，同时避免原发病的复发。

### 2. 如何做到脑卒中的四级预防？

　　（1）零级预防：从娃娃抓起，纵贯一生。

　　健康是指在身体健康、精神情绪和社会活动等方面都处于良好的状态。

对于健康人群,要防止各种疾病的发生和发展,保持健康的身体和心理状态。

(2)一级预防:控制发病因素。

一级预防又称"病因预防",指发病前的预防,通过早期改变不健康的生活方式,积极主动控制各种危险因素,从而达到预防脑卒中发生或推迟发病年龄的目的。比如,脑卒中的危险因素主要包括高血压、糖尿病、血脂异常、吸烟等。一级预防便是控制这些危险因素,包括饮食的改变、运动习惯的改变、戒烟限酒、保持乐观心态等。如已患有高血压、糖尿病、高脂血症等疾病,且仅靠生活方式改变不足以控制时,还需尽早服用抗高血压、降血糖、降血脂等药物。

(3)二级预防:治疗和干预发病病因。

二级预防又称"三早预防",即早发现、早诊断、早治疗,针对已经发生了脑卒中先兆(如短暂性脑缺血发作)及已发生过脑卒中的患者,积极治疗诱发因素及其他危险因素,防止严重脑血管疾病的发生及脑卒中的复发。

这些患者基本都患有动脉狭窄或血栓,此时除了积极治疗已存在的危险因素(如高血压、糖尿病等)外,还需常规服用抗血小板药(如阿司匹林)来预防血栓的形成或增大;即使没有高脂血症的患者也可以常规服用他汀类调血脂药来预防动脉狭窄的进一步加重;如检查时发现动脉狭窄已达较高水平(50%)时,可以选择介入手术治疗来达到扩张血管的目的。

此外,还需要定期去医院进行复查,以便更好地确定脑卒中发生风险,在医生的指导下及时增加或调整治疗药物、接受手术治疗等,从而预防严重脑卒中复发。

(4)三级预防:病后治疗。

三级预防又称"临床预防",主要是指发病后的积极治疗,以防止病情恶化,减少相关并发症和后遗症,促使功能恢复。

在脑卒中的急性期(发病14天内),病情较复杂,患者常可出现多种并发症,如脑水肿与颅内压增高、压疮、肺炎、吞咽困难等。在治疗时也会采取一系列的措施来预防相关并发症,如避免头颈部过度扭曲、激动、用力来预防脑水肿;瘫痪者定期翻身来预防压疮等。

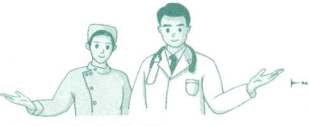

★急性期患者应尽量卧床休息,注意水、电解质的平衡。

★如起病48～72小时后仍不能自行进食者,应给予鼻饲流质饮食以保障营养供应。

★应当把患者的生活护理、饮食、其他合并症的处理摆在首要的位置。

规范化的康复训练可显著降低脑卒中患者的致残率,对提高患者的生活质量具有十分重要的意义。

## 第三节　脑卒中危险因素须重视

尽管脑血管疾病的临床诊治技术和疗效已经有了较大的进步和提高,但由于很多脑卒中患者的脑损伤已无法完全逆转,多数患者会留下不同程度的后遗症,影响患者的工作和日常活动能力。因此,针对目前中国的现状,减少脑血管疾病危害和疾病负担最有效的方法是加强和重视患者首次发病前的一级预防,即针对脑血管疾病的危险因素积极地进行早期干预,努力降低脑卒中的人群发病率。

我国近年来在城市和农村广泛进行的神经流行病学调查和病例对照调查分析,对这些危险因素获得了进一步的了解。

### 1. 年龄与性别

脑卒中的发病率、患病率和病死率均随年龄的增长而增高。尤其是在55～75岁年龄组中,增高更明显,几乎呈对数直线上升。年龄的增长确实是脑卒中的一种不可干预的危险因素,所以说脑卒中是55岁以上人群应予以重点防治的疾病。各年龄段脑卒中、缺血性脑卒中和出血性脑卒中的患病率、发病率和病死率男性多高于女性,但在80岁以上年龄组女性出血性脑卒中的发病率和脑卒中病死率均高于男性。

### 2. 脑血管疾病家族史

近代遗传学研究者多数认为有关脑血管疾病的遗传因素多属基因遗传,其遗传度受环境等各种因素的影响很大。有研究显示,脑卒中患者的父母死于脑卒中的人数比对照人群多4倍。我国调查表明,直系亲属中有脑血管疾病病史的人患脑卒中的机会多(相对危险度为3.55),家族遗传因素有非常显著意义。

### 3. 高血压

高血压是最重要的脑卒中危险因素。不论年龄和性别及何种脑卒中类型,血压与脑卒中的发生均呈正比关系。国内资料显示,脑卒中发病前有高血压病史者占42.4%,发病后体检时血压增高者占63.9%。无论是收缩压增高,还是舒张压增高,均可增加发生脑出血和脑梗死的危险性。本因素的相对危险度为18.18,说明高血压与脑卒中的发病有非常密切的关系。有研究报道,一组60岁男性老年人仅收缩压>160 mmHg,无糖尿病、吸烟史和血脂异常,随访8年内有20%发生缺血性脑卒中。

### 4. 低血压

突发的血压明显降低,如见于心搏骤停、大量失血等,可能促发脑梗死。但经常性低血压尚未被证实是引起脑卒中的一种危险因素。

### 5. 心脏病

许多研究已证实伴有心脏病可增加脑卒中的发病风险,包括风湿性心脏病、缺血性心脏病等疾病,以及二尖瓣脱垂、心脏黏液瘤等病变。尤其伴有亚急性细菌性心内膜炎和心律失常时,发生脑卒中的机会更大。国内调查结果显示,患有心脏病者发生脑卒中的相对危险度为9.75,伴无症状的心脏异常,仅在体检时发现心脏扩大、心脏杂音、心律失常等体征者发生脑卒中的相对危险度为5.44。

### 6. 眼底动脉硬化

国内外调查资料均表明伴有眼底动脉硬化者发生脑卒中的危险性显著增加,其硬化程度越高,危险性越大,合并高血压者差别更明显。

### 7. 糖尿病

糖尿病患者发生脑卒中的危险性比血糖正常者增高约1倍。糖尿病对脑血管的致病影响不如其对周围血管的作用明显,但糖尿病患者常伴有其他疾病,如高血压、动脉粥样硬化、心脏病等,且研究表明糖尿病仍然是发生脑卒中的一种独立的危险因素。

### 8. 高脂血症

高胆固醇血症、动脉粥样硬化不仅与缺血性心脏病的发生密切相关,而且历来被认为与脑血管疾病也有关系。但是,现有研究至今尚不能明确血胆固醇含量与脑卒中发生率的具体关系。近年来,有研究者认为低密度脂蛋白水平增高和高密度脂蛋白水平降低可能影响脑卒中的发生。

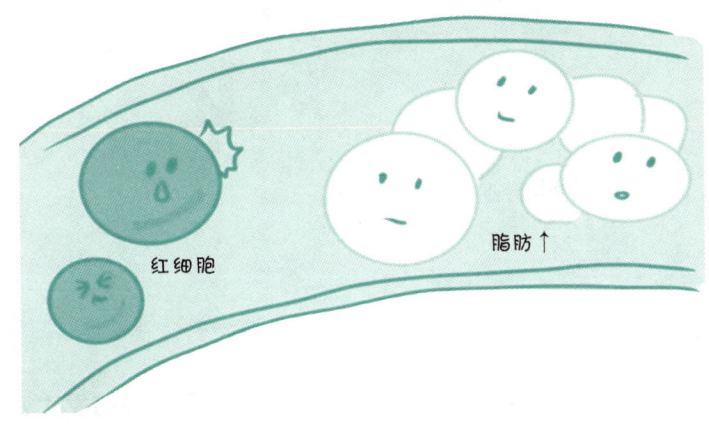

### 9. 血液学因素

血液病和血液流变学异常无疑是促发脑卒中的重要危险因素。有时不少血液病可为脑卒中的直接病因,如真性红细胞增多症时血细胞比容增高促发脑血栓形成,白血病并发脑出血都是临床熟知的实例。但是正常范围内的血细胞比容改变与脑卒中密切相关则是最近才阐明的事实。血细胞比容在一定范围内与脑血流量呈线性负相关。血细胞比容增高将同时升高血的携氧能力和黏度,前者降低血流量,后者影响脑的微循环。这些改变都将促进血栓形成,增加脑卒中的发病风险。

### 10. 无症状性颈动脉杂音

颈部听诊可能听到颈动脉起源处有杂音,见于任何年龄,不一定有临床症状。年轻者提示血流速度增快,年老者可能是因动脉变窄,在45岁以上年龄组中,约有5%的患者出现无症状杂音。随访研究表明,有杂音组和无杂音组的脑卒中发生率分别为14%和3.6%。因此,中老年人出现无症状颈动脉杂音应被视为脑卒中的一种危险因素。

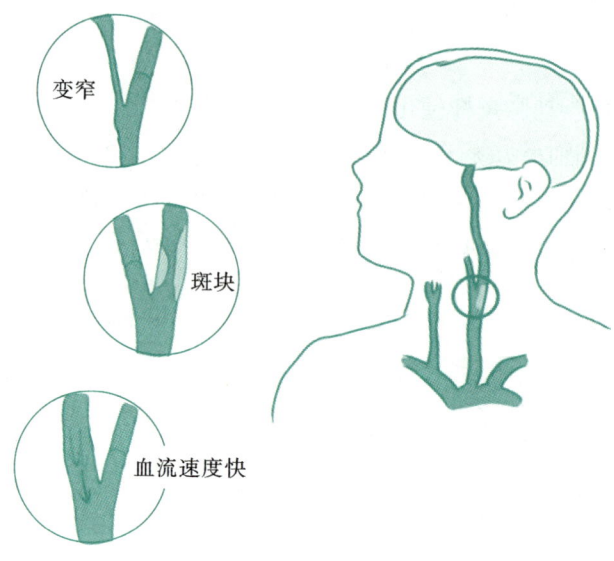

## 11. 吸烟

吸烟有害健康，特别是与癌症、冠心病、气管炎等疾病的发生密切相关，与脑卒中的关系亦已肯定。近代研究发现，长期吸烟者与不吸烟者相比，脑血流量明显降低，可能有加速脑动脉硬化、降低脑血管的舒缩功能等不良影响。国内研究表明吸烟是脑卒中的一种轻度危险因素（相对危险度为2.1）。

## 12. 肥胖

肥胖历来被视为脑卒中患者的常见体型，但近代深入研究认为肥胖与高血压、高血糖可能有关。如排除高血压、高血糖的影响，肥胖本身不能被证实是脑卒中的危险因素。

## 13. 口服避孕药

虽然有很多文献报道口服避孕药显著增高育龄妇女的脑卒中发病率，但因药物的组成、剂量、服用时间，以及服用者的年龄、体质等因素众多且易变，难以形成严格的对照研究，所以口服避孕药与脑卒中的关系究竟有多大尚不明确。目前比较一致的倾向是对年龄偏大、血压偏高，以及有偏头痛病史、吸烟史和其他危险因素者，不推荐口服避孕药，特别是雌激素含量较大的药品，而宜采用其他避孕方式。

## 14. 饮食因素

饮食因素主要指摄盐量及肉类、含饱和脂肪酸的动物油食用量等。国内调查提示,每日摄盐量、食肉量偏多者发生脑卒中的危险性显著增高。摄盐量增高可引起高血压是早已被证明的事实,但是饮食调查受众多因素的干扰,研究结论也存在矛盾。如以肉食为主的蒙古族、摄盐量很高的维吾尔族(喜饮加食盐的奶茶),其脑血管疾病发病率并不比其他民族或地区高。这说明各地区、各民族的饮食习惯差别极大,其中包括许多需要进一步研究的因素。但是,大多数研究者认为,高盐、高肉类、高动物油的摄入,会促进高血压、动脉硬化等的发生,增加脑卒中的发生率。

### 15. 其他因素

还有许多因素与脑卒中的关系曾被人加以研究,如酗酒、过高热量饮食、饮软质水、喝咖啡、体力活动少、心血管系统创伤性检查等,但多数尚未被认定是脑卒中的危险因素。其中长期大量酗酒、血管造影创伤可能是促发脑卒中的危险因素。

## 第四节　预防脑卒中不得不说的"药"事

在脑卒中的预防中,除了非药物预防措施,如戒烟、限酒、注意膳食和营养均衡、适当运动和锻炼外,药物干预也是至关重要的。下面主要谈谈预防脑卒中不得不说的"药"事。

### 1. 抗血小板药

抗血小板药可阻止血液中的血小板聚集,降低血管内血栓形成的风险。常用的抗血小板药有阿司匹林、氯吡格雷。

(1)抗血小板药早晨服用还是晚上服用效果好?

早上或晚上服药效果无明显差异,但要固定服药时间。

(2)哪种情况下慎用抗血小板药?

痛风复发、哮喘、胃肠病、出血时要慎用抗血小板药。

(3)服用抗血小板药要警惕什么?

①出血。②漏服要加量:12小时内可立即补救,如超过12小时就按下次时间服用,不要服用上次忘记的,以免造成双倍剂量。③不可随意停药:如果没有相关症状,不可自行停药,防止疾病突然发生。

（4）出现哪些情况要及时就医？

①皮肤、眼睛发黄，表明可能存在肝功能异常。②发热、感染、极度疲劳，表明可能存在血细胞减少。③皮疹、瘙痒，表明可能存在过敏。

（5）阿司匹林预防脑卒中的应用建议有哪些？

①对于动脉粥样硬化性心血管疾病高风险（10 年风险>10%）且出血风险低的人群，可考虑使用小剂量阿司匹林（每日 75～100 mg）进行脑血管疾病的一级预防。使用阿司匹林时，应充分评估出血风险，权衡利弊，进行个体化选择。②对于治疗获益可能超过出血风险的女性高危患者，可以考虑使用阿司匹林（隔日 100 mg）进行脑卒中的一级预防。③可以考虑阿司匹林用于预防慢性肾脏病患者首次脑卒中的发生。但这一建议并不适用于严重肾脏病患者。④不推荐在动脉粥样硬化性心血管疾病中低风险（10 年风险<10%）的人群中使用阿司匹林预防首次脑卒中的发生。⑤不推荐 70 岁以上老年人使用阿司匹林预防首次脑卒中的发生。

### 2. 调血脂药

他汀类药物既能降低血脂，又能稳定斑块，口服他汀类药物降血脂是预防脑血管疾病的基础治疗方案。常用的他汀类药物有阿托伐他汀钙片、辛伐他汀片、瑞舒伐他汀钙片等。

（1）降低血脂达到何种目标水平？

降低血脂，低密度脂蛋白水平要降至 1.8 mmol/L 以下或基础水平的 50% 以下。

（2）服用他汀类药物要注意哪些情况？

①长期使用他汀类药物治疗是安全的。已经有脑血管疾病或冠心病的患者不能停药。②定期检查肝功能：服用他汀类药物期间，应密切关注肌毒性并及时发现肌痛（胸背、腰肩、四肢）、疲乏、褐色尿、黄疸、肌肉痉挛等症状。③肌苷酶超过 3 倍正常值上限、肌酶超过 5 倍正常值上限时，应停药观察。

（3）服用他汀类药物可能会出现什么不良反应？

①肝肾功能损害：定期检查转氨酶，不超过正常值的 3 倍无须停药，或在医生指导下调整服药剂量。②肌溶解症：肌肉疼痛或无力，严重者肌肉溶解，但发生率极低。肌酶不超过正常值的 5 倍无须停药，或在医生指导下调整服药剂量。③血糖的影响：服用强效他汀类药物可能会引起血糖异常升高。

### 3. 抗高血压药

抗高血压药可以降低血压，减少脑血流量，改善脑供血，减少脑血管损伤，从而减少脑卒中的发生。常用的抗高血压药有硝苯地平缓释片或控释片。

(1) 什么时候启动降压治疗？降压目标是什么？

《中国高血压防治指南（2018年修订版）》与《中国脑出血诊治指南（2019）》均推荐，对病情稳定的脑卒中患者，在血压≥140/90 mmHg时就应启动降压治疗，将血压降至140/90 mmHg以下。

(2) 降压原则是什么？

①常规剂量原则：一般人群采用常规剂量，老年人从小剂量开始，不达标者加量至足量。②联合原则：使用不同作用机制的联合处方、复方制剂。③优先原则：优先选择长效制剂，每天口服1次，维持24小时。④个体化原则：依据不同合并症和患者对药物的耐受性进行个体化治疗。多数患者应在用药4~12周将血压逐渐降至目标水平，其间应避免血压大幅度波动。

(3) 为什么要坚持服用抗高血压药？

①高血压患者比无高血压的人患脑卒中的危险高。②长期、持续的血压升高，可加速动脉硬化，突然增加血管内压力，可使脑血管破裂而发生脑出血。

(4) 降压要警惕哪些情况？

①联合用药需谨慎：一些抗高血压药如β受体阻滞剂和降血糖药联合使用会引起严重低血糖，与华法林合用会诱发自发性贫血等。②特殊人群需谨慎：老年人应注意降压切忌过快、过低。

(5) 降压的注意事项有哪些？

①不可随意更换抗高血压药：要根据医嘱服用抗高血压药。②坚持长期、规律服药：如果时服时停，容易因为血压时升时降而引起血管损伤，导致并发症和意外的产生。③不可随意减量或停药：对于服药后没有明显症状或服药后出现不适的患者，随意停药或减量是不科学的。对于症状缓解或有不适的患者，应在监测血压的情况下逐渐减少剂量，直至达到最小的剂量。随意停药或漏服，易引起血压反跳。

### 4. 降血糖药

降血糖药能改善胰岛素敏感性，减少肝糖原输出，促进肌糖原合成，减少小肠内葡萄糖吸收。双胍类药物是国内外指南推荐的治疗2型糖尿病的一线用药。常用的双胍类降血糖药有二甲双胍。

(1)血糖控制目标是什么？

《中国 2 型糖尿病防治指南（2020 年版）》指出，血糖控制目标是以毛细血管血糖为主，其中空腹血糖在 4.4～7.0 mmol/L、餐后 2 小时血糖<10 mmol/L、糖化血红蛋白<7%。同时，血糖控制目标需遵循个体化原则，依据不同人群的特点来制定。

(2)降血糖药什么时候服用？

①普通剂型和缓释剂型，随餐服用；②肠溶剂型，餐前 30 分钟服用。

(3)降血糖要警惕哪些情况？

①定期监测血糖，警惕低血糖的发生；②用药期间避免饮酒，因为饮酒会增加二甲双胍乳酸酸中毒风险；③切忌自行停药，因为停药后容易使血糖反弹，反而会加重胰岛细胞的损害，不利于病情的稳定。

(4)降血糖的注意事项有哪些？

①降血糖药存在胃肠道不良反应，如腹泻、恶心、呕吐、心律失常、头晕、消化不良、腹部不适等；②长期服用降血糖药应适当补充维生素 $B_{12}$；③长期服药患者应至少每年进行一次血液学检查。

### 5. 切忌乱服药

日常有不少患者疑惑，自己没有"三高"却也发生脑卒中是为什么呢？其中部分原因与服用药物有关，特别是年轻人发生脑卒中，更要考虑药物的因素。对于老年人来说，正确用药则极为重要，用药不当可导致脑卒中的发生。

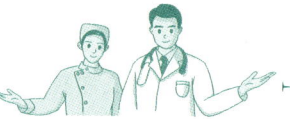

❋止血类药物容易导致脑梗死发生，特别是老年人有时发生轻微出血须慎用止血药，临床上不少有"三高"的老年患者因咯血或胃出血而服用大量止血药，从而导致脑梗死的发生。

❋使用大量利尿剂会导致尿量增多，或高热期间使用退热药，使大量汗液排出而又未及时补充液体，血液浓缩，易发生血栓，累及脑血管就会发生脑梗死，尤其是老年患者须警惕。

❋房颤患者服用抗凝血药华法林却忽视凝血指标的监测，或脑梗死患者联合使用大量活血药物而导致脑出血在临床并不少见。

❋抗高血压药的使用目前很普遍，但有的患者过度强调要快速把血压降下去，从而导致血压在短时间内大幅度下降，继而出现低灌注性脑梗死发生。

药物这把双刃剑,在治疗疾病时需考虑其效能,但也不能忽视其带来的不良反应。因此,在医生指导下选择药物剂量及类型极为重要,切忌乱服药。

# 第五章 如何预防脑卒中复发?

## 第一节 骇人的脑卒中复发

脑卒中的"二次袭击"即脑卒中复发!出院≠痊愈,在首次脑卒中治疗后患者并不能一劳永逸,如果不采取有效的预防措施,很可能会导致悲剧的重演。

### 1. 脑卒中会复发吗?

脑卒中可怕,复发更可怕!中国脑卒中防治数据显示,高达40%的门诊脑卒中患者是复发人群,脑梗死、脑出血和蛛网膜下腔出血发生后1年内的复发率分别为5.59%、11.65%和10.25%。更值得注意的是,通常情况下复发患者的症状都会比前一次更加严重,脑卒中复发使致残率或死亡风险相对于未复发患者增加约9.4倍。因此,脑卒中患者及家属应该高度重视脑卒中复发的预防。

临床上经常见到这样的患者:首次发作脑卒中后,急匆匆赶到医院,如果到达医院比较及时且符合溶栓指征,有幸接受溶栓治疗后,开通了堵塞的动脉,恢复了脑血流供应,肢体功能障碍等问题随之完全消失,经后续治疗后病情不断好转……患者满心欢喜地和家属办理出院手续。此时,不少人都会误以为自己从此告别脑卒中,万事大吉!然而,脑卒中复发风险也是不容忽视的问题之一。大数据显示,复发所致的残障、死亡风险远高于首发,且复发带来了沉重的家庭、社会经济负担,患者也可能因此再次深陷脑卒中后遗症的泥潭之中。很多患者此时开始自责,为什么自己以前不知道脑卒中复发的风险呢?

像这样的脑卒中患者有很多,经过一段时间的治疗,症状有所缓解或消失,就认为自己完全远离脑卒中了,烟酒不停,药说停就停,复诊一拖再拖……殊不知脑卒中的特点之一就是容易复发,缺血性脑卒中患者再次发生脑卒中的风险比普通人高9倍。我国脑卒中发生后1年内,每5人中就有1人复发,缺血性脑卒中患者1年内的复发率高达17.7%,存活3～5年的脑卒中患者复发率可高达30%。大家可能并不知道,目前我国门诊看病的脑卒中患者中,约40%以上的患者是"复发入院",且复发次数越多,致死率和致残率越高。因此,脑卒中不仅会复发,而且会因为复发次数的增多增加复发风险!

### 2. 脑卒中为什么会复发?

各种危险因素的长期作用下,患者全身大动脉、小动脉都发生了病理性改变,最严重和最狭窄的动脉血管先发生闭塞,发生在脑部就会出现脑梗死;与此同时血管壁脆性也会增加,脑动脉血管破裂,就会出现脑出血。如果不立即启动预防复发的措施,脑血管的损伤会继续进展,最终导致更严重的动脉闭塞或破裂,这也是脑卒中治好后还会复发的原因。而之所以复发率高,是因为在第一次发病后,病情虽经治疗可以得到控制,但绝大多数患者的危险因素却没有消除。所以,脑卒中患者不仅要知晓脑卒中有复发风险,而且要知道自己有哪些危险因素,要有意识地关注和预防脑卒中复发。

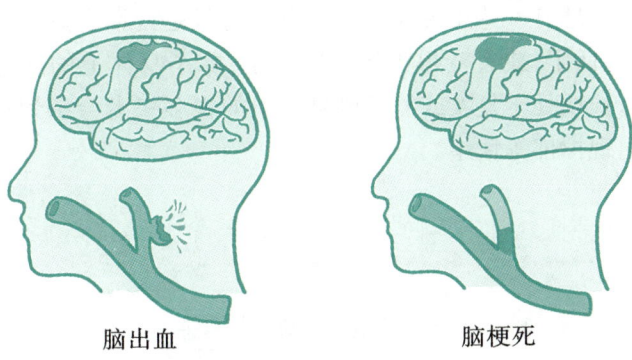

脑出血　　　　　　　　脑梗死

### 3. 脑卒中复发后的"连锁反应"有哪些?

脑卒中复发后,患者不仅要面对身体和心理的双重打击,而且会产生更高昂的治疗费用,给个人、家庭和社会带来沉重的经济负担。一般来说,脑卒中的复发会让更多的大脑组织受到破坏,导致更严重的肢体障碍、语言障碍、认知功能障碍及心理障碍等问题。

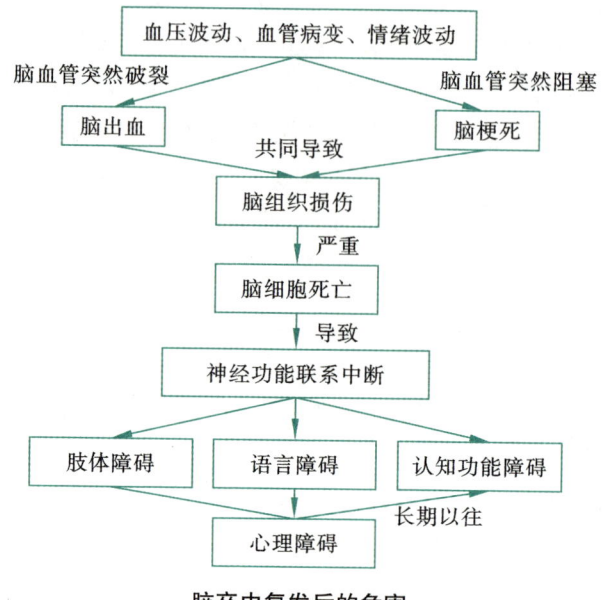

脑卒中复发后的危害

如果脑卒中复发,之前出现的肢体无力症状可能会加重,甚至逐渐发展为完全的瘫痪;还有一些患者在第一次发作时只是说话有点困难,但复发后就完全不会说话了,或者变得不认识家人了;除了身体上的问题,心理问题也不容忽视,长期处于复发或复发风险之下的很多患者会感到沮丧、无助或焦虑,甚至出现抑郁等情绪。

### 脑卒中和抑郁相伴相生

一百多年前,精神病学家就发现了卒中后抑郁,但卒中后抑郁真正引起大家的重视是近几年的事。这一并发症往往容易被忽视,直到病情较严重时才会被发现与重视。卒中后抑郁,简称PSD,指脑卒中后表现的一系列抑郁和相应躯体症状的综合征,这种现象非常常见。调查发现,脑卒中后1个月内发生抑郁症的占47.24%。老年人较年轻人更容易出现这种症状。

更要警惕的是,脑卒中复发患者的死亡风险会大大增加,初发的脑卒中可能并不能致命,但是复发后则可能直接夺去患者的生命。

根据中国卒中学会的数据,复发性脑卒中患者的死亡或严重致残的风险是首发患者的9.4倍。

所以,脑卒中复发是一件非常危险的事情,要及时采取措施预防,警惕脑卒中"卷土重来"。

## 第二节 预防复发是大事儿

尽管脑卒中复发来势汹汹,但也并非"卒"不可防。脑卒中仍是一种可防可控的疾病,脑卒中后有效的二级预防就是减少复发和死亡的重要手段!脑卒中的二级预防是指对已经发生一次或多次脑卒中的患者,通过寻找脑卒中发生的原因和控制可干预的危险因素,预防脑卒中的复发。

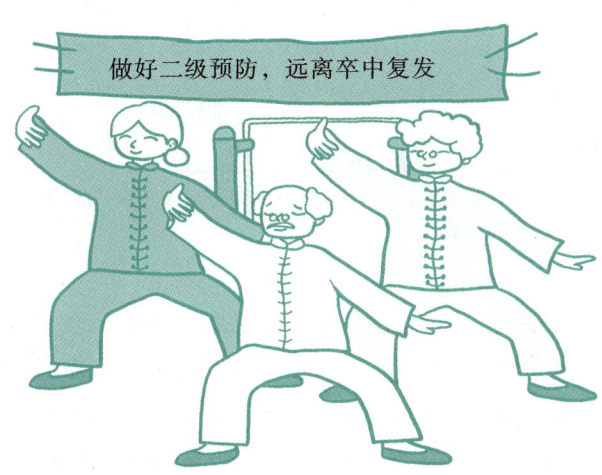

研究表明,脑卒中重在做好预防,控制好危险因素,80%的脑卒中是可以预防的。二级预防是指对已经发生脑血管疾病的患者采取防治措施,寻找和控制危险因素,改善症状,降低病死率和残疾率,预防复发。

那么导致脑卒中复发的危险因素有哪些呢?脑卒中复发的危险因素主要包括可预防和不可预防两类,我们应该积极有效地控制可预防的危险因素,如高血压、高脂血症、糖尿病、冠心病、房颤、高同型半胱氨酸血症、超重和肥胖、吸烟、酗酒、运动缺乏等;不可预防的因素主要包括年龄、性别、种族和遗传。这样看来,还是可预防的因素更多,那就积极配合医护人员要求,做好二级预防,尽力避免脑卒中复发,最大限度降低疾病对个人及家庭的影响。

脑卒中的二级预防主要针对3个方面:控制基础疾病、改变生活方式和双抗药物治疗。

**1. 控制基础疾病**

(1)高血压:高血压是脑卒中最主要的危险因素。血压水平分级和定义见表5-1。

表5-1 血压水平分级和定义

| 分级 | 收缩压/mmHg | 和(或) | 舒张压/mmHg |
| --- | --- | --- | --- |
| 正常血压 | <120 | 和 | <80 |
| 正常高值 | 120~139 | 和(或) | 80~89 |
| 高血压 | ≥140 | 和(或) | ≥90 |
| 1级高血压(轻度) | 140~159 | 和(或) | 90~99 |
| 2级高血压(中度) | 160~179 | 和(或) | 100~109 |
| 3级高血压(重度) | ≥180 | 和(或) | ≥110 |
| 单纯收缩期高血压 | ≥140 | 和 | <90 |

注:以上标准适用于≥18岁成人,当收缩压和舒张压分属于不同级别时,以较高的级别作为标准。

血压是脑卒中最主要的危险因素,长期高血压负荷可使全身小动脉痉挛,加快动脉硬化发展的速度和程度,最终导致血管管腔狭窄且不可逆。脑部小动脉也会发生从痉挛到硬化的一系列改变。但脑血管壁本身薄弱,发生硬化后更脆弱,加之长期高血压导致小血管微动脉瘤形成,在情绪激动或紧张时,血管腔内压力突然波动,微动脉瘤或脆弱的血管壁破裂出血。与此同时,高血压会促进大中动脉粥样硬化及小动脉硬化,小动脉硬化会导致血栓形成,颅内外动脉粥样硬化斑块脱落可造成脑栓塞,而梗死后脑组织软化又可破坏病灶周围血管,继发梗死后出血。

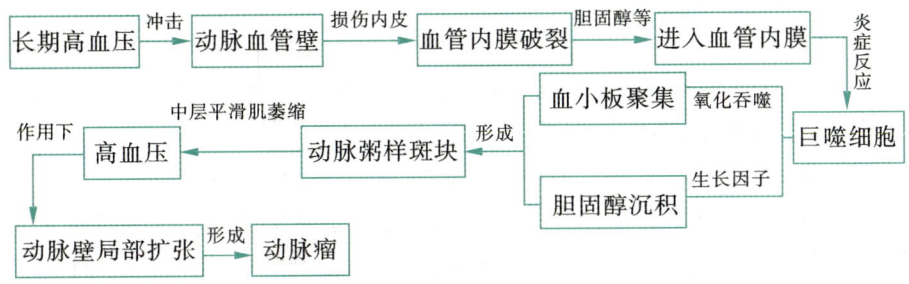

**高血压导致脑卒中的发病机制**

降低高血压患者的血压对预防脑卒中非常有效,收缩压每降低 10 mmHg,舒张压每降低 5 mmHg,脑卒中发病风险降低 41%。在脑卒中的二级预防中,抗高血压治疗可降低缺血性和出血性脑卒中的发病风险。对于既往未接受降压治疗的脑卒中患者来说,若发病后数日收缩压高于 140 mmHg 或舒张压高于 90 mmHg 的脑卒中患者,病情稳定后应立即启动降压治疗;而对于既往已有高血压病史且长期接受抗高血压药治疗的脑卒中患者来说,发病后数日病情稳定后,应遵循医生建议重新启动降压治疗。除此之外,高钠饮食(吃得太咸)也与高血压密切相关。因此,减少盐的摄入也是有效的降压措施。

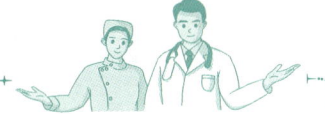

### 为什么高血压对脑卒中影响这么大?

类比我们日常生活中所熟知的橡胶型供水管道来讲,使用年限越久,水管老化情况越严重,若不对其进行保护和修补,一旦水压升高,水管就极有可能破裂。

人的血管也是如此,随着年龄增长,血管会发生老化、硬化,若长期高血压,则会损伤血管内皮,这时血液中的血小板等凝血物质就会聚集在这些"小伤口"处进行修复,长期如此则会形成斑块,造成管腔狭窄,进一步造成血管弹性降低。若脑血管斑块增大,阻塞管腔,就会发生脑梗死,造成部分脑组织缺乏血液供应;若斑块破裂或硬化的血管难以承受高压而发生破裂,就会引发脑出血,血液压迫周围脑组织。

1)血压是否降得越低越好?

不是。血压降得过快、过低会使人感到头晕、乏力。合并高血压的脑卒中患者,应该在不同的病程采用不同的降压策略,如在脑梗死急性期应将血压保持在较高水平,急性期后缓慢降压,逐步达标。

2)抗高血压药是否可在血压高时服用、血压正常时停药?

不可。很多患者在应用抗高血压药治疗一段时间后,血压降到正常就停药。停药后血压又升高,于是再使用药物降压。这种间断和无规律的治疗不仅造成血压较大幅度的波动,而且加重了动脉硬化和对心、脑、肾等器官的损害。

(2)高血糖:糖代谢异常是脑卒中复发的独立危险因素。

缺血性脑卒中患者糖代谢异常的患病率高,脑卒中伴糖尿病再发脑卒中风险是无糖尿病患者的2~3倍,糖尿病和糖尿病前期(空腹血糖异常和糖耐量异常)是缺血性脑卒中患者脑卒中复发或死亡的独立危险因素。因此,对于脑卒中患者,糖化血红蛋白治疗目标应小于7.0%。

除此之外,脑卒中急性期血糖过高或过低均可对脑卒中预后产生不良影响,空腹血糖低于4.0 mmol/L或高于6.1 mmol/L与脑卒中的发病风险相关。因此,在降糖治疗的同时,应充分考虑患者自身的情况和药物安全性,要警惕低血糖事件带来的危害,避免低血糖的发生。

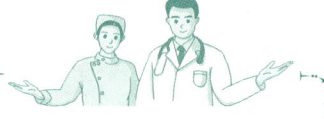

### 糖化血红蛋白是什么?

血糖检测受饮食、采血时间及采血后送检时间等的影响,使得部分患者测量结果不能反映患者的真实水平,而糖化血红蛋白的检测不受患者每天血糖波动的影响,也不受食物或运动的影响,且能反映患者过去6~8周的平均血糖,从而能反映患者过去2~3个月的血糖控制情况。糖化血红蛋白作为血红蛋白的氨基与葡萄糖或其他糖类分子发生的非酶促反应形成的产物,是目前公认的评估糖尿病患者长期血糖控制状况的标准。

(3)血脂异常:血脂异常是导致动脉粥样硬化斑块的重要"元凶"。

这些年,提到血脂稠,想必大家并不陌生,而由于经济水平的不断提高,饮食结构发生了改变,肉类及其他高脂食物摄入增多,导致我国血脂异常的人数越来越多。最新调查数据显示,我国成年人血脂异常患病率高达40.40%,人数超4亿,其中脑卒中高危人群中血脂异常的检出率高达71.45%。

血脂是什么呢?包含哪些项?如何看懂血脂化验单?一般来讲,血脂主要是指血清中的总胆固醇(TC)和甘油三酯(TG)总和,其中总胆固醇又包括低密度脂蛋白胆固醇(LDL-C)和高密度脂蛋白胆固醇(HDL-C)。在这4项指标中,最应重点关注LDL-C,LDL-C是引起动脉粥样硬化型疾病(如脑卒中、冠心病)关键的危险因素之一。所以说,LDL-C是对人体有害的;反而HDL-C在积极地发挥保护作用,它可以将身体内多余的脂质运输出去,帮助代谢多余的脂质,降低血脂。因此,好多调血脂药的主要作用靶点是LDL-C,在看治疗效果和化验单时一定要注意LDL-C有没有超标。

血脂异常是怎么导致脑卒中的呢?血脂异常会损伤血管内皮细胞,脂类物质沉积在血管壁内膜形成粥样硬化斑块,这些斑块逐渐增多、增大,堵塞血管,致使血管管腔狭窄,血流不通畅,造成心、脑等重要脏器供血不足,如果斑块脱落就会形成血栓,从而导致心脑血管事件的发生和发展。

血脂异常首先应通过适当运动、健康生活方式控制血脂;在改善生活方式后,血脂仍控制欠佳者需使用药物干预。他汀类药物可以显著降低LDL-C水平,降低脑卒中和心血管事件发生风险,当LDL-C下降≥50%或≤1.8 mmoL/L时,预防脑卒中复发的效果更好。

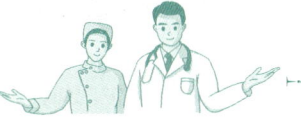

### 一般体检化验单中的血脂包括什么?

主要包括7项。

- 总胆固醇(TC):应小于5.2 mmol/L。
- 甘油三酯(TG):应小于1.7 mmol/L。
- 低密度脂蛋白胆固醇(LDL-C):"坏胆固醇",脑卒中人群LDL-C应小于1.8 mmol/L。
- 高密度脂蛋白胆固醇(HDL-C):"好胆固醇",应大于1.0 mmol/L。
- 载脂蛋白A1:1.2~1.6 g/L。
- 载脂蛋白B:0.8~1.1 g/L。
- 脂蛋白a:应小于300 mg/L。

> 符合下列任意条件者,可直接列为极高危或高危人群。
> - 极高危:动脉粥样硬化性心血管疾病(atherosclerotic cardiovascular disease,ASCVD)患者。
> - 高危:LDL-C≥4.9 mmol/L 或 TC≥7.2 mmol/L 或 3.1 mmol/L≤TC<7.2 mmol/L 且年龄≥40 岁。

(4)冠心病、房颤:二者是心脑血管疾病的双重风险。

冠心病,全称为冠状动脉粥样硬化性心脏病,是心脏冠状动脉粥样硬化导致心肌供血不足的一组疾病。由于心肌缺血,心脏泵血功能下降,心输出量和循环血量减少,脑部的血液供应相对减少,造成脑供血不足、脑缺氧;多数冠心病患者同时有脑动脉硬化,发生脑血管疾病的危险性大大增加,另外,脑血管疾病发作可加重冠状动脉供血不足,进一步加重脑缺血。

房颤是临床上常见的心律失常之一,它可以使患者的脑卒中发病风险增加 4~5 倍。正常心率为 60~100 次/分,而发生房颤时,心房率可达到 250~600 次/分。把心脏比作一个房子,房子上布满了电路,房颤就是房子上的电路产生漏电,导致心脏"砰砰砰"乱跳。当房颤持续 48 小时后,心房会形成血栓,脱落的血栓随着血液流向全身,停在什么地方可能就会导致这个地方的血管栓塞,脑栓塞就是这样形成的。

(5)高同型半胱氨酸血症:高同型半胱氨酸血症是潜在的脑卒中危险因素。

同型半胱氨酸(Hcy)是甲硫氨酸脱甲基后的产物,Hcy≥10.0 μmol/L 称为高同型半胱氨酸血症。正常水平的 Hcy 具有生理功效,在提供一碳单位的甲基化通路中起着重要的作用,还可以与一氧化氮(NO)反应扩张血管,并参与一些酶、激素和重要蛋白及核酸的合成。但 Hcy 水平过高时就会对人体产生诸多的危害。Hcy 是国内外公认的心脑血管疾病、神经精神疾病及出生缺陷的风险标志物。高同型半胱氨酸血症会损伤血管内皮,导致动脉粥样硬化。高同型半胱氨酸血症也是缺血性脑卒中的危险因素,Hcy 每增加 1 μmol/L,可使缺血性脑卒中发病风险增加 20%。不仅如此,高血压和 Hcy 升高在导致脑卒中事件上具有协同作用,若高血压同时伴有高同型半胱氨酸血症,脑卒中发病风险增加 12.7 倍,脑卒中死亡风险增加 11.7 倍。

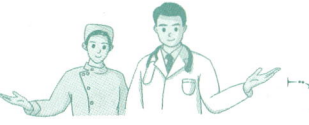

**高同型半胱氨酸血症的控制**

1. 健康生活方式干预:减少红肉、白肉、豆类、海产品等食物的摄入;戒烟限酒;适当参加体育活动。

2. 药物治疗:对于营养性因素导致的高同型半胱氨酸血症,可以即时补充叶酸、维生素 $B_{12}$ 及维生素 $B_6$;对于遗传性因素导致的高同型半胱氨酸血症,可以根据基因检测结果给予精准补充;比如对 MTHFR C677T 位点 TT 基因型患者,应增加活性叶酸和甜菜碱的补充。对 MTRR A66G 位点 GG 基因型患者,应加大维生素 $B_{12}$ 的补充或增加甲钴胺和甜菜碱的补充。对 CBS 基因突变患者,应增加维生素 $B_6$ 和甜菜碱的补充。

### 2. 改变生活方式

(1)健康饮食:食物多样,营养均衡。

在全球 20 个人口大国中,中国饮食相关的心血管疾病死亡率居全球第一。不健康饮食习惯排在前三位的依次是吃得过咸、吃得过细和水果摄入过少;此外,还有坚果吃得少、蔬菜吃得少、膳食纤维摄入少等。

(2)规律运动:成人每周至少有 150 分钟中等强度运动。

运动能够增强心功能,改善血管弹性,促进全身血液循环,增加脑的血流量,从而起到预防心脑血管疾病的作用。世界卫生组织的标准为,18~64 岁的人每周至少应有 150 分钟的中等强度有氧运动或 75 分钟的高强度有氧运动。研究表明,每天晚上睡 7~8 小时,每周运动 3~6 次,每次 30~60 分钟,可显著降低脑卒中发病风险。

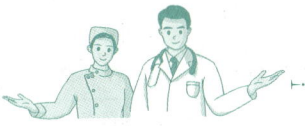

**脑卒中患者运动注意事项**

1. 运动前热身:运动前进行 0~15 分钟的热身和 5 分钟的拉伸运动,防止受伤。

2. 适量运动：无论是运动强度还是运动时间都要适量，运动强度根据运动心率来控制，标准为170-年龄。比如你的年龄为60岁，你的心率需要控制在170-60＝110次/分；运动时间每次不超过60分钟，每周3～5次。

3. 对于中度（NIHSS评分为5～12分）亚急性缺血性脑卒中患者，不推荐进行有氧运动。

对脑卒中初期（医院）和恢复期（居家）的运动锻炼项目进行汇总，如表5-2所示，在确保安全的前提下进行锻炼。

表5-2 脑卒中运动锻炼推荐内容及形式

|  | 脑卒中初期（医院） | 脑卒中恢复期（居家） |
| --- | --- | --- |
| 热身环节 | 5～10分钟的热身运动（注：可以躺在床上进行活动肢体来达到热身的效果） | |
| 锻炼次数 | 尽可能每天锻炼 | 最低3次/周，尽可能每天锻炼；若无法实现每天锻炼，其余4天要保持低体力活动 |
| 锻炼类型 | 选择自己感兴趣且对自己恢复有帮助的项目 | |
| | 举例：床上运动、原地踏步、迷你蹲，或用下肢锻炼自行车、上肢锻炼机器、踏步机进行锻炼 | 举例：步行，或用跑步机、下肢锻炼自行车、踏步机进行锻炼 |
| 锻炼强度 | 开始：轻度，疲惫评估3～4分 | 开始：中等，疲惫评估4～5分 |
| | 逐渐：中等，疲惫评估4～5分 | 逐渐：增强，疲惫评估6～7分 |
| | 监测：脉率 | 监测：脉率 |
| 锻炼时间 | 开始：5分钟、休息 | 每次20～30分钟 |
| | 逐渐：延长至可持续20分钟 | |
| 恢复放松 | 5～10分钟 | |
| 锻炼场所 | 若条件许可，运动可以在任何地点开始 | |
| | 举例：医院病房、楼道、治疗中心、家 | 举例：门诊、社区中心、健身房、室外、家 |
| 注意 | 循序渐进，评估疲劳程度和监测脉率 | |

(3)远离烟酒:烟酒严重危害心血管健康。

吸烟百害而无一利,吸烟导致 170 万人死于缺血性心脏病,160 万人死于慢性阻塞性肺疾病,130 万人死于气管癌、支气管癌和肺癌,近 100 万人死于脑卒中。脑卒中后持续吸烟患者的复发率是不吸烟患者的 2 倍,因此,远离烟草是预防脑卒中复发的重要措施之一。

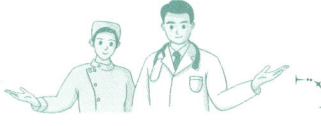

### 戒烟小技巧

1. 舍弃法:丢掉所有跟烟草有关的工具(打火机、火柴和烟灰缸等),尽量减少或避免参加自己习惯吸烟的一些活动,尽量远离吸烟的环境。

2. 食疗法:多吃含 B 族维生素的食物(新鲜的瓜果、蔬菜及动物类食物),B 族维生素可以很有效地舒缓神经,同时抑制对尼古丁的渴望。

3. 戒烟门诊:对尼古丁成瘾人群,靠自己无法戒烟,需到戒烟门诊进行戒烟治疗,采取心理干预、行为治疗、药物治疗等综合疗法。

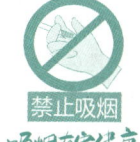

饮酒量与出血性脑卒中的发生风险呈线性关系,饮酒量越大风险越高。相较于戒酒者,每日饮酒超过 60 g 的人脑卒中发病风险增加 64%。脑卒中患者应尽量戒酒或减少酒精摄入量,对于尚未戒酒的患者,饮酒量也应适度,建议男性每日酒精摄入量不超过 24 g,女性每日酒精摄入量不超过 12 g。

(4)保持健康体重:脑卒中发病风险随体重指数(BMI)增加而升高。

与正常体重相比,超重或肥胖会使脑卒中发病风险升高 40%~70%。BMI 是最常用的判断胖瘦的方式。

体脂储藏在腹部(腹内脂肪)比皮下脂肪带来更高的心血管疾病发病风险,测量腰围是反映腹部脂肪堆积的简便方法。腰围是指水平站立位,脐上 1 cm 处水平面腹部周径的大小。

我国成人腰围的分类:正常范围,男性<85 cm,女性<80 cm。当 85 cm≤男性腰围<90 cm、80 cm≤女性腰围<85 cm 时,定义为中心性肥胖前期。当男性腰围≥90 cm、女性腰围≥85 cm 时,定义为中心性肥胖,亦称腹型肥胖。

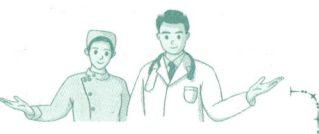

### 自己学会计算 BMI

BMI 可以帮助你判断是否超重,如某女士身高 158 cm,体重 55 kg,计算 $BMI = 55/1.58^2 = 22.0 \text{ kg/m}^2$。

某女士 BMI 计算结果及身体状况判断标准如下。

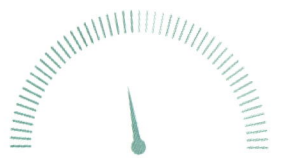

BMI: 22.0 kg/m² 身高: 158 cm 体重: 55 kg

身体状况:正常
身高标准体重:52.9 kg
相关疾病发病危险性:平均水平

**身体状况标准对照表**

| BMI/(kg/m²) | 身体状况 |
|---|---|
| BMI<18.5 | 偏瘦 |
| 18.5≤BMI<24.0 | 正常 |
| 24.0≤BMI<28.0 | 超重 |
| BMI≥28.0 | 肥胖 |

腹部脂肪聚集对健康伤害最大,腹型肥胖占脑卒中全部危险因素的 26.5% 以上,位于脑卒中危险因素的第三位。

### 3. 双抗药物治疗

血栓栓塞是缺血性脑卒中发生的根本原因,抗栓治疗分为抗血小板及抗凝治疗。对于非心源性缺血性脑卒中,建议口服抗血小板药预防脑卒中复发;对于心源性缺血性脑卒中患者,一般伴有房颤,推荐口服适当剂量的华法林抗凝治疗,预防脑栓塞复发。

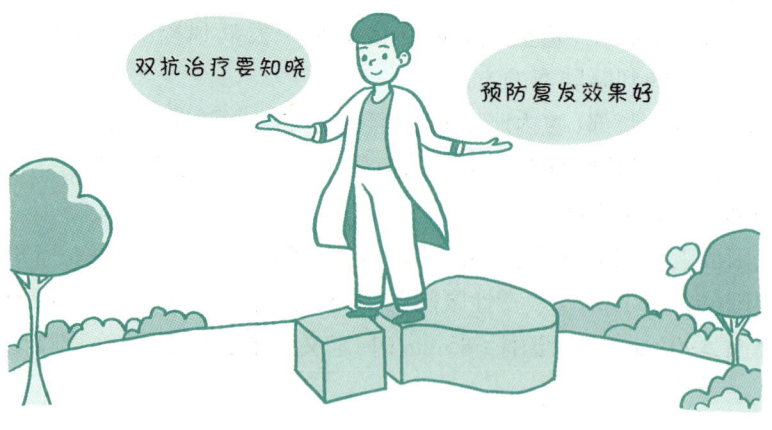

(1)抗血小板治疗:这是缺血性脑卒中二级预防的"基石"。

血小板的激活、聚集与动脉粥样硬化血栓形成有密切关系,抑制血小板聚集可降低血栓形成的风险,从而预防脑卒中的远期复发。对于非心源性缺血性脑卒中患者,推荐口服抗血小板药长期治疗以预防脑卒中及其他心血管事件的发生,如阿司匹林肠溶片、氯吡格雷片、替格瑞洛片等。

(2)抗凝治疗:这是脑卒中合并房颤患者二级预防的基石。

对合并非瓣膜性房颤的缺血性脑卒中患者,无论是阵发性、持续性,还是永久性房颤,均推荐口服抗凝血药以减少脑卒中复发。药物选择方面,可选用经典的华法林或新型口服抗凝血药(如利伐沙班、达比加群酯)抗凝治疗,预防脑卒中复发。需要注意的是,若选用华法林作为治疗药物,应定期检测凝血指标,维持INR在2.0~3.0。

---

**服用抗凝血药的注意事项**

1. 遵医嘱按时服用药物,不随意加减用量,开始服用抗凝血药时,遵医嘱按时复查凝血功能。

2. 所有抗凝血药均有出血的风险,注意观察以下部位是否有出血:皮肤、黏膜、消化道、呼吸道、泌尿道、牙龈、球结膜。

3. 为了降低出血风险,应避免进食坚硬的食物,生活中使用软毛牙刷刷牙,给家具包裹防撞条等。

4. 就医或需要接受手术、拔牙、做纤维支气管镜检查时,须告知医护人员自己正在使用的抗凝血药。

---

## 第三节 复发风险知多少

"我"的复发风险有多少?想必这是每个脑卒中患者及家属重点关心的问题。对于每一个脑卒中患者而言,由于自身基础疾病和生活方式的不同,复发风险的高低也因人而异。那么我们如何知道自己脑卒中复发的风险有多高呢?

研究发现,随着患病时间的延长,脑卒中累积复发风险逐年增高。

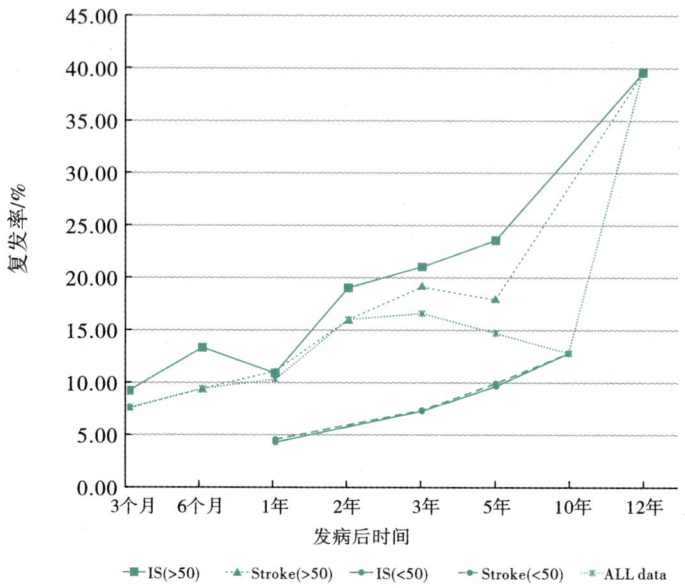

脑卒中发病后不同时间的复发率

### 1. ESSEN 量表

对于非心源性缺血性脑卒中患者,可以使用临床上常用的卒中复发风险评估工具——ESSEN 量表进行自测。ESSEN 量表是一个简便、易于操作的量表,总得分为每项评分相加之和,共 9 分。随着评分增高,患者的脑卒中复发风险增加。0~2 分为低危组;3~6 分为高危组,年脑卒中复发风险为 7%~9%;7~9 分为极高危组,年脑卒中复发风险达 11%。

| ESSEN量表 ||
| --- | --- |
| 危险因素或疾病 | 评分 |
| <65岁 | 0 |
| 65~75岁 | 1 |
| >75岁 | 2 |
| 高血压 | 1 |
| 糖尿病 | 1 |
| 既往心肌梗死 | 1 |
| 其他心脏病（除外心梗和房颤） | 1 |
| 外周动脉疾病 | 1 |
| 吸烟 | 1 |
| 既往TIA或缺血性卒中病史 | 1 |
| 最高分值 | 9 |

- 0~2分为 低危
- 3~6分为 高危
- 7~9分为 极高危

如果你的评分在 3 分以上,说明你是脑卒中复发的高危人群,一定要严格控制危险因素,更加重视药物治疗和健康生活方式的养成,规范地实施二级预防,积极预防脑卒中复发!否则你很可能会复发住院。

### 评分示例

李先生,62 岁,大学教授,烟龄 40 余年,2 个月前刚发生了缺血性脑卒中。入院时血压为 160/120 mmHg,空腹血糖为 8.0 mmol/L,餐后 2 小时血糖为 11.1 mmol/L,糖化血红蛋白为 8.0%,除此之外无其他病史。那么用 ESSEN 量表评估,他脑卒中复发的风险高吗?

❖ 62 岁——+0 分。

❖ 血压 160/120 mmHg,高血压——+1 分。

❖ 空腹血糖 8.0 mmol/L,餐后 2 小时血糖 11.1 mmol/L,糖化血红蛋白 8.0%,表示有糖尿病——+1 分。

❖ 吸烟——+1 分。

总分:3 分。

风险等级:高危。

### 2. $CHADS_2$ 评分及 $CHA_2DS_2-VASc$ 评分

对于房颤患者,临床上往往使用 $CHADS_2$ 评分或 $CHA_2DS_2-VASc$ 评分评估发生缺血性脑卒中的风险,用于抗栓治疗时药物及药物剂量的选择。$CHADS_2$ 评分及 $CHA_2DS_2-VASc$ 评分越高,无抗血栓治疗时脑卒中发病风险越大,0 分为低风险,1 分为中风险,2 分及以上为中高风险。如无禁忌,建议用药为华法林。

| $CHADS_2$ 评分 | |
| --- | --- |
| 危险因素或疾病 | 得分 |
| 充血性心力衰竭(congestive heart failure,C) | 1 |
| 高血压(hypertension,H) | 1 |
| 年龄>75岁(age,A) | 1 |
| 糖尿病(diabetes melltus,D) | 1 |
| 既往脑卒中(prior stroke,S)或短暂性脑缺血发作 | 2 |
| 总分 | 0~6 |

| CHA₂DS₂-VASc 评分 ||
|---|---|
| 危险因素 | 得分 |
| 心力衰竭/LVEF<40%(C) | 1 |
| 高血压(H) | 1 |
| 年龄>75岁(A) | 2 |
| 糖尿病(D) | 1 |
| 脑卒中/血栓形成(S) | 2 |
| 血管性疾病(V) | 1 |
| 年龄65~74岁(A) | 1 |
| 女性(Sc) | 1 |
| 总分 | 0~9 |

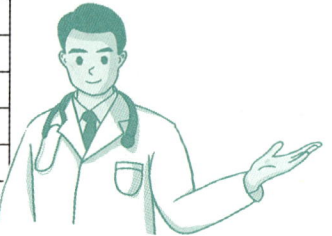

但是请注意!!!

预测脑卒中发病风险和天气预报一样,不是百分之一百确定的。正如天气预报有时候说会下雨但不一定下雨,而有时候说不会下雨也可能下雨一样。所以,复发风险也仅仅是可能性,但由于这种可能结果带来的危害很大,评估过程也是遵循科学证据计算,还是要非常注意。

但是我们也希望:患者能客观了解自己的疾病,清晰知道自身的危险因素,并能够理性接受自己的风险,提前做好应对。

如果患者有任何心理上的不舒适或者不清楚,可以随时咨询医护人员!

## 第四节 预防复发我能行

对有脑卒中病史的人来说,治疗过后也并非一劳永逸,在改变生活习惯的同时,要遵医嘱按时服用药物,做好预防复发的"善后"工作。预防复发,应从日常生活的每件小事做起!美国心脏协会(AHA)推荐"健康生活八步走"来促进心血管疾病患者的健康,预防脑卒中复发,即吃好饭、睡好觉、勤运动、不吸烟、控体重、稳血压、调血脂、降血糖。

### 1. 保障营养

保持良好的饮食习惯非常重要,目前提出的理想饮食模式为得舒饮食(DASH)或地中海饮食模式,两种饮食模式整体上提倡 5 个多吃,即多吃水果、蔬菜、坚果和豆类、全谷物及增加低脂乳制品摄入;3 个少吃,即少盐、少吃红肉和加工肉,以及少喝含糖饮料。谨记饮食多样化原则,尽量食用天然食物,减少深度加工食品的摄入。

### 2. 调整睡眠

保持良好的睡眠是预防脑卒中复发的重要因素之一,但是超过半数的脑卒中患者存在卒中相关性睡眠障碍(stroke-related sleep disorders,SSD),规范管理睡眠障碍对脑卒中患者预后的改善具有重要意义,最新证据推荐至少保证6小时高质量连续睡眠。若发病后存在明显的睡眠障碍,一定要及时到神经内科、呼吸科或耳鼻喉科等就诊;同时,可以通过戒烟、戒酒、减重、保持侧卧位等方式改善睡眠。此外,避免负性情绪、提高抗压能力也非常重要。最后,要慎重考虑服用镇静催眠或者肌肉松弛类药物。

### 3. 适度运动

适度运动是预防脑卒中复发的重要措施之一。因脑卒中后残障发生率高,患者易出现身体活动能力受限、体力活动下降、运动恐惧等问题,个体的运动习惯也需要及时调整。根据最新证据推荐,依然遵循适量、经常和个体化原则,除日常活动外,每周4~7天参加中等强度的运动(如快走、慢跑、游泳和骑自行车等),每次至少10分钟,每周至少150分钟。对于存在明显运动障碍者,要咨询医生后才能开展对应常规康复之外的锻炼计划。

### 4. 必须戒烟

发生脑卒中后必须戒烟,不仅包括戒除传统的可燃香烟,也包括戒除电子烟、电子雾化器及二手烟。有吸烟史的患者也可以结合药物疗法和行为疗法制定戒烟方案。或者家属通过激励措施、劝告,以及购买替代品等手段帮助吸烟者戒烟。此外,避免被动吸烟或者远离吸烟场所等也非常重要。

### 5. 控制体重

对于脑卒中患者,控制体重依然是非常重要的,方法及标准与正常人一样。保持 BMI 在 18.5~24.0 kg/m$^2$,或者女性腰围<88 cm,男性腰围<102 cm。维持健康体重需要做到"迈开腿、管住嘴",即多动少坐、增加热量消耗、健康饮食、少食多餐、减少热量摄入。同时,还要保持良好的心态和生活习惯,这样才能真正实现健康的生活方式,预防脑卒中的复发。

### 6. 稳定血压

高血压是脑卒中复发的独立危险因素,也是最重要的危险因素。对于脑卒中患者,可耐受时尽量将收缩压降至 130 mmHg 以下,舒张压降至 80 mmHg 以下,尤其是合并糖尿病时。首先,遵医嘱每日规律服用抗高血压药,将血压控制在平稳的达标状态,切勿因为血压暂时恢复正常值就自行停药,血压长期剧烈波动易损害血管,加重动脉粥样硬化,增加脑卒中复发的风险。其次,定期监测血压并做好记录,建议采用臂式血压计进行测量。测量前 30 分钟内勿吸烟、喝咖啡、喝茶、喝刺激性饮料或进行体力活动,坐位休息至少 5 分钟,连续测量 3 次后取平均值。最后,如果是家庭自测血压,最好早晚各测 1 次。

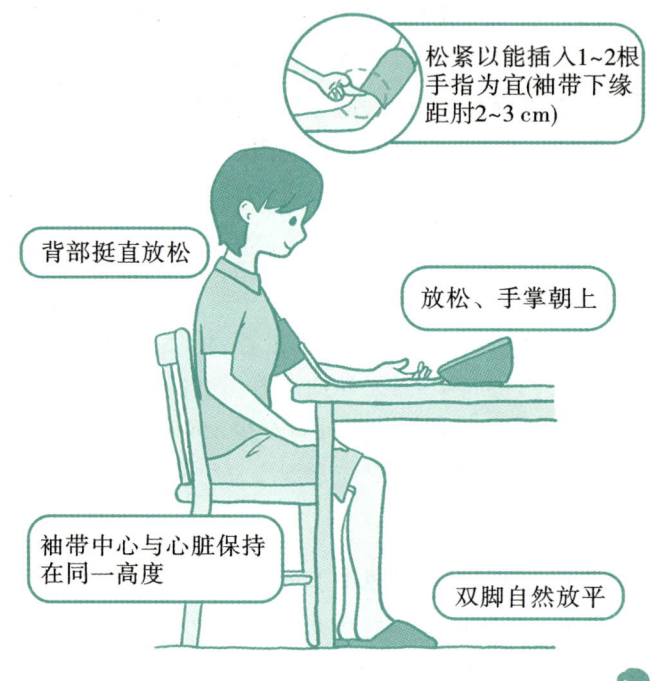

### 血压测量有"四定"

1. 定部位:测量血压时要测定同一部位的血压,比如左上肢、右上肢、左下肢或者是右下肢。

2. 定体位:测量血压时保持坐位、站位或者卧位的一致,测量时要注意血压计须与心脏处在同一水平。

3. 定血压计:无论使用电子血压计还是水银汞柱型的血压计,要使用同一个血压计来进行测量。

> 4. 定时间：测量血压的时间，上午、中午、下午或者是傍晚，一定要固定同一时间进行测量。

### 7. 调节血脂

血脂异常对脑卒中复发的危害仅次于高血压。最新证据表明，脑卒中患者低密度脂蛋白胆固醇（LDL-C）控制在 1.8 mmol/L 以下或降低至基础水平的 50% 以下时，预防脑卒中复发更有效。而对于非心源性缺血性脑卒中患者，要尽量降低到 30%。控制胆固醇水平的措施包括低脂饮食、减少饮酒、经常锻炼。除此之外，还可服用他汀类药物调节血脂，尤其是降低 LDL-C 水平。他汀类药物是一类降胆固醇药物，如阿托伐他汀、辛伐他汀等，可以帮助减少胆固醇的合成，增加胆固醇的清除，从而降低血液中的胆固醇水平。在脑卒中复发预防中，他汀类药物的使用可以显著降低复发风险。

### 8. 控制血糖

糖尿病也是脑卒中复发的独立危险因素之一，脑卒中合并糖尿病患者神经功能恢复更差，所以脑卒中患者的血糖控制及管理显得尤为重要。首先，要定期测量血糖水平（空腹血糖、餐后 2 小时血糖及糖化血红蛋白）；其次要控制饮食，适当进行体育锻炼；若生活方式改善 2~3 个月后血糖控制效果仍不佳，应使用药物治疗，如口服降血糖药及胰岛素。常见的口服降血糖药包括二甲双胍类、磺脲类等，使用降血糖药时要时刻警惕发生低血糖反应（表现为心慌、出冷汗、头晕、有饥饿感、乏力、手抖、静脉血糖低于 3.9 mmol/L）。糖尿病患者外出时可随身携带少许饼干、糖果，以备发生低血糖时急用。

> **高血糖患者具体怎么吃？**
>
> 1. 杂一点儿：少吃点儿精白米面，适当增加主食中杂粮、杂豆、薯类的比例；吃饭的时候，主食搭配适量的蛋白质和大量的蔬菜，这样的混合饮食可以有效地降低餐后血糖的峰值，避免出现较大的血糖波动。
>
> 2. 瘦一点儿：肉不能少，但是吃肉要吃得瘦一点儿，例如鸡、鸭、鹅等禽肉去皮，鱼肉也是很好的选择。

3. 淡一点儿：油、盐都要少点，以帮助控制血脂和血压。

4. 慢一点儿：进餐时细嚼慢咽，不但有利于控制血糖、体重，而且对消化系统也比较好。

除上述因素之外，情绪调节、心律监测、复发识别等都是非常重要的预防策略。总之，预防脑卒中的复发需要从生活中的小事做起，并且长期坚持，通过保持良好的饮食习惯、充足的睡眠、适当的运动、戒烟、控制体重及控制血压、血脂、血糖水平等，有效地降低脑卒中发病风险，提升整体健康水平。

# 第二篇
# 脑卒中患者自我护理

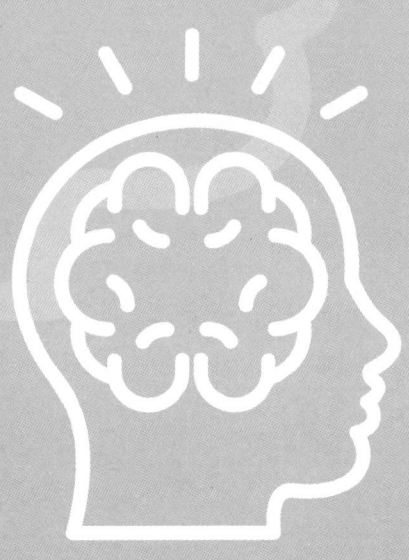

# 第六章

# 脑卒中患者如何监测各项指标？

## 第一节 监测各项指标意义大

脑卒中患者需要监测一系列的生理指标和健康状况，以确保他们的康复过程顺利进行，并减少未来脑卒中复发的风险。

### 1. 血压

（1）重要性：高血压是脑卒中的主要危险因素之一，监测血压对于脑卒中患者，尤其是合并高血压的患者非常重要，因为它有助于控制高血压，降低脑卒中复发的风险，优化治疗，预防并发症，并提高患者的生活质量。

（2）目标范围：根据《中国高血压临床实践指南》（2022版），成人收缩压≥130 mmHg 和（或）舒张压≥80 mmHg 即可诊断为高血压。

控制血压范围通常取决于患者的个体特征和其他危险因素，以及医疗专业人员的建议。以下是一般的高血压控制目标范围：对于大多数成年人和老年人，高血压控制的目标是将收缩压（SBP）降低到<130 mmHg，将舒张压（DBP）降低到<80 mmHg。对于特定高危患者，如合并糖尿病、心脏病或其他慢性疾病的患者，医生会根据其具体情况制定更严格的血压控制目标。

（3）监测方法

1）手动血压测量：使用经典的袖带和听诊器（或称为血压计和听诊器），医生或护士会在患者的上臂绑上袖带，然后用听诊器听取血压的音响信号。医生或护士会逐渐放气，直到听到心脏的第一个音响信号（收缩压）和最后一个音响信号（舒张压）。这种方法需要专业培训和临床经验，通常在医疗机构中进行。

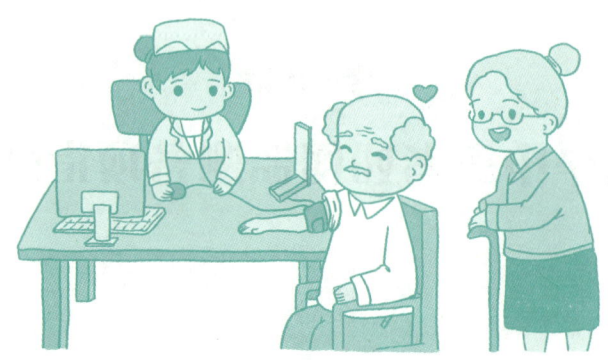

2）自动电子血压计：这种设备使用电子技术来自动测量血压，通常是在上臂戴上一个袖带，然后按下按钮开始测量。一些自动电子血压计可以记录多次测量结果并计算平均值，提供更准确的结果。这种方法通常适用于家庭血压监测，但需要确保设备的准确性。

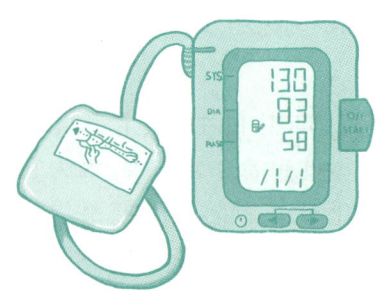

3）手腕式电子血压计：这种血压计放置在手腕上，通常较小且便于携带。使用时需要按照设备说明进行操作，通常要保持手腕与心脏处于相同高度。这种方法测得的血压可能不如自动电子血压计准确，容易受手腕位置的影响。

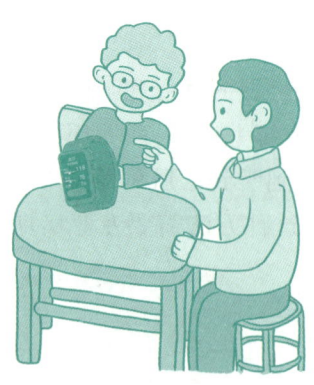

4)持续血压监测:对于需要长时间监测血压的患者,如白天和夜间的监测,可以使用便携式持续血压监测仪器。这种仪器通常包括一个袖带和一个小型记录仪,可记录多次血压测量值。

(4)注意事项:在测量血压前,患者应至少休息 5 分钟,保持冷静,不要吸烟或喝咖啡。被测量血压的手臂或手腕应放在心脏的水平高度。血压测量应该在相同的时间和条件下进行,以便比较不同时间点的结果。了解设备的正确使用方法,根据设备的说明进行操作。记录每次测量的数值,以便跟踪血压变化。如果需要长期监测血压,要定期校准和维护设备。

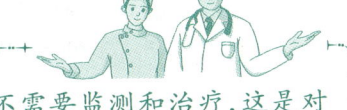

> 只要没有不舒服的感觉,高血压就不需要监测和治疗,这是对的吗?
> 《中国高血压防治指南(2018 年修订版)》显示,我国高血压知晓率为 51.6%,也就是说有近一半的人不知道自己患有高血压。有的人从未测量过血压,直到发生了脑出血才知道自己患有高血压。这就是自认为"健康"的人也需要定期监测血压的原因。

### 2. 血糖

(1)重要性:糖尿病是脑卒中的危险因素,合并高血糖的脑卒中患者通常具有更严重的病情和更差的预后。高血糖可以导致更严重的脑组织损伤,增加神经系统的受损程度,延长康复时间,并增加死亡率。对于已经有脑卒中的糖尿病患者,维持稳定的血糖水平可以降低脑卒中的复发风险。

(2)目标范围

1)对于非糖尿病人群,空腹血糖的正常值是 3.9~5.6 mmol/L,餐后 2 小时血糖应<7.8 mmol/L,随机血糖应<7.8 mmol/L。

2)对于糖尿病患者,空腹血糖≥7.0 mmol/L,餐后 2 小时血糖≥11.1 mmol/L,随机血糖≥11.1 mmol/L。而糖尿病前期的空腹血糖控制在 5.6~6.9 mmol/L,餐后 2 小时血糖控制在 7.8~11.0 mmol/L。

请注意:这些目标范围可以因个体差异、年龄、健康状况和糖尿病类型而异。

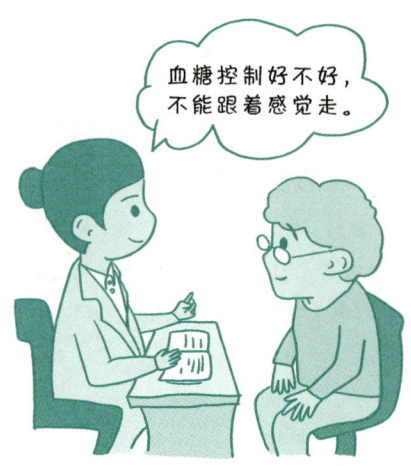

(3)监测方法

1)血糖仪:使用血糖仪进行血糖监测较常见。步骤如下:洗净双手并擦干,确保手指干燥。使用一次性的针头或手指刺激器,在指尖或手指侧面取一滴血。将血滴在测试带上。将测试带插入血糖仪,并等待仪器显示结果。

2)连续血糖监测系统(CGM):CGM是一种更高级的血糖监测方法,它通过一个小型传感器在皮下测量葡萄糖水平,并将数据传输到接收器或智能手机上。这种方法可以提供连续的血糖数据,而不需要多次刺痛手指。

(4)注意事项

1)严格的手卫生:在进行血糖监测之前,务必洗净双手,以免杂质污染血糖测试带或皮肤。干燥的手可以让测试更容易,同时避免使用香皂或酒精来清洁手指,因为它们可能会干扰测试。

2)测试位置:指尖是最常用的测试部位,但也可以使用其他部位,如前臂或大腿。请按照血糖仪的使用说明选择测试部位。

3)测试技巧:确保在采集血样时不用太大力,以免损伤皮肤。还要确保测试带与仪器兼容,并按照正确的程序进行测试。

4)记录结果:在监测血糖时,需要记录测量结果,包括时间、日期和食物摄入情况,以便跟踪血糖水平的变化,并与医生分享这些信息。

5)遵循治疗计划:根据医生的建议,定期监测血糖,调整胰岛素或口服药物的剂量,以保持目标血糖水平。

6)校准和维护设备:如果使用血糖仪或CGM,定期校准和维护设备,以确保测量结果的准确性。

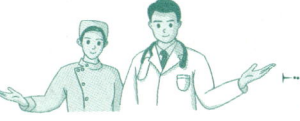

**只查空腹血糖就足够了吗?**

事实上人在一天当中大部分时间都处于餐后状态(指进餐后4~6小时以内),故餐后血糖对全天的总体血糖贡献更大。研究证实:餐后高血糖的危害甚至比空腹高血糖更大。不仅如此,检查餐后血糖还有助于早期发现糖尿病,因此一定要重视血糖监测。

### 3. 血脂

(1)重要性:高胆固醇和高甘油三酯水平是动脉粥样硬化的主要危险因素之一。动脉粥样硬化会导致血管内壁堵塞和斑块形成,是大多数脑卒中的主要原因之一。监测血脂可以帮助评估动脉粥样硬化的风险。高胆固醇水平可以导致血管内的胆固醇沉积,增加血栓形成的风险。这些血栓可以阻塞脑血管,引发脑卒中。对于已经有脑卒中的患者,高脂血症可能增加脑卒中复发的风险。

(2)目标范围:血脂监测的控制范围通常涉及以下血脂参数:总胆固醇(TC)、低密度脂蛋白胆固醇(LDL-C)、高密度脂蛋白胆固醇(HDL-C)和甘油三酯(TG)。这些参数的控制目标可能会因个体差异及年龄、性别、健康状况、特定的心血管风险因素的不同而有所差异。

(3)监测方法

1)血液检测:这是最常见的方法,通常在医疗实验室进行。医生会收集患者的血液样本,然后测量其中不同类型的胆固醇(TC、LDL-C、HDL-C)和TG水平。

2)便携式血脂监测仪:一些便携式血脂监测仪可以在医生办公室或诊所中使用。这些仪器通常可以更快速地提供结果,但结果可能不如实验室测试的结果准确。

(4)注意事项

1)按医生建议进行监测:根据医生的建议进行血脂监测,特别是有高血压、糖尿病、家族中有心血管疾病史或其他危险因素者。

2)空腹测试:血脂监测通常需要在空腹状态下进行。

3)饮食和药物限制:在进行血脂测试前,医生可能会要求患者在测试前1天或几天内限制某些食物和药物,以确保结果准确。

4)遵循测试时间表:如果需要定期监测血脂水平,患者须按照医生的建议定期进行测试,以便监测血脂变化并调整治疗方案。

5)持续监测:脂质水平可能会在不同的时间点发生变化,因此需要定期监测以确保脂质水平处于目标范围内。

6)与医生讨论结果:一旦获得血脂监测的结果,患者须与医生讨论,了解自己的脂质水平是否在目标范围内。如果脂质水平异常,医生可以制订适当的治疗计划,包括生活方式改变和药物治疗。

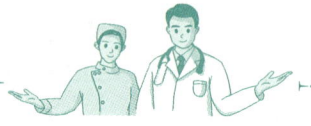

### 高胆固醇血症只会影响心脏吗?

胆固醇是血液循环中的一种蜡状物质,因此血液流向何处,胆固醇也随之流向何处。心脏病是动脉硬化最常见的结果,原因是胆固醇过多导致斑块堆积,但问题实际上是全身性的。胆固醇会使通向肾脏的血管变窄并导致肾脏病;使大脑动脉变窄,增加脑卒中的发病风险。

### 4. 心律

(1)重要性:房颤是一种常见的心律失常,它可以导致血栓形成并增加脑卒中发病风险。定期监测心律可以帮助早期发现房颤,从而采取措施预防相关脑卒中。

(2)目标范围

1)心率:正常心率通常在60~100次/分。心率是每分钟心脏跳动的次数。

2)心律失常:心电图可以显示各种心律失常,包括房颤、心室性心动过速、心室颤动等。正常情况下,心律应该是规则的。

(3)监测方法

1)心电图:心电图是一种最常见的心律监测方法,可以在医院或诊所中进行。它记录了心脏的电活动,有助于监测心律失常。

2)Holter监测器:Holter监测器是一种便携式设备,可以在患者的日常生活中持续记录心电图,通常在24小时内,有助于监测偶发的心律失常。

3)事件记录仪:事件记录仪是另一种便携式设备,患者可以在感觉到心律不正常时触发记录。有助于捕获不经常发生的心律失常。

4)远程监测:一些心律监测设备可以与医疗专业人员的远程监护系统

连接,使医生能够实时监测患者的心脏活动。

(4)注意事项

1)遵循医生建议:根据医生的建议进行心律监测,并按照指示使用监测设备。

2)记录症状:如果感到心律不正常或有其他不适,患者应及时记录症状的发生时间和持续时间,并告知医生。

3)定期监测:脑卒中患者通常需要定期监测心律,以确保任何心律失常得到及时诊断和治疗。

4)药物治疗:如果心律失常需要药物治疗,患者应按照医生的处方和指示服药。

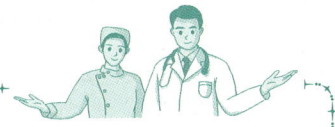

**为什么做了心电图,还要做动态心电图?**

一般来说,超过65岁的老年人体检时即使心脏无症状,最好也加测24小时动态心电图。因为早期的心肌缺血几乎没有明显的症状,老年人更加难以察觉到。老年人每年须定期做动态心电图。若中青年人日常生活中不时出现心慌、胸闷、胸痛、头昏或晕厥等疑似心脏病症状,但常规检查(包括心电图)往往因查无实据而诊断困难,此时动态心电图检查常能捕捉到常规心电图难以发现的偶发、短阵心律失常或一过性心肌缺血发作。

### 5. 体重

(1)重要性:脑卒中患者通常有多个潜在的危险因素,如高血压、糖尿病和高胆固醇血症。体重监测有助于管理这些危险因素,从而降低未来脑卒中的发病风险。

(2)目标范围:体重的正常值会因个体差异及年龄、性别、身高的不同而有所不同。最常用的评估体重的方法是计算 BMI。一般来说,成年人 $18.5 \text{ kg/m}^2 \leq \text{BMI} < 24.0 \text{ kg/m}^2$ 为正常体重。超出这个范围可能会对健康产生不利影响。$\text{BMI} < 18.5 \text{ kg/m}^2$ 提示体重过轻,可能存在以下健康风险:免疫力下降、营养不良、贫血、骨质疏松等。$\text{BMI} \geq 24.0 \text{ kg/m}^2$ 提示超重或肥胖,可能存在以下健康风险:心血管疾病(如高血压、冠心病)、2型糖尿病、呼吸问题(如睡眠呼吸暂停)、关节问题(如骨关节炎)等。

（3）监测方法：定期用体重秤来测量患者的体重。最好在同一时间、同一衣物和同一称量设备下进行测量，以获得一致的结果。

（4）注意事项

1）监测频率：监测体重的频率应根据患者的具体情况而定。对于康复中的脑卒中患者，通常需要更频繁的监测，以便及时调整治疗计划。

2）饮食和活动：患者的饮食和活动水平可能会影响体重变化。医疗专业人员应考虑这些因素，并为患者提供相关建议。

3）体重变化的解释：体重的增加或减少可能与多种因素有关，包括饮食、药物、液体潴留和身体成分的变化。

### 6. 饮食

（1）重要性：脑卒中患者通常有多个危险因素，如高血压、高胆固醇血症、糖尿病和肥胖。可以通过监测饮食和营养，控制这些危险因素，来降低脑卒中发病风险。

（2）监测方法

1）记录膳食：患者可以记录自己每天的饮食摄入，包括所吃的食物种类和重量。这有助于评估饮食习惯和营养摄入。

2）测定生物化学指标：通过测定血液中的生物化学参数，如血糖、胆固醇水平和血压，评估患者的营养状况和危险因素控制情况。

（3）注意事项

1）个性化计划：饮食和营养监测应根据个体情况制定，包括年龄、性别、健康状况和康复目标。一个合适的饮食计划可能因人而异。

2）专业指导：最好在医疗专业人员的指导下进行饮食和营养监测，他们可以根据患者的具体需求提供个性化的建议。

3）食物选择：应选择均衡的饮食，包括多样化的水果、蔬菜、全谷类、蛋白质和健康脂肪。限制高盐、高糖和高饱和脂肪酸的食物摄入。

### 7. 吸烟和饮酒

（1）重要性：吸烟是脑卒中的危险因素之一，因为烟草中的化学物质可能损害血管内皮，增加血栓形成的风险，导致高血压等健康问题。监测吸烟行为有助于控制吸烟这一危险因素。过度饮酒可能导致高血压、心脏病和脑卒中，因此监测饮酒行为对于控制饮酒这一危险因素非常重要。

（2）监测方法与注意事项

1）询问吸烟史：医疗专业人员可以询问患者的吸烟史，包括吸烟的频率、持续时间和每天吸烟的数量。

2）尼古丁代谢产物测试：尼古丁代谢产物如尿液中的尼古丁或尼古丁代谢产物（如尼古丁二甲酸）的测量可以帮助确定吸烟行为。

3）询问饮酒史：医疗专业人员可以询问患者的饮酒史，包括饮酒的频率、种类、饮酒量和最近的饮酒情况。

4）血液酒精浓度测试：血液酒精浓度测试可以用来确定患者是否曾饮酒或酒精浓度是否危险。

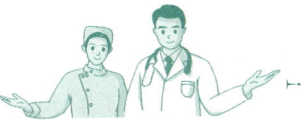

> 烟有多种坏处，加重血管硬化是其坏处之一。少量饮酒对心、脑有一定的好处，但过度饮酒可能引起脑卒中。很多患者第一天大量饮酒，第二天就发生了脑卒中。这是因为酒精代谢要消耗大量水分，增加血液黏稠度，形成血栓。专家认为，饮酒有严格的限量，白酒一次不超过25 mL，啤酒不超过300 mL，红酒不超过100 mL，最健康的酒是干红。

### 8. 心理健康

（1）重要性：脑卒中可能导致情绪问题，如抑郁和焦虑。监测心理状况可以帮助及早发现这些问题，并提供适当的治疗和支持。心理状况良好的患者更有可能积极参与康复计划，改善生活质量，减少康复过程中的挫折感。

（2）监测方法与注意事项

1）心理评估：医疗专业人员可以使用标准化的心理评估工具，如症状自评量表（如抑郁自评量表、焦虑自评量表），来评估患者的情绪状态。

2）心理医生/心理治疗：心理医生可以通过面谈和心理治疗来评估和处理患者的心理健康问题。

## 第二节　康复效果常自评

当脑卒中患者进行自我评估时，可使用具体的方法和工具来跟踪康复进展。

### 1. 自评方法

(1) 目标设定：明确康复目标。假设你的康复目标是改善手部功能，以便能够更好地握住物体。你要明确这个目标，如"我想在1个月后能够用左手握住一支铅笔"。

(2) 跟踪进展

1) 记录数据：每天都记录一个特定指标，例如能握住的物体数量或用左手握住物体的难度级别。可以使用一个简单的日记本或应用程序来记录这些数据。

2) 绘制进展图表：根据健康数据，绘制图表，以便直观地看到自己的康复进展，可以是一个柱状图或折线图。

(3) 定期自我评估

1) 设定评估时间：每周或每月，设定一个特定的时间来自我评估。例如，每周日的晚上。

2) 自我评估：在评估时间到来时，回顾自己的进展图表和数据。问自己是否有改进，是否能够更轻松地握住物体，或者是否能够握住更多的物体。

(4) 调整目标：根据自己的评估结果，决定是否需要调整康复目标。如果你已经能够握住一支铅笔，那么下一个目标可能是能够握住一杯水。

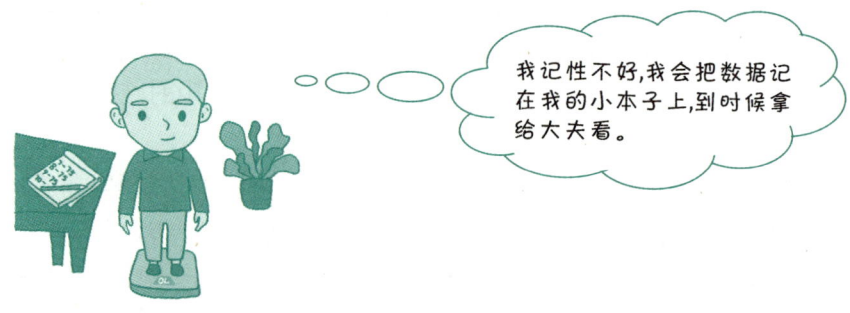

(5) 接受专业评估：如康复专家的帮助。定期接受康复专家的评估，他们可以使用专业的评估工具来评估你的康复进展，比如肌肉力量测试。

(6) 关注生活质量和心理健康

1) 心理自我评估：定期自我评估情感状态。可以使用抑郁自评量表和焦虑自评量表来评估情感健康。

2) 社交互动自评估：评估是否参与了更多的社交活动，是否感到更积极和快乐。可以使用社交互动日记来跟踪社交互动的频率。

## 2. 病例分析

（1）患者背景：60岁的张大妈曾经因缺血性脑卒中住院治疗。脑卒中发生后，她经历了右半身瘫痪、语言障碍，以及情绪波动等康复挑战。她的照顾者是她的丈夫，他一直全力支持她的康复。

（2）康复情况：张大妈在医院接受了急性期治疗后，被送回家进行康复。康复计划包括物理治疗、语言治疗和康复锻炼。张大妈和她的丈夫积极参与了康复计划，但一开始面临了很多挑战。张大妈感到沮丧、焦虑，因为她无法像以前那样自如地照顾自己，而且康复进展缓慢。

（3）自我评估：张大妈和她的丈夫逐渐明白，康复是一个长期的过程，进展可能会波动。他们决定采用自我评估的方法来追踪康复效果，以确保他们在康复过程中保持积极的动力，具体过程如下。

1）建立目标：张大妈和她的丈夫及康复专业人员一起建立了明确的康复目标，如能够行走一定距离、提高语言沟通能力和独立完成日常活动。

2）制订计划：他们制订了一个详细的康复计划，包括每日康复活动、锻炼和语言练习。这个计划根据患者的具体需要进行了调整，以确保康复活动是可行的。

3）记录进展：张大妈和她的丈夫开始记录每天的康复进展。他们记录了行走的距离、语言练习的进度及每日生活中的自理能力。

4）定期自我评估：每周，他们一起回顾记录，评估康复进展。他们讨论了哪些活动能够完成，哪些还需要改进。这有助于他们看到康复的积极成果，并找出哪些方面需要调整。

（4）病情进展结果：通过自我评估，张大妈和她的丈夫看到了明显的进展。她的步行能力逐渐改善，语言障碍减轻，她能够更多地自理。这些进展增强了她的自信心和积极性，减轻了情感困扰。

（5）总结：这个案例强调了自我评估在脑卒中患者康复中的重要性。患者和照顾者积极参与了康复过程，并通过记录和评估来追踪进展，帮助他们看到了成功的证据，增强了康复的信心，同时也有助于为他们提供更好的康复支持。

# 第七章 脑卒中患者如何将各项指标维持在正常范围？

## 第一节 调整生活方式有技巧

对脑卒中患者而言，调整生活方式是维持各项指标在正常范围内和早日康复的关键。坚持积极的生活方式与习惯，不仅能够促进患者身体的恢复，而且能有效预防并发症的发生，帮助患者实现长期的健康和幸福。

### 1. 调整生活方式的益处

调整生活方式对于脑卒中患者非常重要，可以降低复发风险、改善心血管健康、减轻疾病负担、提高生活质量，以及促进康复。这需要患者积极参与，并在家庭和医疗团队的支持下逐步实施。

### 2. 调整生活方式的技巧

（1）改善饮食：脑卒中患者的饮食应根据其个人情况和医生的建议进行调整。重要的是建立健康的饮食习惯，以维持心血管健康、控制疾病，并支持康复。与医疗专业人员合作，制订适合患者的饮食计划是非常重要的。

合理膳食 营养惠万家

（2）适量锻炼：规律的体育锻炼对脑卒中患者的康复和健康管理至关重要。适量的锻炼能够有效地帮助患者控制体重、降低血压及改善心血管健康。例如，每周进行中等强度的有氧运动，如快走、游泳或骑自行车，可以增强心肺功能，减少体内脂肪，并帮助维持健康的体重。对于脑卒中患者来说，制订一个安全且个性化的锻炼计划至关重要，因此建议其在开始锻炼前咨询医生或康复专家，以确保选择的运动适合自己的身体状况和满足康复需求。

（3）戒烟和限酒：吸烟和过量酒精摄入都会显著增加脑卒中的发病风险。烟草中的有害物质会导致动脉硬化、高血压及血管损伤，这些因素都会增加脑卒中的发生概率。同时，过量饮酒会干扰血压控制，增加血栓形成的风险，对脑血管健康产生负面影响。戒烟和限酒不仅有助于降低脑卒中复发的风险，还能改善整体健康状况，提高康复效果。为了实现这些目标，患者可以寻求专业人士的帮助和支持，如戒烟咨询、心理辅导和饮酒控制计划，这些措施将有助于长期维持健康的生活方式。

（4）管理压力：长期的心理压力会导致血压升高、心率加快，进而对心血管健康产生负面影响，从而增加脑卒中复发的风险。因此，学习和应用有效的应对压力技巧对于维持健康至关重要。冥想、深呼吸和放松练习等方法可以缓解心理压力，降低血压，改善整体心脏健康。

（5）定期检查：定期医疗检查和随访是确保脑卒中患者健康的重要手段。通过定期检查，患者可以及时监测血压、血糖、血脂等关键生理指标，确保这些指标保持在正常范围内。

## 第二节　服药自我管理有策略

脑卒中患者通常需要药物来管理高血压、高胆固醇血症、糖尿病等危险因素。自我管理药物是维持生理指标在正常范围内的关键。

### 1. 自我管理药物策略

（1）按时服药：患者应该严格按照医生的处方和建议按时服药，不要漏药。可以使用药盒或提醒工具来帮助自己记住每天的药物剂量。

（2）了解药物：患者需要了解自己正在服用的药物，包括药物名称、用途、不良反应和与其他药物的相互作用。这有助于确保正确服用药物。

（3）定期检查：定期检查药物的效果和不良反应，以及确保药物管理仍然适用。如果出现任何不适或疑虑，应立即咨询医生。

（4）药物储存：药物应储存在干燥、避光、避热的地方，远离儿童。患者应确保药物不过期，并且及时更新药物。

### 2. 病例分析

（1）患者背景：65岁的李大爷曾经因出血性脑卒中而住院治疗。他需要定期服用多种药物来管理高血压、高胆固醇血症和抗凝治疗。由于脑卒中导致了轻度认知障碍，他需要家庭照顾者的协助来确保正确服药。

（2）制订详细的服药计划

1）药物清单：列出所有需要服用的药物，包括药名、剂量、规格和医生的说明。示例如下。

药物1：阿司匹林81 mg，每日1片，早餐后服用。

药物2：贝那普利10 mg，每日1片，晚餐后服用。

2）服药时间表：创建一份每日服药时间表，明确标明每种药物的服用时间。示例如下。

早上8:00：阿司匹林。

晚上6:30：贝那普利。

3）药物盒分装：使用药物盒或分装器，将每日的药物按照时间和剂量分装好。

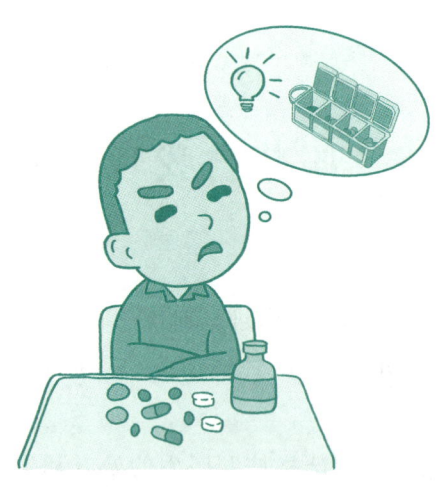

4）提醒系统：利用手机应用或电子提醒设备设置每日服药提醒。

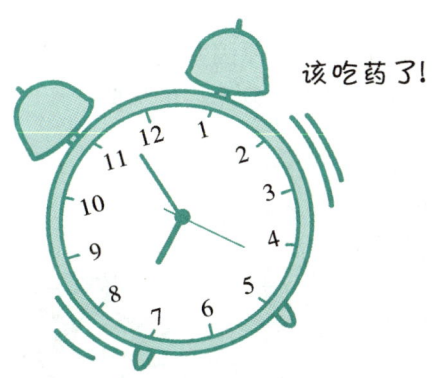

5)定期检查和更新:定期与医生或药剂师联系,确保药物治疗的有效性,并进行必要的调整。药物清单和计划也应根据医疗专业人员的建议进行更新。

通过这样的详细服药计划,患者可以更容易地管理药物,确保按时、按剂量服用,从而提高康复的成功率。

## 第三节 联系医护莫忘记

### 1. 及时与医护沟通的重要性

(1)快速识别症状:脑卒中症状可能包括突然的面部表情变化、言语困难、肢体无力或麻木、丧失平衡等。及时与医护沟通有助于快速识别这些症状,识别发生脑卒中的可能性。

(2)高效急救:一旦怀疑脑卒中,及时联系医护人员可以触发急救响应,确保患者迅速得到专业医疗支持。

(3)减少后果:脑卒中的及时诊断和治疗可以最大限度地减少脑损伤和后果。每一分钟的延误都可能导致脑细胞的死亡。

(4)选择最佳医疗设施:与医护沟通可以帮助确定最近和最适合的医疗设施,以接受最佳的脑卒中治疗和康复。

(5)提供必要信息:患者或陪同者与医护人员交流关于患者的医疗历史、药物使用、过敏反应等信息,有助于医疗团队更好地了解病情并制订治疗计划。

（6）预防复发：了解脑卒中的原因并及时与医护人员沟通，有助于采取必要的预防措施，以降低未来发生脑卒中的风险。

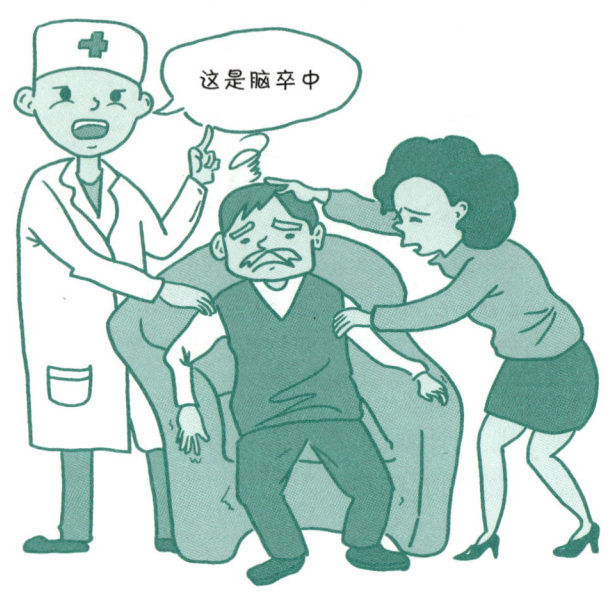

**2. 与医护沟通的策略**

（1）定期与医护会面：患者应定期按医生的建议进行复诊和检查，这是了解康复进展和调整治疗计划的机会。在与医护会面前可准备清单，列出症状、问题等，以确保不会忘记重要的信息。

（2）遵循医嘱：患者和照顾者应确保遵守医生和医疗团队的建议，包括药物管理、康复计划和生活方式改善等。如果有疑问或困难，请及时与医生联系以获取解释或建议。

（3）寻求康复专家的建议：康复专家如物理治疗师、职业治疗师、言语治疗师等可以提供重要的康复支持和建议。患者可以咨询医生，要求其推荐合适的康复专家，并按照他们的建议执行康复计划。与康复师或物理治疗师一起合作，积极参与康复计划的制订，以帮助自己恢复受影响的功能。

（4）加入支持团体：寻找脑卒中患者和照顾者的支持团体，这里可以分享经验、获取建议，并与其他人交流。医护人员通常可以提供信息，帮助患者找到当地的支持资源。

（5）学习医护的建议：仔细阅读和理解医生和康复专家提供的建议，包括药物说明、康复练习等。如果有不清楚的地方，不要犹豫，立即咨询医生或康复专家。

（6）寻求紧急医疗帮助：如果出现突发症状或紧急情况，如头痛、意识丧失、言语困难等，患者应立即联系医护人员或拨打急救电话。

# 第八章
# 脑卒中患者如何开展康复锻炼？

脑卒中的恢复过程较长，因目前的医疗资源和经费有限，许多患者在重症护理阶段花费了大量的时间、精力和金钱，在达到其最大恢复潜力或日常生活活动独立之前不得不出院回家。很多患者出院回家后吃饭、大小便、走路等仍然不能自理，常常跌倒，需要扶持或轮椅代步，甚至翻身都需要辅助，增加了家庭照顾负担和经济压力，严重影响了自身及家庭的生活质量。另外，对于某些患者来说，出院回家意味着将没有机会达到他们很可能恢复的功能，如能够行走，与别人一起走出家门去充分享受生活，或是回家后因为活动减少而造成身体功能水平下降，因此脑卒中患者出院后持续的康复锻炼对于提高患者的日常生活自理能力、减轻照顾者负担很重要。居家康复锻炼成了脑卒中患者全程康复中不可缺少的一环。

## 第一节 康复锻炼益处多

脑卒中患者除了在医院进行康复治疗之外，家庭是恢复期、后遗症期脑卒中患者的主要生活场所，也是日常生活活动的重要场所，患者日常生活独立能力的提高大多也是在家庭活动中实现的，因此居家康复锻炼也是脑卒中患者回归家庭及社会的主要途径。目前约80%的脑卒中后遗症期患者都在家中由照顾者照料，而大多数照顾者欠缺脑卒中的康复知识，对患者的照顾只停留在一般的生活照料上，使患者身体功能未得到很好的恢复，甚至出现偏差，严重影响患者自身和家庭的生活质量。因此，正确的居家康复锻炼对患者的全面功能提升或生活自理能力的提高都极为重要。

脑卒中居家康复锻炼是针对病情稳定和后遗症期的偏瘫可居家患者，对患者进行残余功能的恢复，以消除或减轻功能障碍，弥补和重建患者的功能缺失,设法改善和提高患者各方面的功能,保持最佳的功能水平和活动性,预防退化,提高患者的日常生活能力,保持并改善患者在家庭中的活动能力(如能够自己穿脱衣服,自己从一个房间到另一个房间,自己上下床或上下轮椅,自己控制/进行大小便,独自进食和洗澡等),减轻照顾者的照护负担,提高患者和照顾者的生存质量,提高患者的归属感和幸福感,使患者能够有自信承担其应有的社会角色和责任。最终目的是使患者回归家庭生活和社会生活。

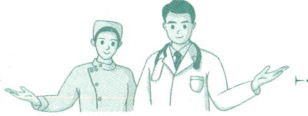

### 康复锻炼对脑卒中预后的影响

大量研究及实践经验显示:①患者在偏瘫3个月、6个月,甚至1年后、5年后还有身体功能的恢复,功能改善持续的时间很长;②脑卒中治疗期的延长十分有利于患者达到最大的恢复程度;③老年患者及症状严重的患者,通过系统的脑卒中管理和康复锻炼,潜力得到恢复,能够自理并生活在家中,身体得到了有效的康复。

因此,康复锻炼可改善患者的肢体运动能力,激发其自身潜力,增强活动能力,使其在日常生活中达到最佳程度的功能独立,提高患者参与家庭和社会生活的能力,全面提高病后的生存质量,享受社会生活。

康复帮您重建生活

## 第二节　肢体康复动起来

脑卒中患者因病后突然出现的肢体偏瘫，打破了患者几十年来的动作习惯，患侧肢体不能动，健侧肢体也不会完成日常生活（如吃饭、穿衣等）所需，使患者不知所措，反复多次尝试之后发现仍不能完成，患者只能无奈地求助。因为患侧肢体不能抵抗重力，患者及照顾者都感觉到患侧肢体异常沉重，搬动费力，甚至会造成照顾者的腰部扭伤。因此，按照患病之前的运动方式进行日常活动已经不适用了，需改变患者完成日常生活活动的方式，或进行环境改造使环境对人的要求降低，利用一些特制的工具，使患者和照顾者尽可能节省体力，安全、高效地完成日常生活所需。

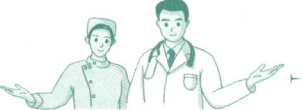

### 对居家康复锻炼脑卒中患者的重要提醒

1. 该如何选择康复锻炼项目呢？

康复锻炼项目应根据患者的实际需要及患者的功能状态与水平选取锻炼内容。

2. 该怎么把握康复锻炼活动量呢？

（1）活动量应根据患者的功能情况和功能水平进行确定，以不引起明显的心慌、胸闷、血压增高、心率加快等不适为宜。

（2）当日训练完成后，次日无明显疲劳感为宜。

（3）循序渐进增加活动量，逐步提高身体适应性。

3. 可以让患者自行锻炼吗？

居家康复锻炼时照顾者应站在患者患侧保护或辅助，所有锻炼都要以安全为前提，保护好患者，谨防摔倒。

4. 居家康复锻炼需牢记

因脑卒中病情的复杂性和多样性，因此，康复锻炼也应是多样化、个体化的。为避免盲目锻炼，脑卒中患者仍需定期前往专业康复医院进行康复训练指导哦！

脑卒中患者居家康复锻炼的内容主要包括桥式运动、翻身、坐位训练、转移、站立训练、步行、上下楼梯、穿衣、如厕、洗澡和肢体康复锻炼操等,具体如下。

### 1. 桥式运动

桥式运动为骨盆及下肢的控制训练,对于患者翻身、床上使用便盆及坐、站、行走等运动的恢复有很大的帮助。桥式运动通过正确的运动模式,可以防止患侧躯干缩短和下肢划圈步态的形成,有利于后期的步态训练。主要包括双侧桥式运动和单侧桥式运动。

(1)双侧桥式运动:患者仰卧,双上肢十指交叉握手,伸肘、伸腕并置于肩前屈90°位,双下肢屈曲,双足底平踏于床面。治疗者站在患侧,帮助患肢放置于屈膝位,然后一手放在患膝上,协助患者向前向下拉和压膝关节,另一手放在患者臀下,帮助患者提升臀部,使其抬离床面,髋自然伸展,骨盆保持水平,防止向健侧后旋,即为双侧桥式运动。通过训练,患者逐渐能主动完成此项运动。

(2)单侧桥式运动:在患者能主动完成双侧桥式运动后,让患者抬起健腿,患侧下肢支撑负重,将臀部抬离床面做以上运动。

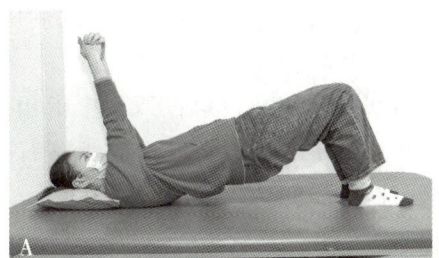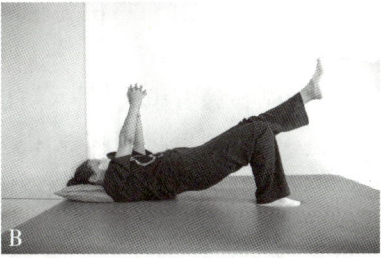

A.双侧桥式运动;B.单侧桥式运动。
桥式运动

### 2. 翻身

翻身可分为翻向健侧和翻向患侧。翻身前要确认床边留有足够的空间,以确保翻身后的安全和舒适。不管翻向患侧或健侧,整个活动都应先转头和颈,然后正确地连续转肩和上肢、躯干、腰、骨盆及下肢。患者通常会利用健侧支撑自行向患侧翻身,而翻向健侧相对较困难,常需辅助,具体方法如下。

(1)辅助翻向健侧:患者仰卧,双手十指相扣,功能好的患者将上肢朝向天花板举起→健腿勾患腿屈膝撑床,双腿屈曲并拢→照顾者站在患者患侧,双手分别放在患侧手部和膝部→帮助患者转动肩胛和骨盆→翻到健侧。

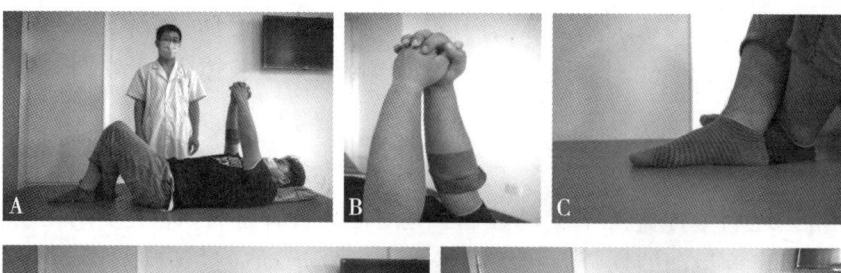
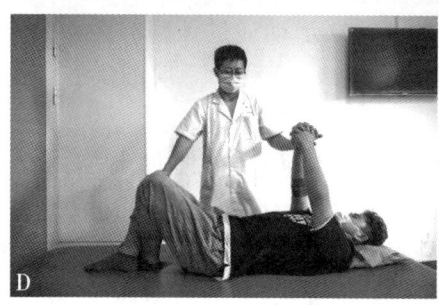
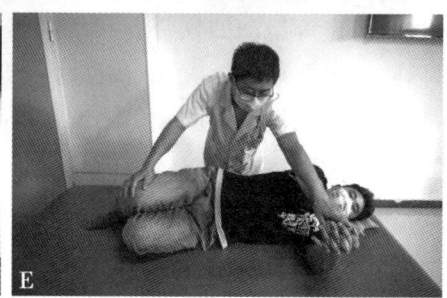

A、B. 患者仰卧，双手十指相扣，上肢朝向天花板举起；C. 健腿（左腿）勾患腿屈膝撑床，双腿屈曲并拢；D. 照顾者站在患者的患侧，双手分别放在患侧手部和膝部；E. 照顾者帮助患者转动肩胛和骨盆，将患者翻到健侧。

**辅助翻向健侧**

（2）主动翻向健侧：口诀为"扣手→伸胳膊→弯腿踩床→左右摆手→翻到健侧"。

照顾者站在患者患侧保护，防止患者坠床→患者仰卧，双手十指相扣并朝上举起→健腿勾患腿屈膝撑床，双腿屈曲并拢→患者自己同步左右摆动双侧上下肢→健侧带动患侧，向健侧翻身。反复练习直至掌握。

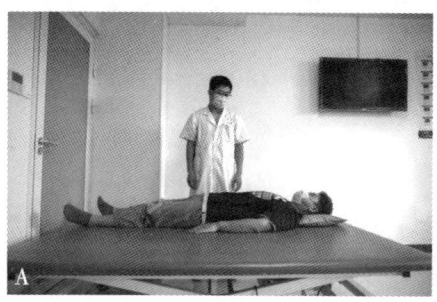
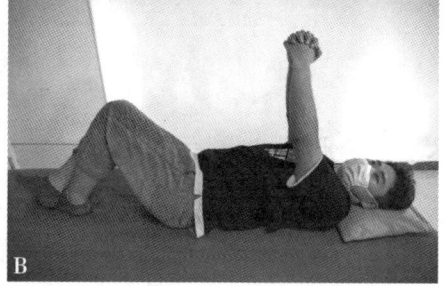

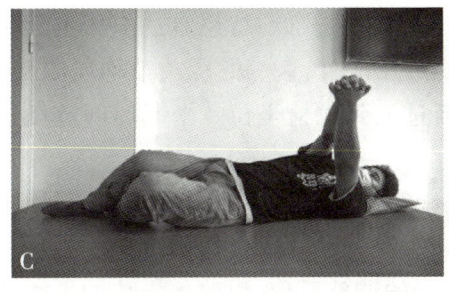 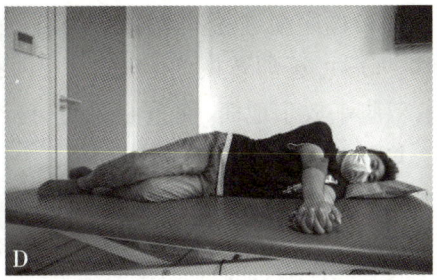

A．照顾者站在患者患侧保护，防止患者坠床；B．患者仰卧，双手十指相扣并朝上举起；C．健腿勾患腿屈膝撑床，双腿屈曲并拢；D．患者自己同步左右摆动双侧上下肢，健侧带动患侧，向健侧翻身。

**主动翻向健侧**

### 3. 坐位训练

当病情允许时，应鼓励患者尽可能在床上坐起，以防止肺部感染，改善心肺功能，增加视觉信号输入。

（1）避免半卧位：因床上坐位难以使患者的躯干保持端正，容易出现半卧位姿势，不利于呼吸，且助长躯干的屈曲，激发上肢的屈肌和下肢的伸肌痉挛，因此在无支持的情况下应尽量避免半卧位。

（2）保持正确的坐姿：有效的坐姿要求骨盆提供稳定的支持，躯干保持直立位，两侧对称。取床上坐位时，患者背后应给予多个软枕垫实，使脊柱伸展，髋关节屈曲90°，达到直立坐的姿势；头部无须支持固定，以利于患者主动控制头的活动。患者端坐，头颈保持端正直立，整个脊柱伸直；双肩水平放置，患侧肘及前臂下垫软枕；也可在面前放置一高度可调节的桌子，桌上放一软枕，患者可十指交叉握手将患侧上肢放在软枕上，置于身前的小桌上。

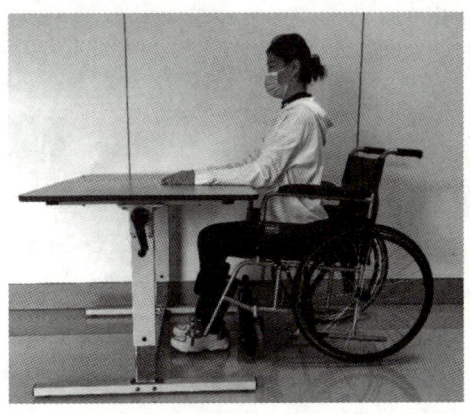

**正确的轮椅坐姿**

(3) 循序渐进逐步坐起：从床上有支撑坐位开始，待患者适应床上坐位并掌握后可逐渐转换为床边坐位，即腿放于床外，髋、膝、踝关节均屈曲90°位，双脚平放于地面，使重心稳定，逐渐过渡到轮椅坐位。坐起时间逐渐延长，并开始进行无支撑坐位训练。

(4) 坐位平衡训练：患者具备坐位一级平衡后，可进行坐位姿势下躯干重心向前、后、左、右移动。照顾者应对患者头部、肩峰、胸骨及脊柱处从各方向施加外力，诱发头部及躯干向正中线的调整反应，以改善坐位的平衡功能。训练要循序渐进，由静态平衡过渡到自动动态平衡，再训练他动动态平衡。在照顾者的辅助指导下，患者逐步由助力过渡到主动完成，进一步应用到日常生活活动中。

### 4. 转移

转移包括由卧位到坐位的转换、由坐位到站位的转换、床到轮椅的转移、轮椅到马桶的转移等。患者应具备满意的静态和动态坐位平衡和维持坐位能力，具备基本的活动能力，有一定的协调性和准确性，注意地面防滑，床和椅子的高度以45 cm左右为宜，具体如下。

(1) 由卧位到坐位的转换

1) 主动自健侧坐起：口诀为"扣手→翻到健侧→搬腿→手撑床→坐起"。

患者双手十指相扣，先翻身到健侧→健腿搬动患腿到床边→上身前倾，健侧肘撑床，上肢慢慢伸直撑床→坐起。

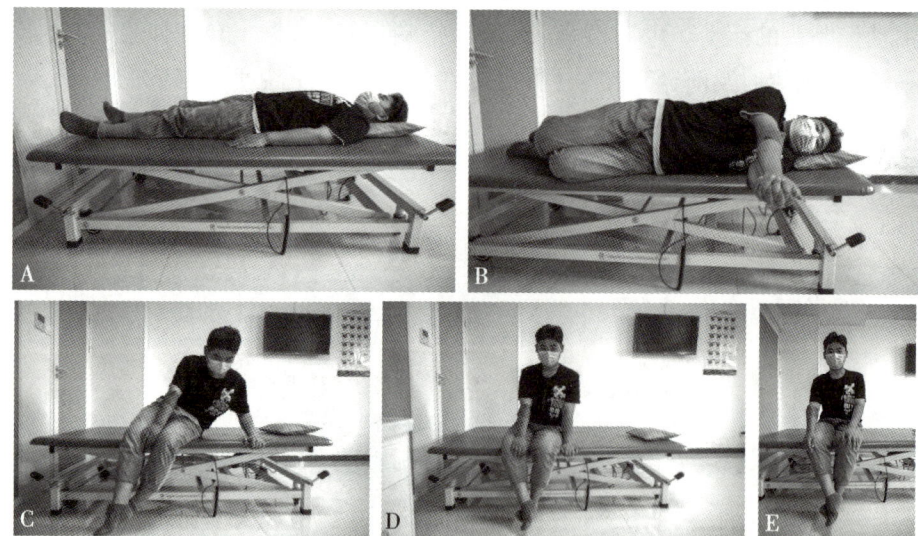

A. 患者仰卧；B. 患者双手十指相扣，先翻身到健侧；C. 健腿搬动患腿到床边，上身前倾，健侧肘撑床；D. 上肢慢慢伸直撑床；E. 坐起。

**主动自健侧坐起**

2）辅助自健侧坐起：照顾者站在患者健侧，双手分别放在患者患侧手部和膝部，帮助患者转动肩胛和骨盆，翻到健侧→搬动双腿到床边→照顾者一手托健侧腋下，向前上方助力，另一手放于患侧髂骨处向后下方助力→辅助患者坐起。

3）自坐位躺下时按照相反顺序做即可。

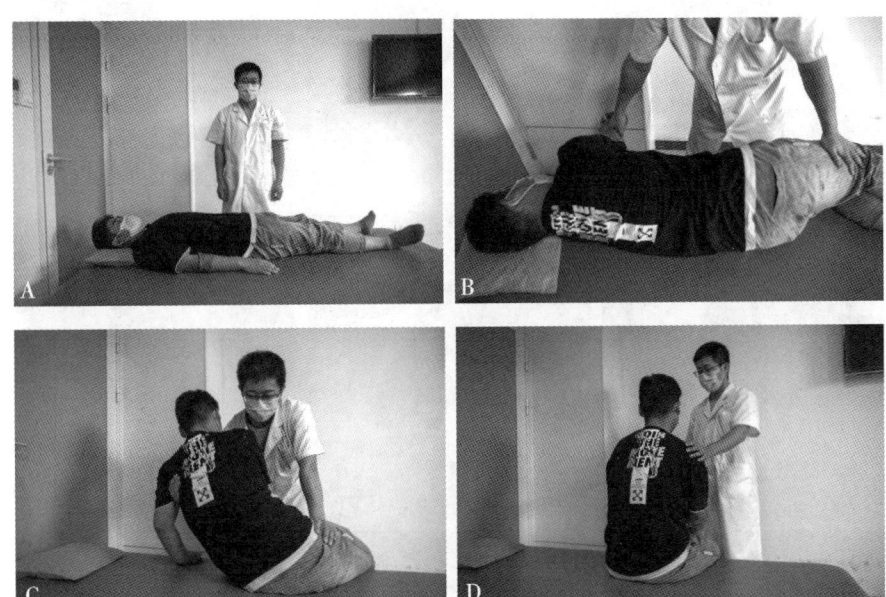

A. 照顾者站在患者健侧；B. 照顾者双手分别放在患者患侧手部和膝部，帮助患者转动肩胛和骨盆，翻到健侧；C. 照顾者搬动患者双腿到床边，一手托患者健侧腋下，向前上方助力，一手放于患者患侧髂骨处向后下方助力；D. 辅助患者坐起。

**辅助自健侧坐起**

（2）由坐位到站位的转换

1）主动站起：口诀为"扣手→伸手向前够→弯腰→站"。
患者双手相扣→双上肢伸直向前→弯腰→站起。

2）主动坐下：口诀为"扣手→弯腰→弯腿→坐"。
患者双手相扣→先弯腰→再弯腿→慢慢坐下。

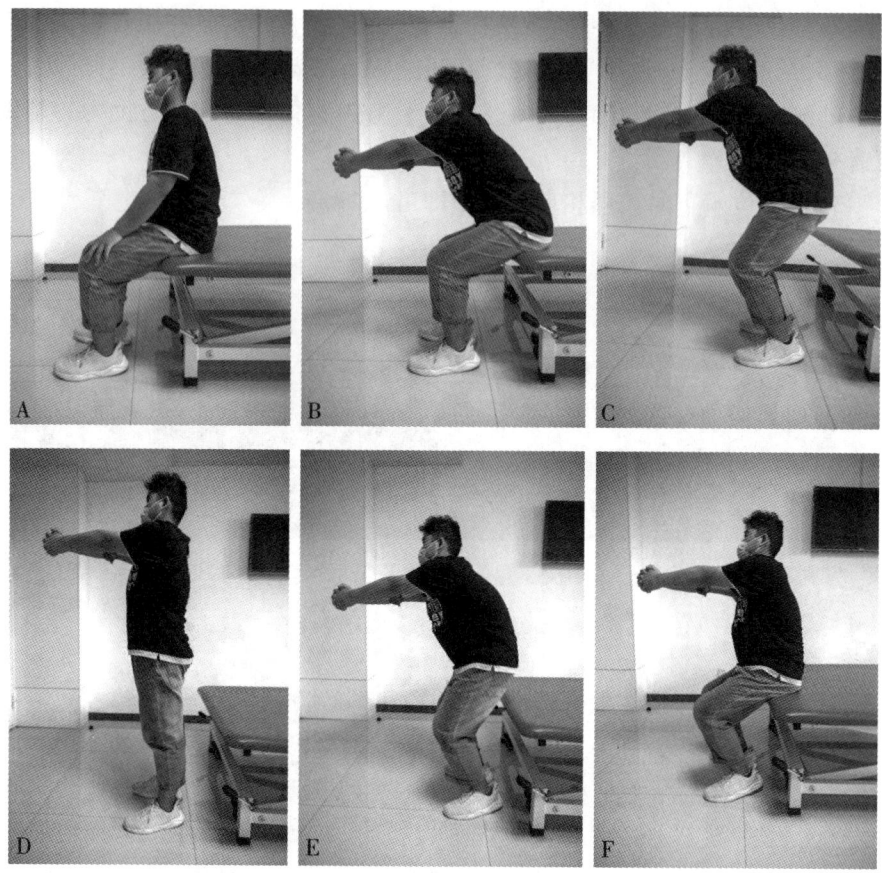

A.患者取坐位;B~D.患者双手相扣,双上肢伸直向前,弯腰,站起;E、F.患者先弯腰,再弯腿,慢慢坐下。

**主动站起和坐下**

3)辅助站起和坐下:患者动作同前,照顾者坐于患者患侧,双腿膝盖夹住患侧膝关节(防止站起和坐下过程中膝关节弯曲摔倒)。患者双手相扣,双上肢伸直向前,照顾者一手托住患者双手,给予向上的助力,另一手抓住患者裤腰,也给予向上的助力,使患者臀部离开床面,协助患者缓慢站起。辅助坐下的方法与辅助站起的方法相反。

# 第八章 脑卒中患者如何开展康复锻炼？

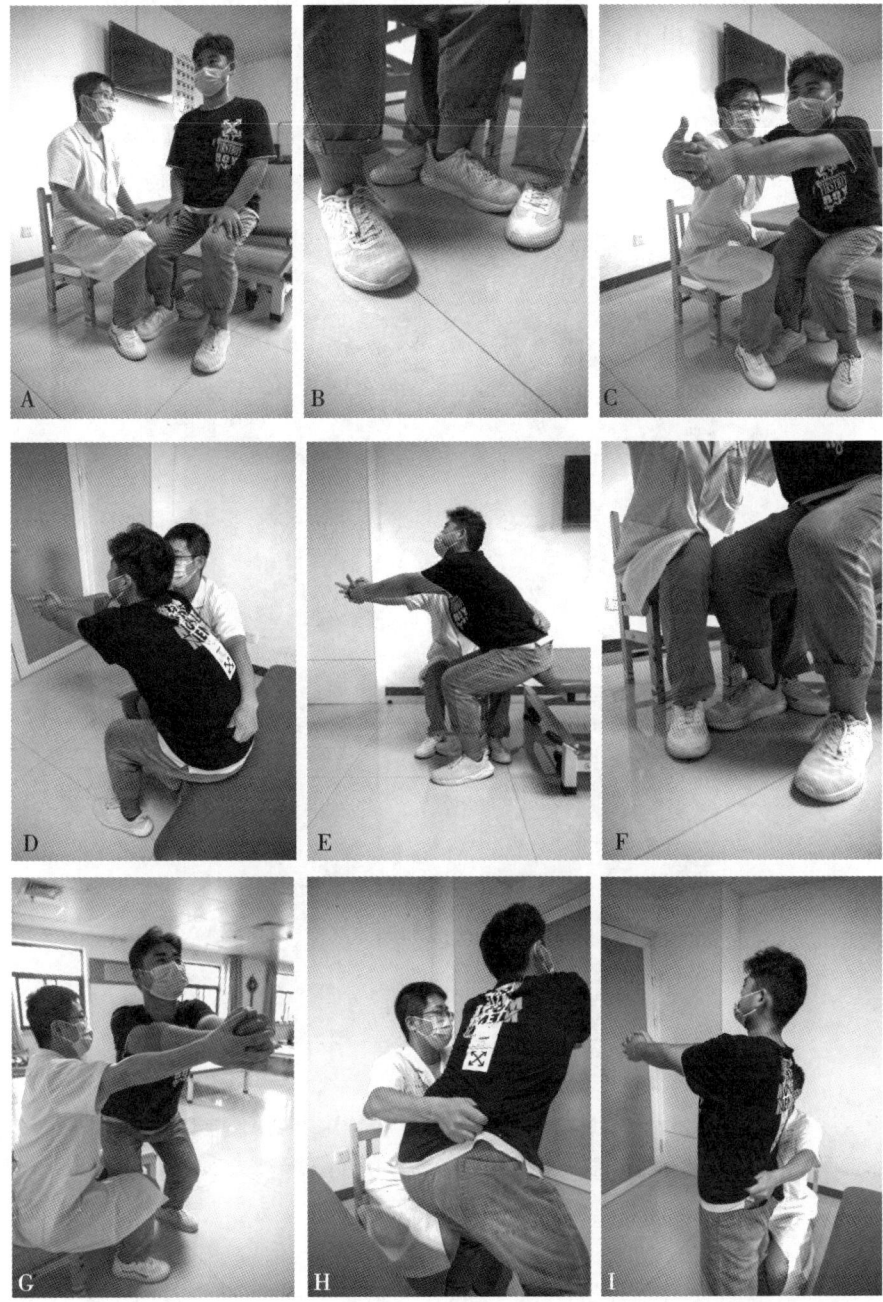

A. 患者取坐位，照顾者坐于患者患侧；B. 照顾者双腿膝盖夹住患者患侧膝关节；C～G. 患者双手相扣，双上肢伸直向前，照顾者一手托住患者双手，给予向上的助力，另一手抓住患者后方裤腰，也给予向上的助力，使患者臀部离开床面；H、I. 照顾者协助患者缓慢站起。

**辅助站起**

（3）床到轮椅的转移：床到轮椅转移活动既适用于从床到椅子之间的转移，也适合于高度相差不大的床和轮椅之间的转移。

1）主动转移：口诀为"轮椅置于健侧45°→健侧站起→转身→坐下"。

将轮椅置于患者的健侧床旁，与床呈45°→患者健手抓轮椅扶手→支撑站起→健手抓另一侧扶手→转身坐入轮椅。

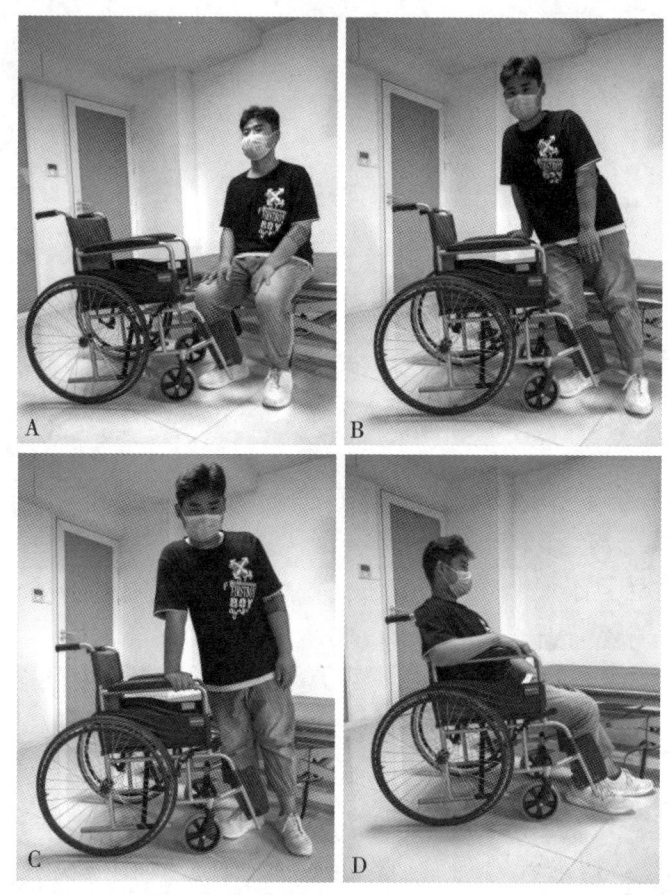

A.将轮椅置于患者的健侧床旁，与床呈45°；B.患者健手抓轮椅扶手，支撑站起；C.患者健手抓另一侧扶手；D.患者转身坐入轮椅。

**床到轮椅主动转移**

2）辅助转移：将轮椅置于患者健侧，与患者呈45°，照顾者站于患者前方→照顾者双手自患者腋下穿过，抓住患者后方裤腰→双腿膝盖顶住患侧膝盖前方（防止膝关节弯曲摔倒）→帮助患者站起→转身坐入轮椅。轮椅到座便器的转移同床到轮椅的转移。

# 第八章 脑卒中患者如何开展康复锻炼？

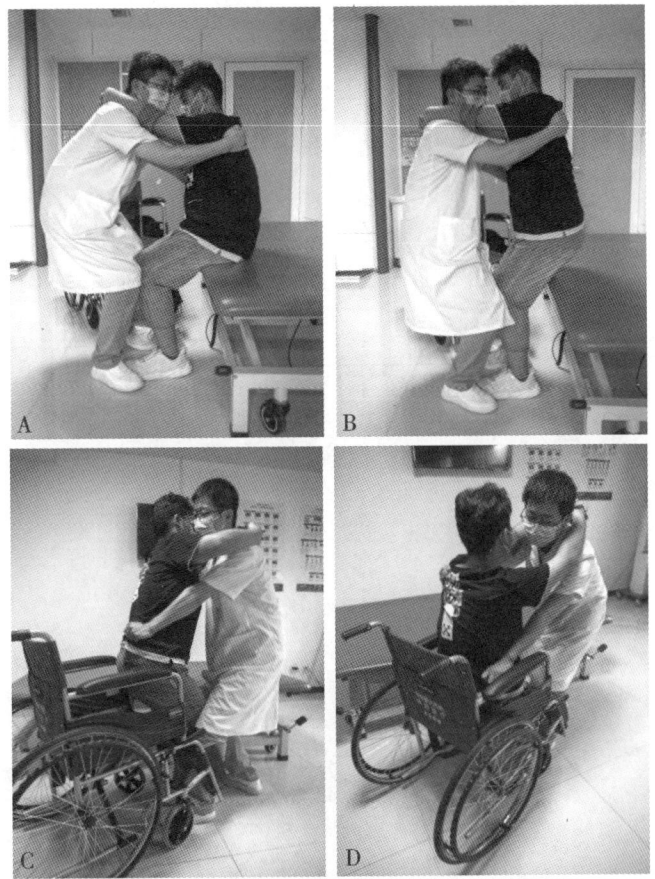

A. 将轮椅置于患者健侧，与患者呈45°，照顾者站于患者前方；B. 照顾者双手自患者腋下穿过，抓住患者后方裤腰，照顾者双腿膝盖顶住患者患侧膝盖前方；C. 照顾者帮助患者站起；D. 照顾者帮助患者转身坐入轮椅。

**由床到轮椅辅助转移**

协助患者移动
至轮椅上

### 5. 站立训练

站立训练是为步行做充分的准备。开始训练时应由照顾者在患者患侧给予髋、膝部的支持，酌情逐步减少支持。患者可先扶持站立或在平行杠内站立，逐渐脱离支撑，重心移向患侧，训练患侧的负重能力。能独自站立后，再进行站立三级平衡训练，具体如下。

（1）正确的站立姿势：站立时保持颈部直立，面向正前方，躯干端正，双肩水平放置，骨盆左右水平，伸髋、伸膝，足跟着地，使重心均匀分布于双侧下肢。

（2）双下肢负重站立训练：照顾者应站在患者的患侧，给予一定的帮助或辅助。要求患者站立姿势同上，照顾者给予患膝一定的帮助，防止膝关节屈曲或过伸，要求双侧下肢同时负重或以患侧为主，防止重心偏向健侧。

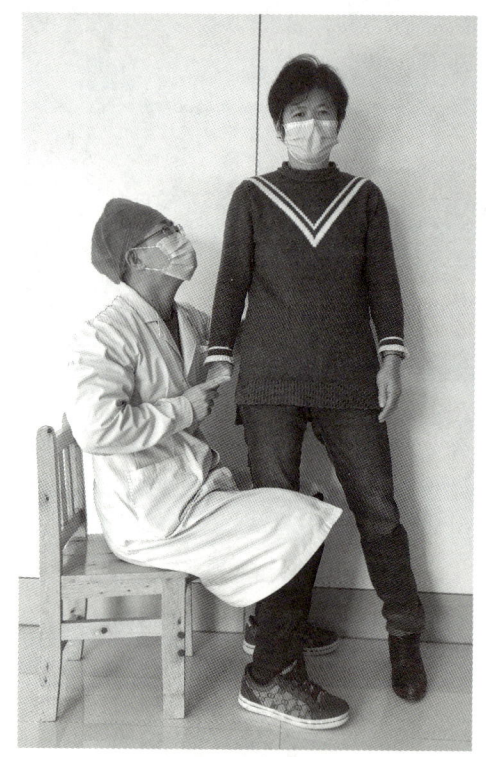

**双下肢负重站立训练**

（3）患侧下肢负重训练：健腿屈髋屈膝，足离地面，患腿伸直负重，其髋、膝部从有支持逐步过渡到无支持。

第八章　脑卒中患者如何开展康复锻炼？　　109

（4）健腿支撑患腿活动训练：主动抬起患肢，分别做屈髋屈膝踝中立上抬、屈髋伸膝背屈踝关节、伸髋屈膝踝跖屈抬起等下肢训练。照顾者位于患者患侧，帮助控制髋关节以防止外旋、保持膝关节中立位、防止足内翻。

（5）站立平衡训练：患肢能单腿完全负重后即可进行站立平衡训练。重心分别做前、后、左、右移动，移动幅度由小逐渐增大，照顾者位于患侧给予适当的辅助，使患者逐渐达到三级平衡。

### 6. 步行

（1）扶持步行：口诀为"站在患侧→手扶腋窝、胸和手→左、右、左、右往前走"。

照顾者站于患者患侧→一上肢穿过患者腋窝下，手放于患者胸前，另一手拉患手，帮助患者减少患侧肢体负重→扶持患者慢慢行走。

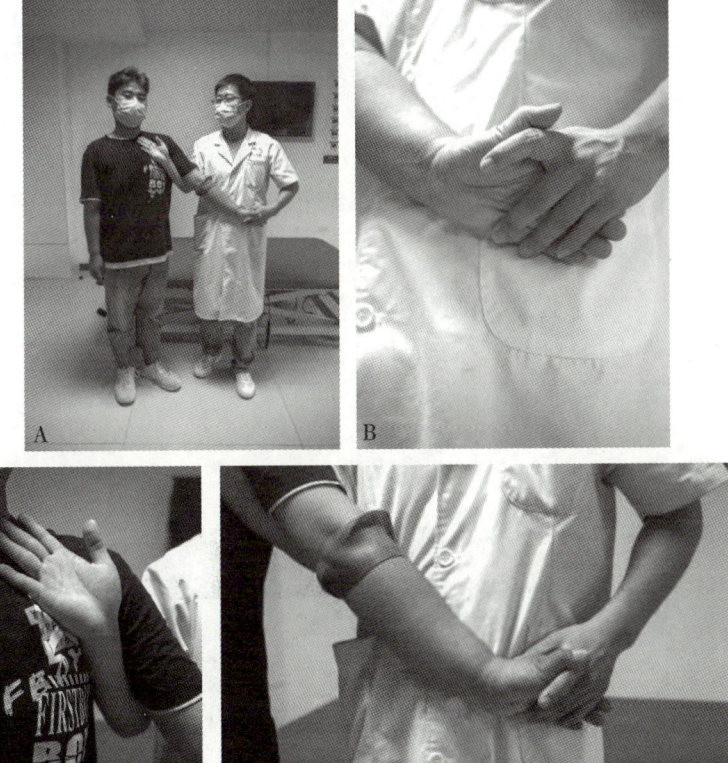

A. 照顾者站在患者患侧；B~D. 照顾者手扶患者腋窝、胸和手。

**扶持步行**

(2)拄拐步行:口诀为"拐→患腿→健腿"。

患者健手持拐杖,按照拐杖→患腿→健腿的顺序步行。

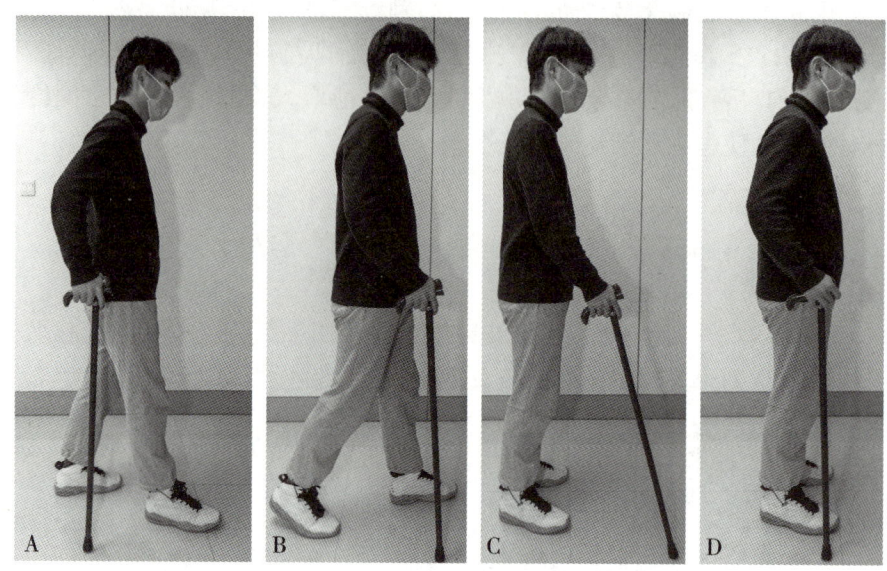

A.患者健手(右手)持拐杖;B~D.按照拐杖→患腿→健腿的顺序步行。

拄拐步行

### 7. 上下楼梯

口诀为"好腿上天堂,坏腿下地狱"。

偏瘫患者上楼梯应该健腿先上→患腿跟上,下楼梯应该患腿先下→健腿跟下。

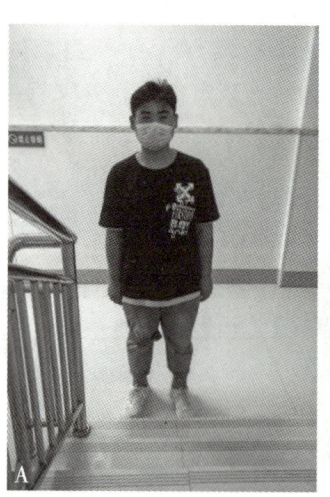
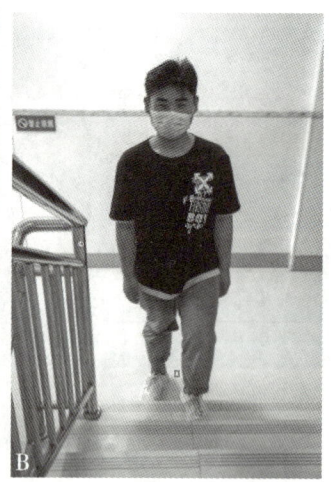

# 第八章 脑卒中患者如何开展康复锻炼？

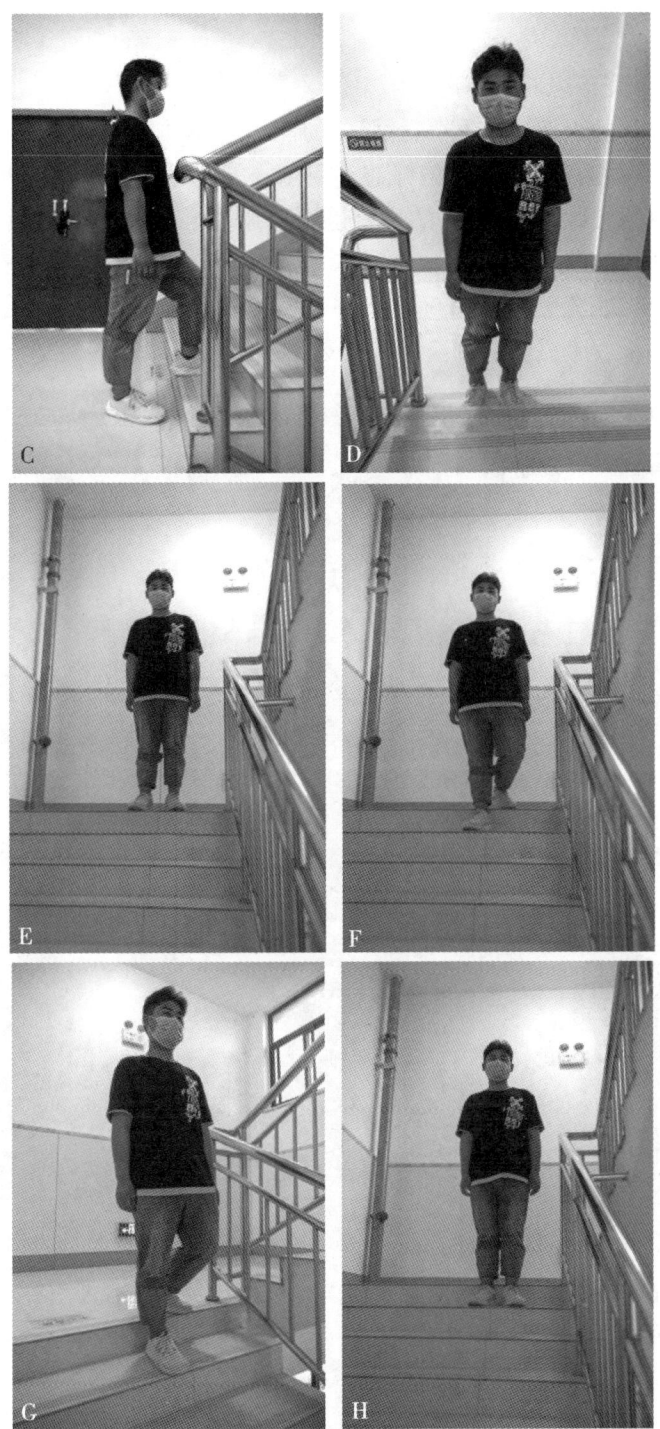

A~D.上楼梯；E~H.下楼梯。

上下楼梯

## 8. 穿衣

口诀为"先穿患侧,再穿健侧"。

患者应具备维持坐位和控制平衡的能力及基本的活动能力,有一定的协调性和准确性。准备适合偏瘫患者穿着的衣裤,上衣应首选开衫、散口、方扣或圆扣的衣服,功能较好的患者也可选用鸡心领口套头衣服;裤子选用裤腰带松紧带的。

（1）穿套头衫:将衣服背朝上摆好→患手放入衣袖→向上拉→健手插入衣袖→健手将衣服拉到肩部→把头套入套头衫,整理衣服。

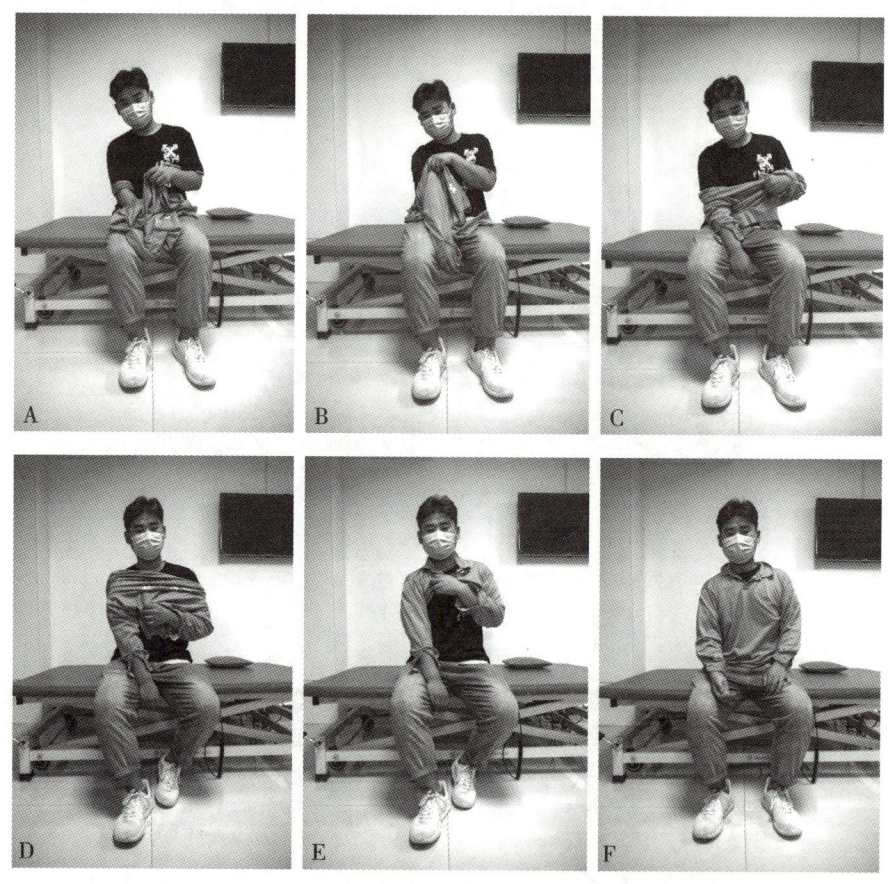

A.将衣服背朝上摆好；B.患手(右手)放入衣袖,向上拉；C.健手插入衣袖；D.健手将衣服拉到肩部；E.把头套入套头衫；F.整理衣服。

**穿套头衫**

（2）脱套头衫:用健手将衣服后领向上拉→退出头→退下肩→退出健手

→健手把患侧衣袖退下。

（3）穿开衫：衣服里朝上摆好→穿患侧衣袖→健手把衣领拉到肩部→健手把衣领拉到健侧→穿健侧衣袖→整理衣服，系纽扣。

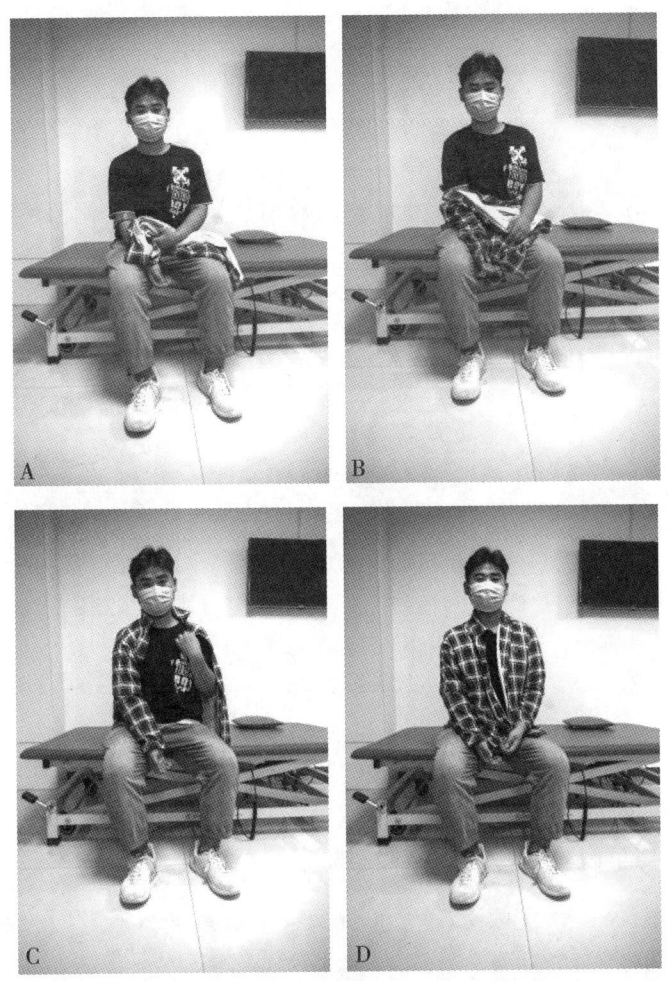

A.衣服里朝上摆好；B.穿患侧（右侧）衣袖；C.健手（左手）把衣领拉到肩部，再将衣领拉到健侧；D.穿健侧衣袖，整理衣服，系纽扣。

穿开衫

（4）脱开衫：脱患侧的肩→脱健侧整个衣袖→脱下患侧衣袖。

（5）床上穿裤子：穿患腿→穿健腿→躺下，用健腿支撑，将臀部抬起→提上裤子→用健手系腰带。

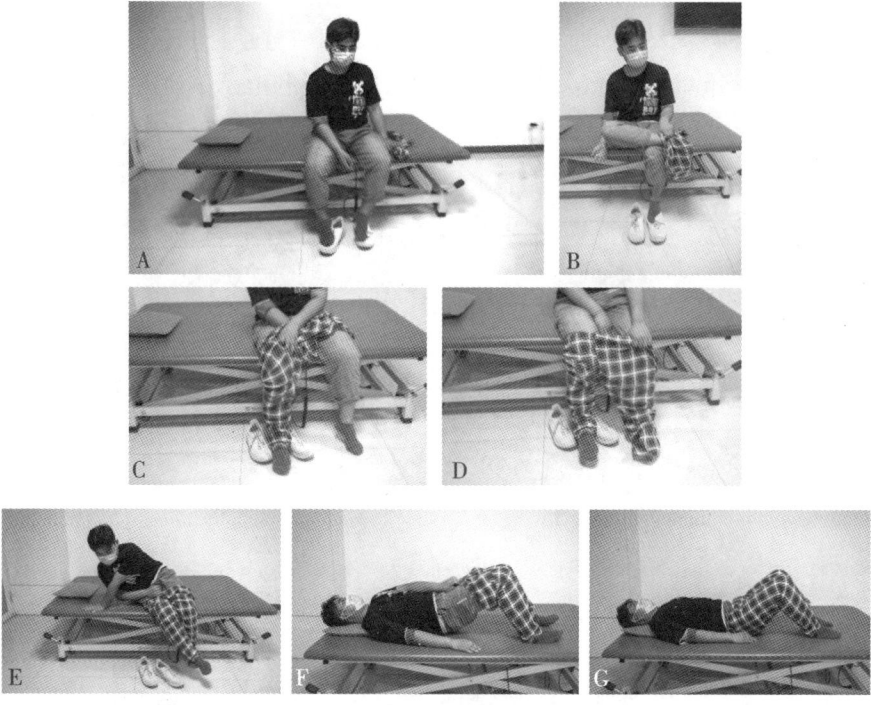

A.患者坐在床边；B、C.穿患腿(右腿)；D.穿健腿；E.左手支撑在床上,向患侧躺下；F.用健腿支撑,将臀部抬起,提上裤子；G.用健手系腰带。

**床上穿裤子**

(6)坐椅子穿裤子:将患腿搭在健腿上→穿患腿→穿健腿→用健手提裤腰站起→系好裤带。

(7)坐椅子脱裤子:先脱健侧,再脱患侧。

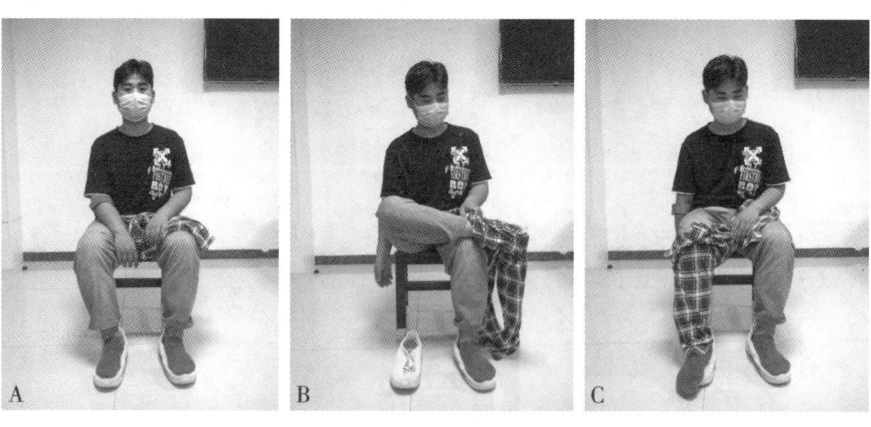

第八章 脑卒中患者如何开展康复锻炼？ 115

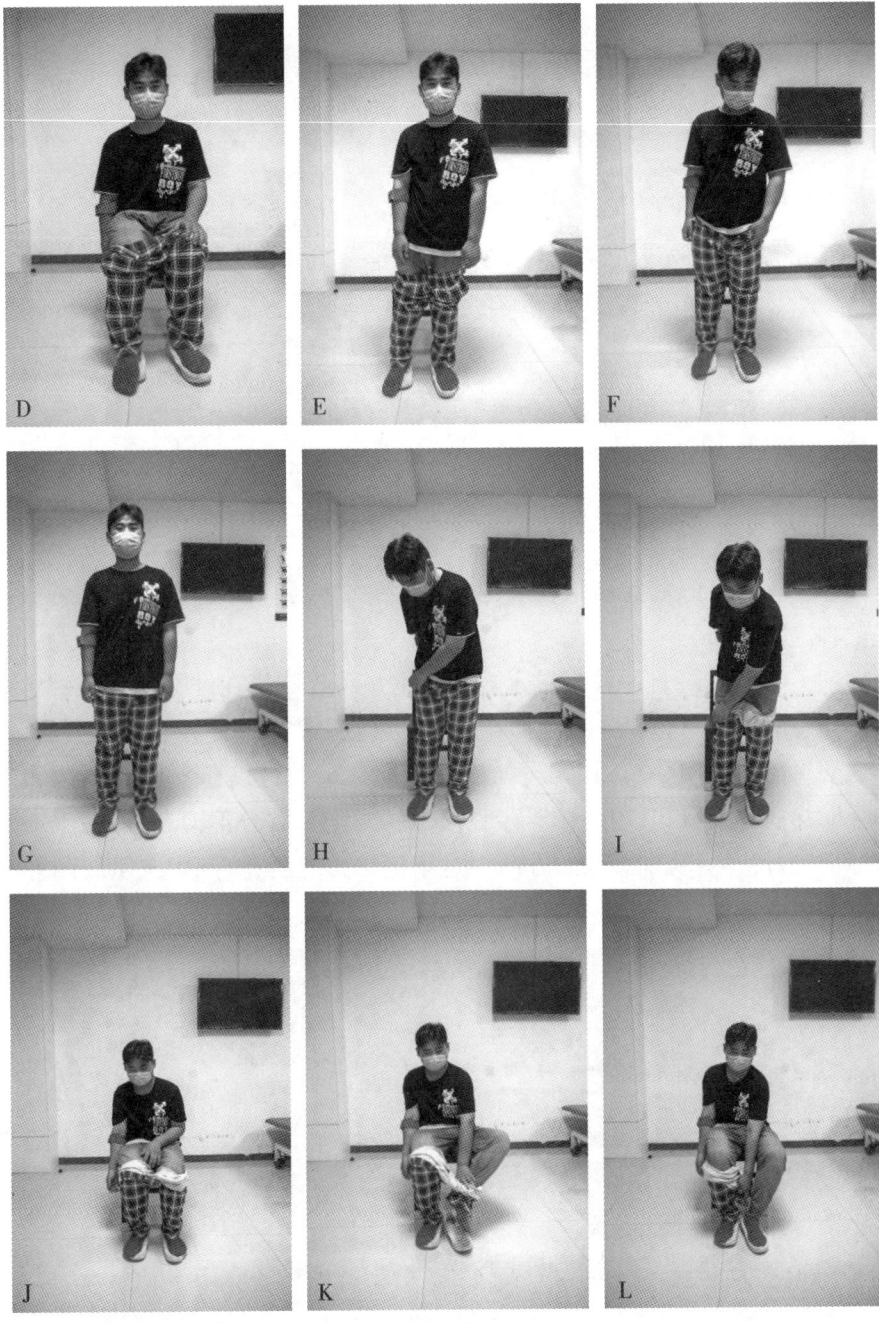

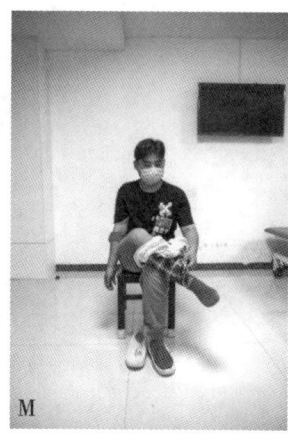 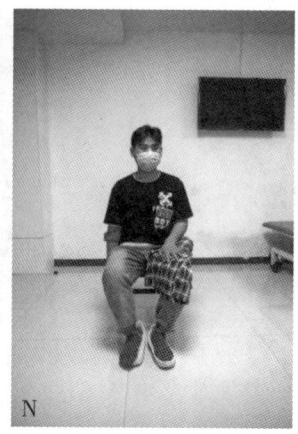

A~G. 穿裤子；H~N. 脱裤子。

**坐椅子穿、脱裤子**

（8）穿脱袜子：将患腿搭在健腿上→健手拿袜子→穿患脚→放下患腿→穿健脚。

（9）穿脱鞋子：健手捡起鞋子放在床上→将患腿搭在健腿上→健手拿鞋子→穿患脚→放下患腿→穿健脚。必要时可教会患者单手系鞋带的方法。

如果需要可用穿衣辅助器，如用魔术贴代替拉链、鞋带，用穿衣钩和扣钩帮助穿衣和系纽扣，用穿袜器穿脱袜子。对于左右分不清者，可在服饰上做标记，方便患者辨别服饰的方向。对于记忆力差者，可利用文字或图像清单帮助患者记忆。

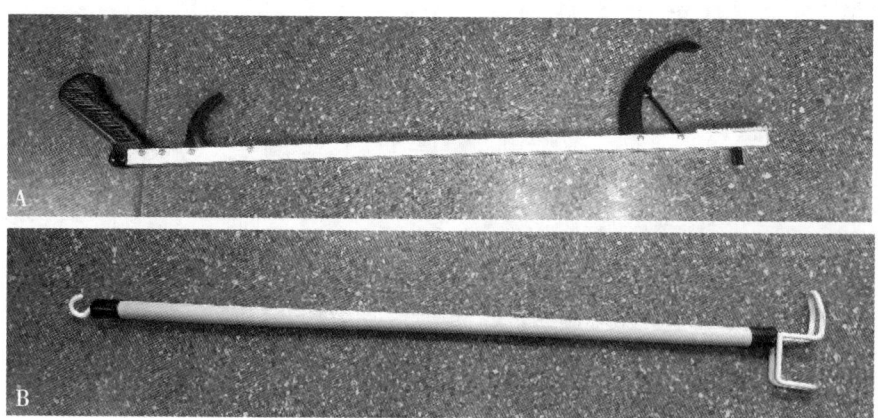

A、B 为不同形状的穿衣辅助器。

**穿衣辅助器**

### 9. 如厕

如厕可通过床上使用便盆、坐厕、入厕转移来完成。其中床上使用便盆需在桥式运动下脱裤子；坐厕先是完成类似的床椅转移，然后穿脱裤子，见前文所述。

患者应能够独立完成从卧位到坐位的转移，并能独立或在帮助下行走或驱动轮椅至少 5 m；患者能够设法开关厕所门；厕所的门槛不要太高；厕所里面应安装扶手；手纸应放在患者易取到的地方。

床上使用便盆和入厕转移方法如下。

（1）床上使用便盆：患者仰卧→健腿勾患腿屈膝撑床，双腿屈曲，双脚踩紧床面→抬臀部→脱裤子→用便盆。结束后双腿屈曲，双脚踩紧床面→抬臀部→取下便盆→穿裤子。

如需帮助，照顾者可一腿站立，另一腿固定患者双脚踝，维持屈膝位，双手在双侧骨盆处向上助力，帮助抬臀部即可。

（2）入厕转移：打开厕所门走进厕所→接近坐厕→从健侧转身，直到坐厕正好位于身后→脱裤子→抓住扶手，然后小心地坐到坐厕上。结束后用手纸→穿裤子→转身冲洗坐厕→出厕所门。

如需帮助，照顾者可参考前述的床椅转移和穿脱裤子的方法进行辅助。

### 10. 洗澡

洗澡需要良好的坐位平衡能力，因为浴室里湿滑的环境会大大降低患者的稳定性。患者穿防滑拖鞋，坐在防滑洗澡凳上，将水管开关、洗澡用品置于健侧，用健侧手洗澡，背部可用长柄刷搓洗，毛巾可放在患侧腋下拧干。

### 11. 肢体康复锻炼操

脑卒中患者的肢体瘫痪为中枢性瘫痪，常表现为"上肢挎篮、下肢划圈"的运动模式，导致患者站立不稳、行走困难、容易跌倒等，必须通过持续正确的康复锻炼才能使其缓解。因此偏瘫患者除了住院期间需要进行康复治疗外，更需要极大的意志力和自制力进行院外的、长期的、无人指导的单独练习。照顾者应该向患者说明进行规律的锻炼是对其健康的投资，患者应每天留出适当的时间进行锻炼。理想的家庭治疗计划包括活动次数应该减少到最少限度（即以最少的运动达到最佳的效果），活动必须是不用护士或照顾者帮助就能完成的锻炼。根据上述原则并结合临床经验，我们制定了一套体操训练方案，临床应用效果良好，具体请扫描二维码观看。

脑卒中上肢
康复锻炼操

脑卒中下肢
康复锻炼操

# 第三节 吞咽困难请别怕

吞咽是指人体从外界经口摄入食物并经咽腔、食管传输到胃的过程。根据食物通过的部位一般可分为口腔期、咽期、食管期,口腔期又分为口腔准备期和口腔推送期。吞咽障碍是指由于下颌、双唇、舌、软腭、咽喉、食管等器官结构和(或)功能受损,不能安全有效地把食物输送到胃内的过程。广义的吞咽障碍应包含认知和精神心理等方面问题引起的行为异常而导致的吞咽和进食情况,即摄食-吞咽障碍。

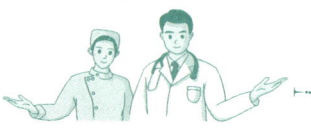

### 脑卒中患者吞咽障碍的发生

脑卒中人群中至少50%的患者存在吞咽障碍。高龄也是导致吞咽障碍的独立因素,65岁及以上的老年人群中,吞咽障碍发生率为7%~13%,在70~79岁和80岁以上人群中,吞咽障碍发生率分别为16%和33%。吞咽障碍与老年脑卒中患者功能恢复尤其密切!

1. 吞咽障碍的临床表现及并发症

(1)口咽期吞咽障碍表现

1)流涎、食物含在口中不咀嚼、反复咀嚼不下咽等。

2)吞咽时呛咳或作呕、反酸。

3)进食时咽部有异物感,食物梗在咽喉部(患者诉说进食时有食物或液体黏附在咽或胸部,有些患者描述为"梗阻感",有些患者描述为"饱胀感"或"窒息感",应引起注意)。

4)口或咽内的分泌物不能吐出。

5)进食时或进食后立刻出现呼吸异常;吞咽时疼痛等。

6)咳嗽或呛咳:如果口腔内的食物过早流入咽部,或吞咽后咽部食物的清除不完全和食管内容物反流至咽,均会使呼吸时有食物进入呼吸道而产生误吸,引起咳嗽或呛咳。如果咳嗽在吞咽时或吞咽后即刻发生,则明显提示吞咽有问题。

7)隐性误吸:隐性误吸是指食物、液体或唾液渗透到声门下未引发咳嗽。有些患者即使食物进入气管,仍然一点症状也没有,称为隐性误吸或无症状性误吸。

(2)食管期吞咽障碍表现:食管性吞咽障碍的特征性表现包括胸痛、胸部堵塞感、延迟反流胃内容物、慢性胃灼热感,进食后呕吐、鼻腔反流等。

(3)其他表现

1)进食行为的变化:进食时摆弄食物、咬下食物的大小不适当;试图吞咽时有情绪变化;进食时间很长或进食时停顿、中断;咀嚼费力,反复多次吞咽;进食时头颈部常做某种运动。

2)进食环境和选择食物的变化:不愿在公众餐厅用餐;偏食,不吃某种质地较硬或较软的食物。

3)声音的改变:发音困难,声音"湿润"、嘶哑。

(4)并发症

1)误吸:是指将口咽部内容物或胃内容物吸入声门以下呼吸道的现象。误吸是吞咽障碍最常见且需要即刻处理的并发症。食物残渣、口腔分泌物等误吸至气管和肺,引起反复肺部混合性感染,严重者甚至出现窒息而危及生命。

2)肺炎:吸入带有病原菌的口咽部分泌物或经过口咽部的食物等,细菌进入肺内繁殖,或胃食管反流使内容物流入气管和肺,先导致肺的化学性损伤,最终导致肺部混合性感染。

3)营养不良:营养不良是指能量、蛋白质及其他营养素缺乏或过度,对机体功能乃至临床结局产生不良影响的现象,包括营养不足和肥胖。营养不足可能导致免疫功能低下,增加感染风险;伤口愈合缓慢;肌无力和骨密度减少,易导致跌倒和骨折;增加伤病的致命风险等。此外,营养不足还会导致食欲减退,因而影响营养的摄取,形成恶性循环。

4）心理与社会交往障碍：因不能经口进食、佩戴鼻饲管等原因，患者容易产生抑郁、社交隔离等精神心理症状。

### 2. 吞咽障碍的评估

（1）洼田饮水试验：主要通过饮水来筛查患者有无吞咽障碍及其程度。饮水试验不但可以观察到患者饮水的情况，而且可以作为能否进行吞咽造影检查的筛选标准。

1）洼田饮水试验的方法：先让患者单次喝下 2~3 勺水，如无问题，再让患者像平常一样喝下 30 mL 温水，然后观察和记录饮水时间、有无呛咳、饮水状况等。饮水状况的观察包括啜饮、含饮、水从嘴唇流出、边饮边呛、小心翼翼地喝等表现及饮后声音变化、患者反应、听诊情况等。

2）洼田饮水试验按 5 级分级进行评价记录，诊断标准见表 8-1。

表 8-1　洼田饮水试验

| 级别 | 评定标准 | 诊断 |
| --- | --- | --- |
| Ⅰ级 | 5 秒之内，一饮而尽，无呛咳 | 正常 |
| Ⅱ级 | 5 秒以上或两次以上喝完，无呛咳 | 可疑 |
| Ⅲ级 | 一饮而尽，但有呛咳 | 异常 |
| Ⅳ级 | 分两次以上喝完，且有呛咳 | 异常 |
| Ⅴ级 | 呛咳多次发生，不能将水全喝完 | 异常 |

（2）反复唾液吞咽试验：嘱患者取舒适体位，让患者尽量快速反复吞咽，观察 30 秒内的吞咽次数。检查时，可在舌面上注入约 1 mL 水或用湿棉签在舌面上划 3~5 下，嘱其吞咽，检测有无吞咽延迟及舌骨、喉部的运动情况。观察在 30 秒内患者吞咽的次数和舌喉复合体的活动度。正常人 30 秒内完成 5~8 次，高龄患者 30 秒内完成 3 次即可。

### 3. 吞咽障碍的居家康复锻炼

吞咽障碍的居家康复锻炼可恢复或提高患者的吞咽功能，改善身体的营养状况；消除因不能经口进食所产生的心理恐惧与抑郁；增加进食的安全，减少食物误咽，减少吸入性肺炎等并发症发生的机会。主要包括口腔感觉训练、口腔运动训练、进食训练等。因患者多不能自行完成口腔感觉训练，此处不做详细介绍。

（1）口腔运动训练：照顾者徒手或借助简单小工具，帮助患者做唇、舌的练习,以加强唇、舌、上下颌的运动控制、稳定性、协调性及力量,提高进食咀嚼的能力。

1)口、唇、舌运动:根据患者的情况,先利用单字单音进行康复训练,如发"a""yi""wu""f""v""k""g""t""d"等音,然后练习缩唇、微笑、伸舌、舔左右口角、舔上下唇、挤压硬颚等动作,再把口唇运动运用到日常生活中,练习吹蜡烛、吹口哨、吹气球等动作。每个动作重复20次。

2)颊肌、喉部运动:示范并嘱患者做张口、闭口、鼓腮、示齿、咀嚼、吸吮等运动。

3)屏气-发声运动:示范并嘱患者坐在椅子上,双上肢及肩前屈90°向前推桌子或双手支撑椅面,做推压运动和屏气,然后突然松手,发"ha"音。

4)声门上吞咽法:示范并嘱患者做深吸气—屏气—吞咽—咳嗽这一系列动作。

(2)进食训练

1)适应证:患者意识清醒、全身状态稳定、能产生吞咽反射、少量吸入或误咽能通过随意咳嗽咳出。

2)体位:由于口腔期及咽期同时存在功能障碍的患者较多,因此开始训练时,应选择既有代偿作用又安全的体位。一般选择半卧位及坐位,颈部前屈,严禁在平卧位下进食。

❖ 口诀为"酸奶蛋羹糊状饭,水饭相拌最难咽,如需半躺健侧进,端坐进食最安全"。

❖ 独立进食的时候最好在稳定的坐位下,保持对称的直立坐姿,并且头和颈有良好的支持。食物应放在患者面前一个稳定的台面上。患者应能保持端坐位30分钟以上无不适感,无呛咳;应具备坐和控制平衡的能力,具备基本的活动能力,有一定的协调性和准确性。

❖ 坐位进食方法:进食前应取下活动义齿→端坐于桌前→头颈部对称直立→患侧手臂前伸靠近餐具→用健侧手进食,如有可能,尽可能地利用患手。

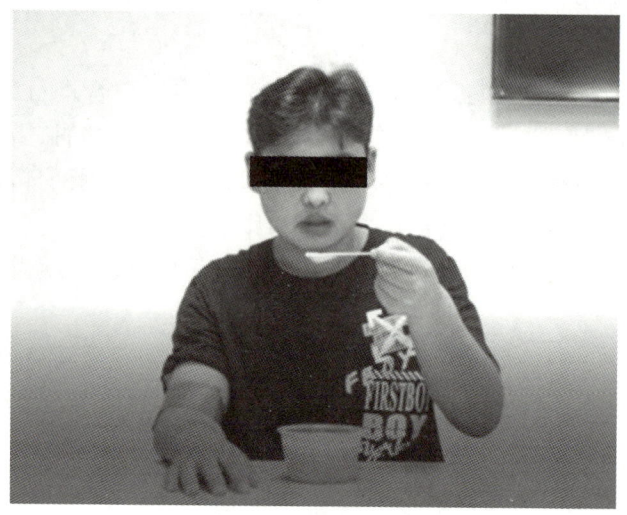

坐位进食

❖ 卧位进食方法：如果患者不能坐，须抬高床头 30°，自健侧喂食。注意进食 30 分钟后再平躺，防止食物反流，造成吸入性肺炎。必要时可为患者提供进食辅具，如防滑垫、带负压吸盘的碗、万能袖套、手柄加粗的刀叉、有把手的杯子、防撒盘子等。

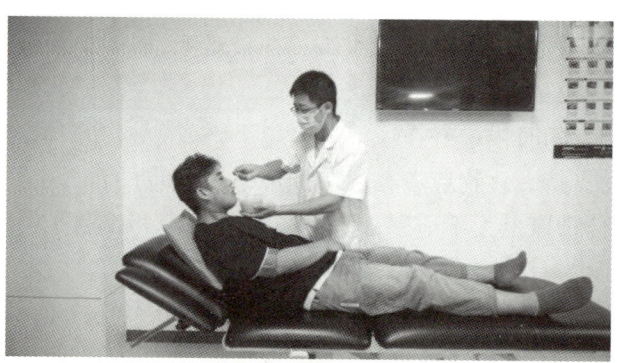

卧位进食

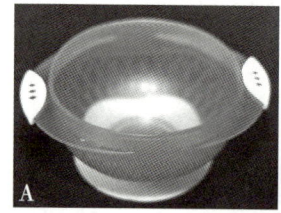 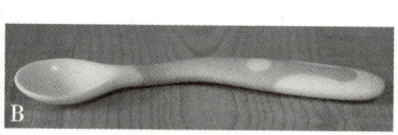 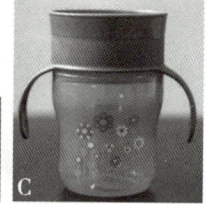

A.带负压吸盘的碗；B.手柄加粗的勺子；C.有把手的杯子。

进食辅具

3) 食物的性状:食物的性状应根据吞咽障碍的程度及部位,遵循先易后难的原则来选择。食物的性状一般分为 5 类:稀流质、浓流质、糊状、半固体如软饭、固体如饼干、坚果等。应将食物加工成密度均匀、黏性适当、不易松散、通过咽和食管时易变形且很少在黏膜上残留的状态。

❖ 患者首选糊状食物进行训练。

❖ 口腔准备期障碍的患者采用菜泥、水果泥和浓汤进行训练,必要时还需使用长柄勺或长注射器将食物放在健侧舌后部或健侧颊部,有利于吞咽食物。

❖ 口腔期障碍的患者采用很软的食物和浓汤。

❖ 咽期障碍的患者采用果蔬泥和湿润光滑的软食,避免食用饼干、干面包等有碎屑的食物。

❖ 食管期障碍的患者采用软食、湿润的食物;避免麻团、年糕、糍粑等高黏性食物和干燥的食物。

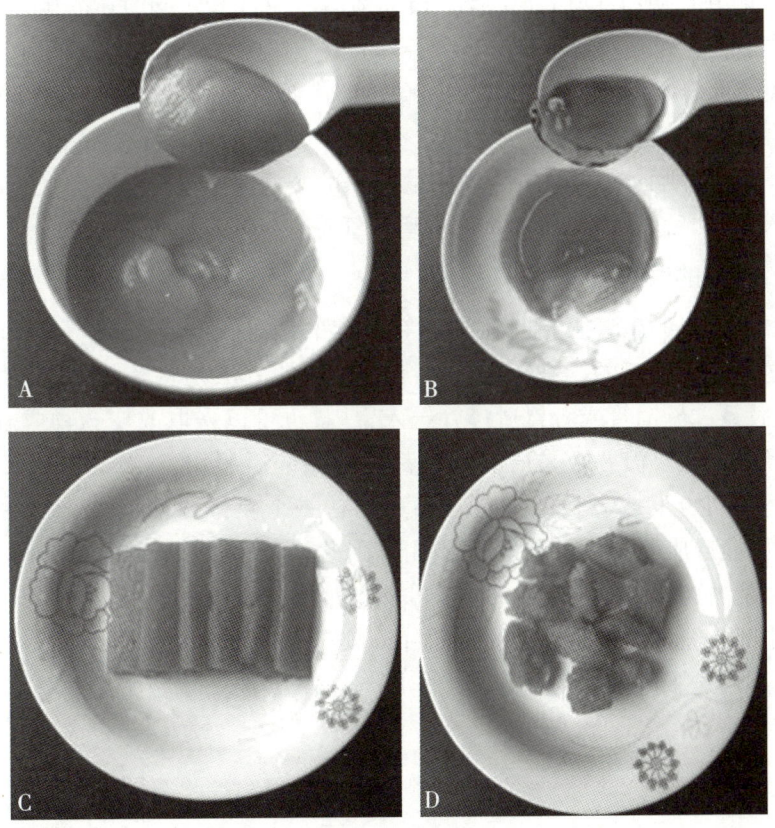

A. 糊状食物;B. 水果泥;C. 软食;D. 湿润的食物。

**不同性状的食物**

4）一口量：即最适于吞咽的每次摄食入口量，正常人约为 20 mL。照顾者协助患者采用容量为 5~10 mL 的勺子，先以 3~4 mL 一口量，同时结合声门上吞咽训练方法试行进食，如无呛咳，可酌情增加至 5 mL、10 mL。注意调节合适的进食速度，第一口吞咽完成后再进食下一口，避免 2 次食物重叠入口的现象。

5）进食速度：以较常人缓慢的速度进行摄食、咀嚼和吞咽。一般每餐进食的时间控制在 45 分钟左右为宜。

6）辅助吞咽动作：目的是去除残留在咽部的食物残渣，减少或避免误咽的发生。

❖ 空吞咽：嘱患者每次进食吞咽后，反复做几次空吞咽，使食团全部咽下，然后再进食，除去咽部残留食物，防止误吸。

❖ 交互吞咽：嘱患者每次进食吞咽后饮 1~2 mL 水，既有利于刺激诱发吞咽反射，又能除去咽部残留食物。

❖ 侧方吞咽：吞咽后让患者下颌分别向左、右侧转，同时做吞咽动作，可除去梨状隐窝部的残留食物。

❖ 点头样吞咽：嘱患者颈部尽量前屈，状似点头，同时做空吞咽动作，可除去会厌谷残留食物。

❖ 低头吞咽：嘱患者在颈部尽量前屈的姿势下吞咽，以保护气道；收窄气管入口，咽后壁后移，使食物尽量离开气管入口处，防止误吸。

### 4. 服药的管理

吞咽障碍的患者服药时往往存在一定的困难，即使通过鼻饲管和胃造瘘管送药也有一定的内在问题。通常所采用的方法是将药物碾碎，用水溶化，然后经过鼻饲管或者胃造瘘管送入胃内，也可以采取改变药物成分和给药途径的方法。但并不是所有药物都适合碾碎后服用，这样可能会改变药物的药代动力学或者效能。将几种药物在一个碾钵中碾碎混合并一起服用，也可能造成药物之间的相互作用。因此，管理吞咽障碍的患者时，应该咨询医院内药师或药物信息中心，寻求最适当、最安全的给药方法。

能部分经口进食的患者服用药片或胶囊时，可选择凝胶（如常用的和药顺）包裹后送服以确保药物的治疗作用与进食安全。

# 第九章
# 脑卒中患者如何进行情绪调节？

## 第一节 情绪自评早知道

### 1. 情绪自评的重要性

脑卒中对于患者及家庭来说往往意味着创伤、打击和破坏。脑卒中患者5年内卒中后抑郁发生率高达31%，如未及时发现和治疗，将影响脑卒中患者的疾病恢复。情绪自评能够更好地帮助患者识别和控制自己的情绪，从而更好地应对生活中的挑战。情绪与身体健康也有着密不可分的联系，积极的情绪能够提高患者的身体免疫力，同时也能够提高患者的幸福感和生活品质；而消极的情绪则会对身体造成负面的影响，引发身体上的疾病和心理问题。

### 2. 识别情绪，从了解患者心理变化开始

脑卒中患者常经历5个心理阶段，包括震惊期、否定期、抑郁期、反对独立期和适应期。

（1）震惊期：指患者意识到自身病情的严重性后，出现情感上麻木或休克状态的急性应激反应阶段，表现为惊吓、迷惑和不知所措，对周围的人或事无反应。本阶段持续时间短，一般持续几秒到数天的时间。

（2）否认期：指患者经过心理打击后，为避免出现更大的心理痛苦，对已经发生的事实采取否认态度的心理阶段，主要表现为患者不相信疾病无法痊愈，四处咨询专家，回避负面信息。此时患者对于病情的心理是敏感、矛盾的，行为上可能会出现骂人、摔物、不合作等攻击行为，此阶段可持续数周或数月的时间。

（3）抑郁期：随着治疗和康复的进行，患者逐渐意识到脑卒中带来的危

害,如运动、言语、感觉障碍等,生活方式发生巨大改变,使得患者感觉自己成为家庭和社会的负担而失去希望、心灰意冷、焦虑不安,甚至出现自杀的念头。此阶段持续数周或数月不等,其中卒中后抑郁是患者较常见的并发症,影响约 1/3 的患者,因此应该倍加关注这一时期。

(4)反对独立期:指患者内心默认或接受疾病事实,但在适应疾病和残疾后生活方面出现障碍的心理阶段,表现为意志力减退、对他人过度依赖等。此阶段持续数月或数年不等。

(5)适应期:指患者不再对疾病过分担心和恐惧,在心理上和行为上能够接受患病后的家庭和社会生活,表现为患者逐渐意识到脑卒中诸多症状可通过康复和训练改善,开始积极康复,争取生活自理并努力回归社会。

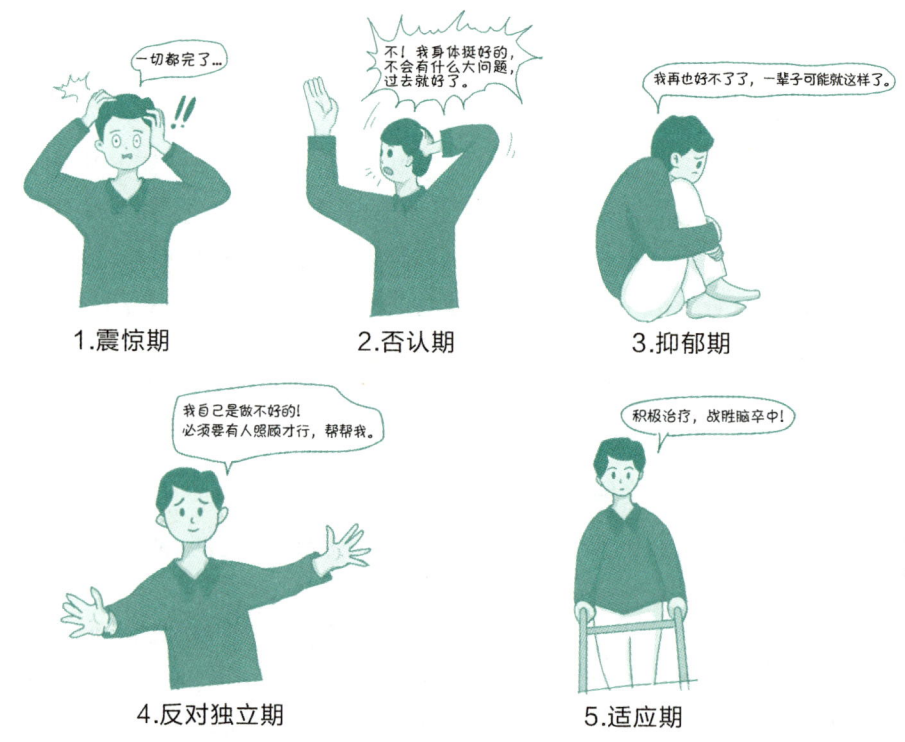

3.认识脑卒中患者常见的情绪问题

(1)卒中后抑郁:卒中后抑郁(post-stroke depression,PSD)是指发生于脑卒中后,表现为一系列抑郁症状和相应躯体症状的综合征;是脑卒中常见的并发症之一;可发生于脑卒中后的任何时间,快的一般为脑卒中后 1 周,慢的可能在脑卒中后 3 个月甚至更长时间;5 年内发生率高达 31%;如未及时发现和治疗,将影响脑卒中患者的疾病恢复。

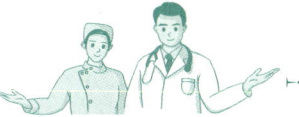

> 案例:68 岁的谦大爷活泼风趣,退休生活丰富多彩,但就在几个月前,因突发右侧手脚麻木,在医院被诊断为"脑梗死"。经过积极治疗,症状明显缓解,仅仅遗留轻微肢体麻木感。但最近,谦大爷的照顾者发现他变得很"沉默",不爱说话、不喜说笑,不再愿意参加以前喜欢的文娱、体育项目。经过医院评估,谦大爷竟是患上了"卒中后抑郁"。

主要表现:①大部分时间内总是感到不开心、闷闷不乐,甚至痛苦;②兴趣愉快感减退或丧失,对平时所爱好、有兴趣的活动或事情不能像以往一样愿意去做并从中获得愉悦;③易疲劳或精力减退,每天大部分时间都感到生活枯燥无意义,度日如年;④经常想到活在世上没有什么意义、生不如死,严重者有自杀的倾问。

(2)卒中后焦虑:不同于卒中后抑郁,轻度脑卒中患者更容易出现焦虑情绪。卒中后焦虑(post-stroke anxiety,PSA)是脑卒中后以焦虑症状群为主要表现的情绪障碍,主要表现为脑卒中后过度紧张、担心、害怕的内心体验,伴或不伴自主神经系统功能亢进症状。

主要表现:①情绪方面,患者可能表现出持续的紧张、不安、恐惧等情绪,对日常活动失去兴趣,甚至出现抑郁症状;②身体方面,焦虑可能导致患者出现心悸、胸闷、气短等身体不适感,严重影响患者的生活质量;③行为方面,患者可能表现出逃避行为,如避免社交、拒绝康复训练等,这些行为可能进一步加重患者的焦虑情绪。

### 4. 情绪问题不可忽视

卒中后抑郁与焦虑状态往往同时存在并互相影响,给患者及其家庭带来了沉重的负担。情绪问题的危害有很多方面,影响巨大,然而这一并发症往往容易被忽视,常在病情较严重时才会被发现和重视,对患者的身心造成极严重的影响,具体如下。

(1)影响康复进程:卒中后抑郁患者症状恢复起来要比没有抑郁症的患者慢,患者对于康复和治疗没有信心,康复的意愿和主动性会降低,从而延缓了脑卒中患者神经功能的恢复。

(2)不良疾病预后:卒中后抑郁会增加疾病治疗的复杂性及其他疾病的发生率和死亡率,导致治疗费用上升,住院时间延长。

(3)生活质量下降:卒中后抑郁患者可能出现记忆力下降、注意力无法集中等现象,患者独立生活能力降低,且焦虑状态会影响患者的睡眠质量,这将影响患者的日常生活,降低其生活质量,增加复发风险。很多研究都已经证实抑郁是脑卒中的危险因素,会导致脑卒中复发。

### 5. 脑卒中患者如何识别情绪困扰?

(1)当出现可疑症状时,脑卒中患者在家如何进行初步筛查?

1)卒中后抑郁筛查:我们可通过"90秒四问题提问法"进行简单的初步筛查。如果回答均为阳性,则需要进一步的量表评估,以判断抑郁症状的严重程度,指导临床诊断和治疗。

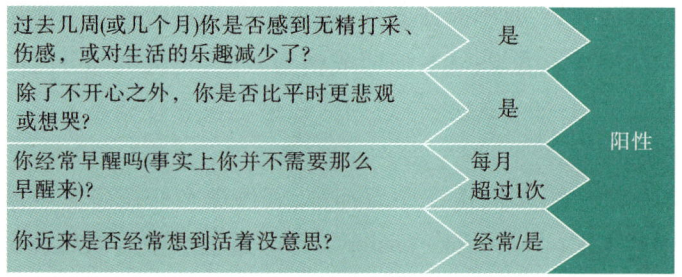

90秒四问题提问法

患者健康问卷是一种抑郁症状自评量表,用于抑郁症状的快速筛查和评估(表9-1)。量表共包含9项,每项可选4种程度,每种程度分别对应得分0~3分,总分为0~27分。评分5~9分提示轻度抑郁,评分10~14分提示中度抑郁,评分15~19分提示中重度抑郁,评分20~27分提示重度抑郁。

表9-1 患者健康问卷

| 在过去的2周内,有多少时候您受到以下问题的困扰? | 完全不会 | 好几天 | 一半时间 | 几乎每天 |
| --- | --- | --- | --- | --- |
| 1.做事时提不起劲或没有兴趣 | 0 | 1 | 2 | 3 |
| 2.感到心情低落、沮丧或绝望 | 0 | 1 | 2 | 3 |
| 3.入睡困难、睡不安稳或睡眠过多 | 0 | 1 | 2 | 3 |
| 4.感到疲倦或没有活力 | 0 | 1 | 2 | 3 |

续表 9-1

| 在过去的 2 周内,有多少时候您受到以下问题的困扰? | 完全不会 | 好几天 | 一半时间 | 几乎每天 |
|---|---|---|---|---|
| 5. 食欲减退或吃太多 | 0 | 1 | 2 | 3 |
| 6. 觉得自己很糟糕或觉得自己很失败,或让自己和家人失望 | 0 | 1 | 2 | 3 |
| 7. 事物专注有困难,例如读报或看电视时 | 0 | 1 | 2 | 3 |
| 8. 动作或说话速度缓慢到别人已经察觉,或正好相反,烦躁或坐立不安、动来动去的情况更胜于平常 | 0 | 1 | 2 | 3 |
| 9. 有不如死掉或用某种方式伤害自己的念头 | 0 | 1 | 2 | 3 |

2) 卒中后焦虑筛查:广泛性焦虑量表(GAD-7)可用于筛查广泛性焦虑及评估其症状严重程度(表 9-2)。每个条目分值为 0~3 分,总分为 0~21 分,得分越高表示焦虑症状越重。0~4 分提示无焦虑,5~9 分提示轻度焦虑,10~15 分提示中度焦虑,16~21 分提示重度焦虑。

表 9-2 广泛性焦虑量表

| 在过去的 2 周内,有多少时候您受到以下问题的困扰? | 完全不会 | 好几天 | 一半时间 | 几乎每天 |
|---|---|---|---|---|
| 1. 感觉紧张、焦虑或急切 | 0 | 1 | 2 | 3 |
| 2. 不能够停止或控制担忧 | 0 | 1 | 2 | 3 |
| 3. 对各种各样的事情担忧过多 | 0 | 1 | 2 | 3 |
| 4. 很难放松下来 | 0 | 1 | 2 | 3 |
| 5. 由于不安而无法静坐 | 0 | 1 | 2 | 3 |
| 6. 变得容易烦躁或急躁 | 0 | 1 | 2 | 3 |
| 7. 感到似乎将有可怕的事情发生而害怕 | 0 | 1 | 2 | 3 |

(2)卒中后抑郁临床诊治的参考流程:通过抑郁的严重程度将其划分为轻度、中度和重度。轻度抑郁患者无须治疗,提供心理支持,加强健康教育,患者可自行调节;中度和重度抑郁患者应该进行药物和心理治疗,若症状可

以缓解,则继续维持治疗,若未缓解或在治疗过程中有自杀的风险、反复复发、治疗效果不明显等,则建议转至精神科进一步治疗。

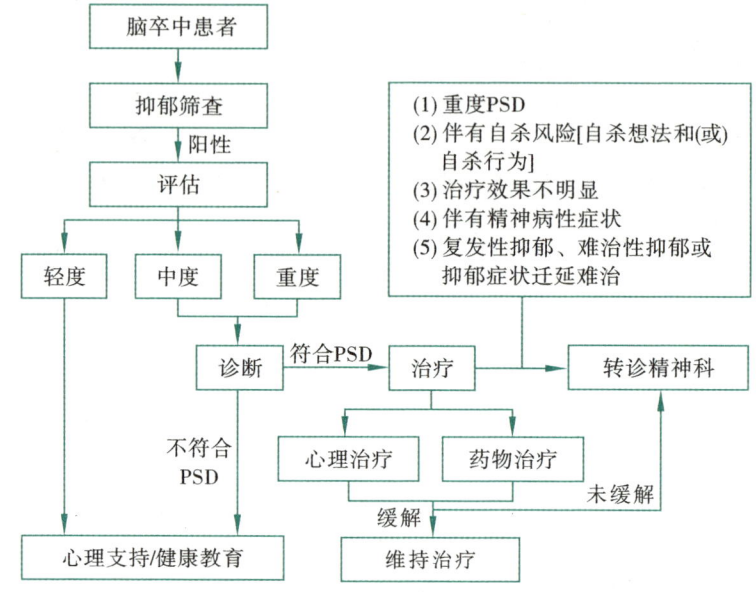

卒中后抑郁(PSD)临床诊治的参考流程

### 6. 情绪自评怎么做?

(1)记录情绪波动:患者可以每天都记录自己的情绪波动,包括愉悦、焦虑、抑郁、恐惧等情绪,以及每种情绪的强度和持续时间。

(2)使用标准化心理评估量表自评:患者可以使用情绪量表对自己的情绪状态进行评分,比如广泛性焦虑量表测评焦虑水平、患者健康问卷测评抑郁水平等。这些量表可以帮助患者客观评估自己的情绪状态,也有助于医护人员了解患者的情绪变化。

(3)观察日常情绪变化

1)情绪稳定性:注意患者是否经常出现情绪波动,如易怒、易哭或易激动等。

2)兴趣与活力:观察患者是否对以前感兴趣的活动失去兴趣,或者感到疲劳、缺乏活力。

3)睡眠障碍:观察患者是否存在入睡困难、早醒或睡眠过多等睡眠障碍问题。

4)食欲变化:观察患者的食欲是否有明显变化,如食欲减退或暴饮暴食。

(4)寻求专业帮助：如果患者发现自己的情绪波动较大或者波动持续时间较长，影响生活质量和康复进程，建议患者及时寻求专业的心理咨询或心理治疗人员帮助，例如心理医生、心理治疗师或心理咨询师。

(5)与家人或朋友交流：患者可以与亲人或朋友分享自己的情绪体验，接受他们的支持和理解，也有助于改善情绪状态。

## 第二节　自我接纳很重要

### 1. 自我接纳的概念

随着积极心理学的不断发展，研究者发现个体在经历疾病、灾难等压力事件时，不仅会产生消极的心理反应，而且会产生一系列积极的心理变化，即自我接纳，其核心概念主要为个体对自身接纳及认可程度的主观认识和个体对自身外貌及能力等客观条件的接纳与认可程度。

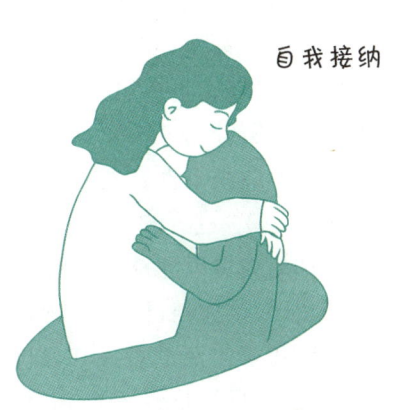

自我接纳

### 2. 自我接纳的方法

(1)接纳承诺疗法：接纳承诺疗法是行为治疗中的新型干预方式，可以很好地提高患者的自我接纳水平。接纳承诺疗法是通过"六边形"模型的6个相互关联的核心治疗过程来实现的。患者可以通过以下步骤进行自我接纳。

1)不再逃避，勇敢接纳：①脑卒中患者表达对疾病康复或预后的担忧，表达自己内心真实感受。②隐喻。"不要想一头猪"实验（看隐喻卡片，在接下来的5分钟不要想那头猪……时间到，在这5分钟里，你想了它多少次？），让自己明白对疾病的担忧是正常的，越逃避压抑反而会越强化这些负性情绪和想法。

2)从不良想法中脱离，提升心理灵活性：①发现自己有不利于疾病治疗的想法和行为，学会解离，有负性想法的时候，前面加一句"我注意到我现在有这样一个想法……"，或反复重复感受，直到成为无意义的名词，或用滑稽的语调说出来。②隐喻解离。使用隐喻卡片"乡间路上的羊群"，进行正念解离练习。例如,想象自己坐在家门口的路边,路上有一群羊经过,把大脑中蹦出来的各种想法放在羊背上,让它们随着小羊移动;如果想法停止出现,就注视羊群,看羊群悠闲地活动;如果有不舒服的感觉出现,承认这种感觉就好,"这里有一种厌烦的感觉",然后把它放在羊背上,让它随之移动;注意你的想法会不时地勾住你,你就会不再处于练习的状态,这是很正常也很自然的事情,请温柔地承认它,并重新开始练习。

3)接触当下,欣赏风景:①在网上搜索美景图片或舒缓音乐,和照顾者一起欣赏。②隐喻正念练习。农具正念(以木梯为例,认真观察木梯,看看它有几阶,它有多高,什么颜色,有什么纹理,每一阶高度是否一样,是用什么固定的……),可借用隐喻卡片或其他农具。

4)提供视角,观察接纳:①隐喻练习。"戏台隐喻"(想象你的那些想法/情绪/感受,甚至你的身体,正在上演一场戏剧,它们只是演员扮演着不同的角色,你坐在台下可以看到这个表演,戏剧一直在进行,而你是不变的),帮助自己理解"3个自我"。②患者通过回忆几段过去生活中印象深刻的事情,让自己明白观察性自我在那里永不变,内心一直有一个安全的地方不会受到伤害。③"过程的你"练习(注意你的呼吸—你正在呼吸,你也在注意着呼吸—如果你可以注意到呼吸,你就不会是呼吸—从出生你就在呼吸,肺部一直变化,但注意自己呼吸的你一直是一样的)。

5)思考生活的意义和目标:①利用指南针隐喻明白价值和目标(价值是此时此刻,目标是将来),在靶心图上画下自己现在的状态。②患者可以想象如果自己没有疾病,未来理想的生活是什么样的,"健康的生活方式"或"保持身体健康"本身就是一种价值。

(2)其他疗法:催眠疗法、意象对话疗法、团体心理咨询、限制性团体沙盘等方法也可以提高自我接纳水平。

# 第三节 寻求支持有必要

1. 寻求支持的概念

寻求支持是指向他人倾诉并寻求精神上的支持和理解或者实际帮助。寻求支持的概念最早出现于社会心理学领域,是指将社会支持作为一种应对策略,包括寻求父母、教师、其他成年人或同龄人的接触、安慰、建议或帮助。在发展心理学领域,依恋理论中也有关于寻求支持的定义,寻求支持作为一种压力调节策略的观点是依恋理论的核心。

**2. 寻求支持的重要性**

社会支持的交换是人类交流的基本形式,并会影响人们的身心健康。基于心理学视角下的社会支持研究往往将其与健康、幸福感等概念联系在一起。社会支持被认为是整体健康重要的预测性因素之一,且更侧重于心理层面的健康。当脑卒中患者经历孤独、抑郁等令人不安的情绪时,通常需要通过倾诉和社会支持来减轻心理压力。提供帮助者一般通过口头信息或非语言性行为向接受者提供社会支持。寻求支持是重要的适应性情绪调节策略,包括向他人倾诉、寻求精神上的支持和理解或者实际帮助,可以向他人表达自己的感受、寻求解决问题的建议等适应性的方式应对当前的压力事件,从而缓解面临的压力,减轻抑郁症状。

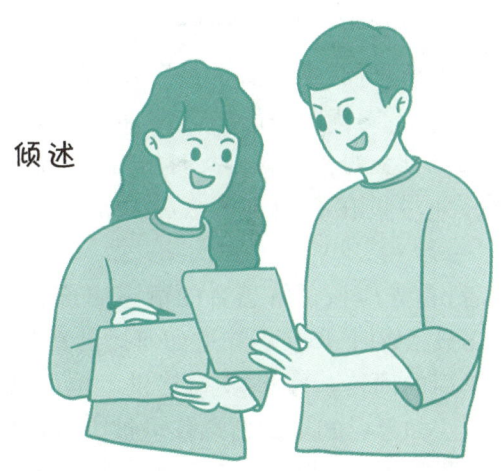

**3. 寻求支持的方法**

传统社会支持依托家人、朋友等现实关系网络,支持互动基于深度联系运作,重在"联系",即支持网络不一定很广,但带来的效果却更深刻。强连接背后是较深的情感联结与依赖,因此当熟悉的家人、朋友能够与患者共情时,能使患者感受到更深的情感满足。当患者在日常生活中面临挑战或经历负性情绪时,他们经常会寻找与其关系亲密的人(如父母、兄弟姐妹、朋友、同事)来寻求安慰、支持、建议和解决问题的帮助。无论是接受社会支持,还是相信自己能够获得强大的、高质量的社会支持,都被证明是对个体心理健康的重要保护因素,可以显著减轻个体的抑郁症状。

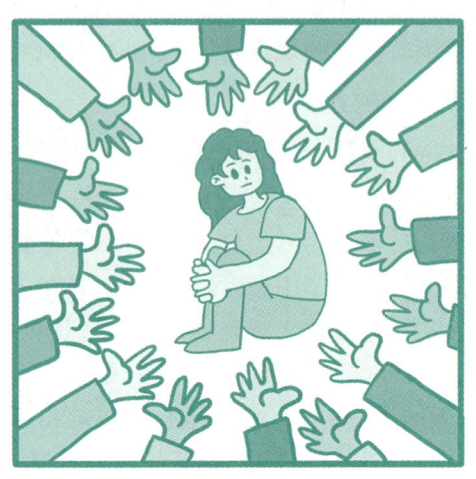

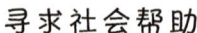

如果患者在线下无法找到有意义的关系或者进行有意义的交流,在社交媒体平台中寻求社会支持可以作为替代解决方案。社交媒体下虚拟空间的社会支持机制则有所不同,主要依靠弱关系的广泛性连接更多节点运作,重在"连接",即不在于支持网络的纵深性,而依靠广连接带来支持的及时多元。但是在使用社交媒体表露自我时须格外谨慎,要酌情考虑表露情绪的方式和受众,并尽量在不损害个人公众形象的前提下进行互动交流。

作为支持提供者,首先应该了解患者的情感痛苦和获得支持的艰辛。当我们看到有人透露孤独感时,即使不知道如何提供真正的社会支持,我们至少可以给出一些正面的回复。另外,支持提供者也可以适时考虑社交媒体信息中的线索提示。如果已知求助信息仅可被少数群体查看,信息发布者很大程度上存在实际问题并需要真正意义上的帮助与安慰;反之,如果该消息可被所有受众查看,则发布者很可能只是通过表露情绪来抒发痛苦的感受。

## 第四节 创伤后成长你可以

**1. 创伤后成长的概念**

创伤后成长是指个体在与创伤性事件或情境进行抗争过程中体验到的心理正性变化,研究证实积极的情绪可降低脑卒中复发的风险。有学者认为创伤后成长更加强调个体经历创伤后不仅适应水平、心理功能、生命意识等得以恢复,而且在原有基础上有进一步的超越。

**2. 创伤后成长的益处**

创伤后成长可改善脑卒中患者生活质量、疾病康复及心理状态。随着积极心理学的不断发展与壮大,研究人员不再仅仅依靠消极心理学的观点寻找修复患者心理问题的方式,而是致力于研究患者的积极品质和积极力量来帮助患者挖掘其自身的潜力,增进健康,提高生活质量。

积极心理学涵盖诸多概念,既往研究显示脑卒中患者存在不同类型的积极心理,如希望、幸福感、自我效能及创伤后成长,各个积极心理类型在概念上相互交叉,但又有所不同。脑卒中因具有起病突然、不易控制、对生命具有潜在威胁等特征而被视为创伤性事件,经历创伤后经过复杂的认知过程和心理调适,患者可以体会到积极改变。能够呈现出脑卒中患者遭受疾病打击后显现积极改变的特有心理变量正是创伤后成长。作为积极心理学的重要组成部分,创伤后成长可以为患者提供额外的康复效果,在某种程度上改变患者的健康行为;并且随着时间的推移,将反映于患者生命意义的变化,与人生价值相关联。多项实证研究表明,促进创伤后成长可改善脑卒中患者的生活质量、疾病康复及心理状态。

**3. 创伤后成长的方法**

(1)正念冥想疗法:需要创建安静环境,找一个安静、舒适的地方进行冥想练习,可以是一个安静的房间或户外的环境;采取舒适的姿势,选择一个舒适的坐姿,可以是跏趺坐、坐在椅子上,或者其他令患者感到自在的姿势;专注于呼吸,开始时将注意力集中在自己的呼吸上,注意每一次的呼吸,体会气息进出身体的感觉,当思绪开始游离时轻轻地将注意力回到呼吸上;观察内在体验,在冥想过程中,不要试图阻止或改变内在体验,只是将注意力集中在感知这些体验上,接纳它们的存在,但不做评价或判断;培养善良态度,在冥想中,可以尝试培养善良和接纳的态度,对自己和他人怀有慈悲和理解。正念冥想疗法是一种需要持续练习的技能,建议患者每天坚持一定时间的冥想,以稳步提升技能并获得更多益处。

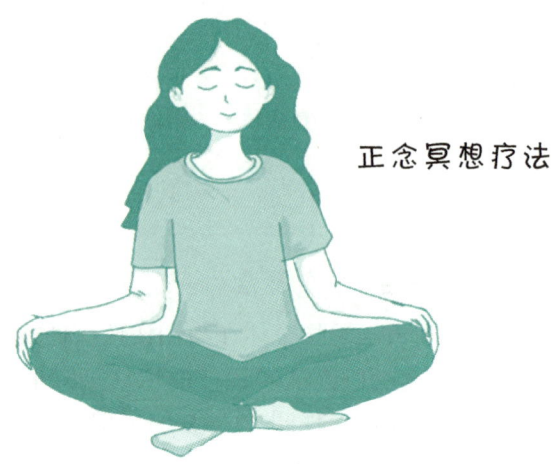

正念冥想疗法

(2)正念减压疗法:患者集中注意力于身体及呼吸的起伏;减少对客观存在的担忧,同时增加对不舒适状态的忍耐;通过瑜伽训练放松肢体和减轻紧张情绪。正念减压疗法对缓解患者的焦虑状态、情绪混乱、愤怒等有显著效果,同时可提高患者创伤后成长水平和免疫功能。

(3)基于赋能理论进行创伤后成长:赋能作为自我管理的一种方式,注重发挥患者自身潜能,调动患者积极性,促进患者主动参与到康复过程中,可有效提高患者创伤后成长水平。

1)激发患者责任:患者可以从自我(性格、经历、体验)、家庭(提醒幸福、感受孝道)、社会(资源、政策、卫生服务等)寻找健康责任,找出康复动机。

2)熟识自我积极应对策略:①进行情绪宣泄或转移焦点;②学会自我激励;积极分享几件快乐的事;③学会幽默减压;④学会向下社会比较。

3)提升患者幸福感:①反思感激的人或事;②进行情感表达,当着亲人的面说出对他们的爱及感恩。

4)促进患者心理调适:①探寻几件有信心的事;②描述回归家庭可完成的几件事;③写出为目标需做的努力。

(4)暴露疗法:暴露疗法通过逐渐暴露患者于引发焦虑或恐惧的情境或对象,帮助患者逐渐适应并面对恐惧,最终降低焦虑水平。治疗师可以通过对存在创伤后应激障碍的出院患者进行一段时间的标准化想象暴露,并将暴露内容刻录为磁带,让患者每周重复听5次以上,从而改变其对刺激的感知,建立新的行为模式。暴露疗法可以减轻患者的创伤后应激障碍症状。

(5)体力活动:体力活动可以通过情绪的释放减轻患者的焦虑状况,社会支持被看作是决定心理应激与健康关系的重要中介因素,运动作为社会支持的保护因素可以提高创伤后成长水平。

(6)自我表露/表达:创伤者通过表达内心的消极情感,思考创伤意义和自身感受,激发其创伤后的认知加工,从而促进创伤后成长。创意艺术治疗以创造性写作和绘画来引导认知,根据患者的需求和目标,确定适合的艺术形式进行治疗。并且有些患者可能更适合通过绘画来表达情绪,而有些患者可能更适合通过音乐或舞蹈来释放压力和情绪。自我表露一般从"如何做自己""怎样治愈自己",鼓励创伤者不断剖析内心感受。

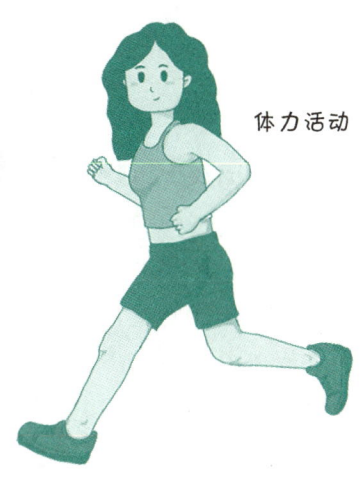

体力活动

(7)认知行为疗法:治疗师与患者一起进行初步评估,了解患者的问题和具体需求;认知重构,治疗师与患者一起识别和挑战消极的思维模式和信念,帮助患者理解自己的思维对情绪和行为的影响;行为技能训练,治疗师与患者一起制订具体的行为改变计划,以帮助患者改善行为习惯和应对问题;行为实践,患者在治疗过程中通过实际的行为练习来巩固新习惯和技能,并且可以获取实际的反馈。在认知行为疗法中,患者可以通过学习应对压力和解决问题的技能,更好地处理挑战和困难,并减少情绪的负面影响。

(8)心理咨询:心理咨询主要通过语言的作用强调个体正向、积极的能力和特质,从而促进目的性、反刍性沉思。心理咨询师会认真倾听来访者的倾诉,理解其感受和需求;再根据来访者的描述和表现,进行必要的心理评估和诊断,以明确问题的性质和原因;根据评估结果,制定个性化的咨询方案;运用专业的心理咨询技术和方法,如来访者中心疗法、认知行为疗法等对来访者进行干预和指导。

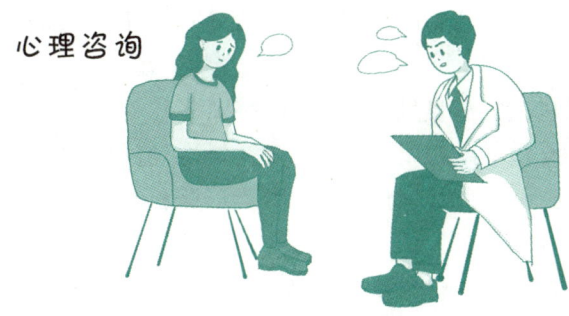

心理咨询

# 第十章 脑卒中患者如何管理常见并发症？

脑卒中的常见并发症主要有肢体挛缩与疼痛、肩关节半脱位、压力性损伤、排泄障碍、下肢静脉血栓、肌少症、认知障碍等。这些并发症种类繁多、病况复杂，对患者的伤害极大，下面就让我们来看看该如何管理这些并发症吧。

## 第一节 肢体挛缩与疼痛

### 1. 肢体挛缩

（1）认识肢体挛缩：肢体痉挛是脑卒中后常见的并发症之一，发生率约为40%。脑卒中患者常因运动神经元损伤导致肌张力增加，进而引发肌肉、关节活动范围的受限，出现肢体挛缩。严重的肢体痉挛不仅会导致关节活动度的受限、灵活性和姿势的异常，而且会引起不可逆的关节挛缩、肢体功能丧失及残疾，极大地影响患者的生活质量，并增加照护者的负担。上肢挛缩会影响患者进食、穿衣、写字等，下肢挛缩会影响患者行走、下蹲、上下楼梯等日常行动。

（2）肢体挛缩的防治：防治脑卒中患者肢体挛缩的方法很多，常用的主要有以下几种。

1）早期摆放良肢位：良肢位，又称抗痉挛体位，是为了保持肢体的良好功能，防止或对抗痉挛出现，保护肩关节及早期诱发分离运动，从治疗护理的需要设计出的一种临时性体位。正确的良肢位摆放有利于保护肩关节、躯干、下肢，防止痉挛的出现。不正确的卧位会诱发或加重痉挛，进而引起关节挛缩，导致患者严重功能障碍。良肢位的摆放应在患者生命体征稳定、神经学症状不再发展后48小时内进行，并坚持康复的全周期。不同的体位良肢位不同。

# 第十章 脑卒中患者如何管理常见并发症?

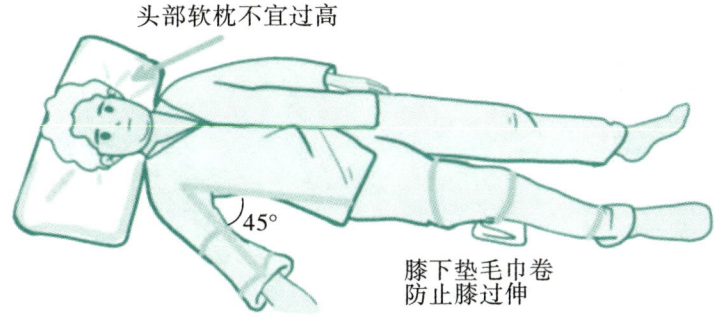

仰卧位的良肢位

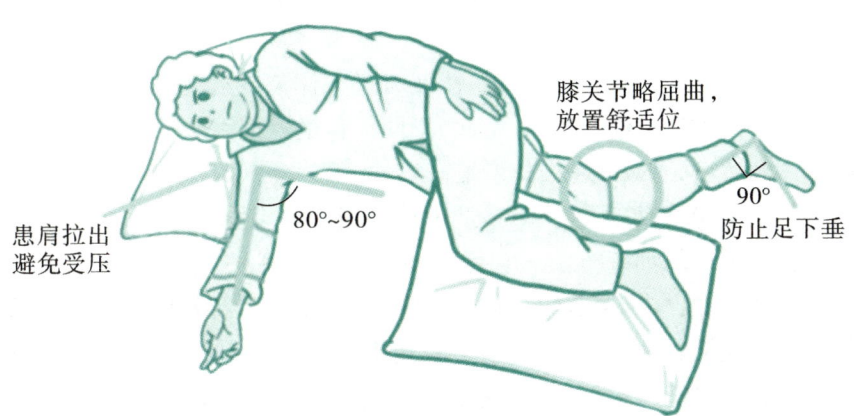

患侧卧位的良肢位

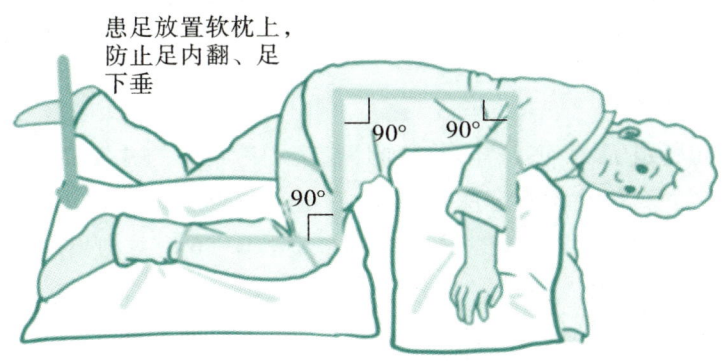

健侧卧位的良肢位

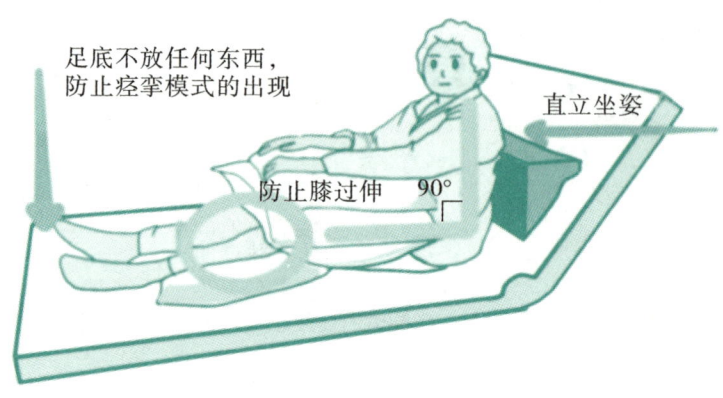

半坐卧位的良肢位

2）及时进行体位变换：根据病情及时进行体位变换是预防肢体挛缩最简单且有效的方法。通过翻身、坐起，不同体位的及时变换可促进肌肉和关节的伸展和运动，有效避免肢体挛缩。

3）被动关节活动度维持训练：此训练是指患者完全不用力，全靠治疗师来完成关节活动的训练方法。它可保持肌肉的生理长度和张力，维护关节正常形态和功能，维持关节的正常活动范围，适用于因各种原因不能主动运动的患者。被动运动，能增加患者的感觉刺激输入，促进患肢的血液循环，防止关节周围组织出现粘连，促进各关节正常活动度的恢复。

4）牵张训练：通过软组织牵伸技术让患者有意识地拉长挛缩或短缩的软组织，重建和加强周围软组织的伸展性，调节肌张力。常用的牵张训练方法有肩关节牵张训练、髂胫束牵张训练、小腿三头肌和跟腱牵张训练等，可在专业人员的指导下进行练习。

### 2. 卒中后疼痛

（1）认识卒中后疼痛：卒中后疼痛是脑卒中后常见的并发症之一，包括中枢性卒中后疼痛、痉挛状态所致疼痛、肩不全脱位所致疼痛、周围神经性疼痛、头痛和其他类型的疼痛。通常在脑卒中后 3～6 个月内出现。10%～55% 的脑卒中患者可能会发生卒中后疼痛，与脑卒中发生的部位有着密切关系，最常见的发病部位是丘脑及脑干。

大多数卒中后疼痛是自发性疼痛，没有间歇，并随着病程的延长，呈进行性持续加重。其疼痛性质可表现为烧灼样、刀割样、压榨样等，以烧灼样痛最常见。这些痛感可以单独出现，也可以多种痛感合并存在。还有些患者会出现痛觉过敏，即轻微刺激，例如情绪变化、肌肉收缩、肢体运动、冷热刺激，甚至触摸、风吹等，即可诱发疼痛或疼痛加重。

（2）卒中后疼痛的防治

1）疼痛的评估

❋评估工具：目前常用的疼痛评估方法有数字评分法、视觉模拟评分法等，疼痛评估尺是评估疼痛的有效工具。

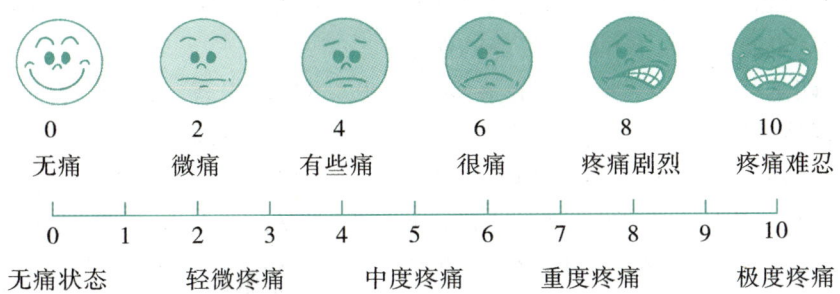

❋评估频率：疼痛评分 0~3 分，为轻度疼痛，每日评估 1 次。疼痛评分 4~6 分，为中度疼痛，每日评估 2 次。疼痛评分 7~10 分，为重度疼痛，每日评估 4 次。

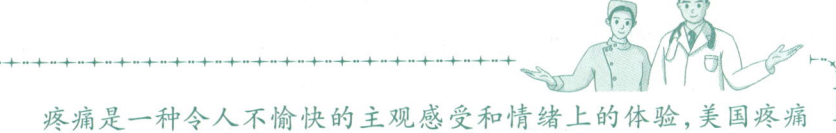

疼痛是一种令人不愉快的主观感受和情绪上的体验，美国疼痛学会主席 James Campbell 提出将疼痛与血压、体温、呼吸、脉搏一起，作为第五生命体征，是生命体征的重要指标。

2）疼痛的干预：疼痛评分<4 分，可给予非药物干预；疼痛评分≥4 分，应就医后根据医嘱用药，或采用手术治疗的方法。

❋非药物干预：方法如下。

一是认知干预。脑卒中后康复是个漫长的过程，患者和家庭照顾者要全面了解疾病的相关知识，对疼痛产生的原因、镇痛药的合理应用、非药物控制方法及疼痛控制不理想所致的后果要有深刻的认识，树立战胜疾病的信心，主动配合治疗和护理，尽快康复。

二是环境干预。家庭成员要为患者营造一个温馨、舒适、安全、安静的休养环境,良好的环境对疾病恢复有着很大的积极作用,是舒适护理中很重要的一个因素。

三是心理干预。家庭照顾者要经常与患者沟通,耐心倾听,同情、安慰和鼓励患者,注意患者表达疼痛时的感受,尊重患者对疼痛的行为反应。帮助患者学会表达及宣泄抑郁情绪,利用外界的支持系统来减轻心理压力。例如,鼓励患者参加感兴趣的活动,如唱歌、玩游戏、下棋等,转移患者的注意力;让患者集中注意力冥想,以及深呼吸、听舒缓的音乐、按摩等简单的松弛疗法也能起到松弛和减轻疼痛的作用。

四是行为干预。家庭照顾者要帮助患者戒烟、戒酒,改掉不良生活习惯,保持良好的生活方式。注意劳逸结合,适当进行体育锻炼。

五是饮食护理。家庭照顾者为患者提供低盐低脂、清淡、高蛋白、高纤维素、易消化的食物,鼓励患者每天饮水至少 2000 mL,禁食辛辣、刺激性食物。对长期卧床的患者,建议空腹饮用一定量的蜂蜜水、柠檬水与温开水,以润滑患者肠道,促进患者肠道蠕动。

❖ 药物干预:卒中后疼痛的药物治疗遵循不强忍、早诊断、早干预的原则,用药方法常采用三阶梯用药法。第一阶段,用于轻度疼痛,使用非阿片类镇痛药(解热镇痛药),如阿司匹林、布洛芬(芬必得)等;第二阶段,用于中度疼痛,使用弱阿片类镇痛药,如可待因、曲马多、布桂嗪(强痛定)等;第三阶段,用于重度疼痛,使用强阿片类镇痛药,如芬太尼、吗啡等。药物干预应遵医嘱进行。

❖ 手术干预:当药物治疗达不到镇痛效果时,可以选择手术治疗的方法。目前世界上治疗卒中后疼痛的手术方法主要包括破坏神经手术、运动皮质电刺激术、置入神经起搏器等。值得注意的是,卒中后疼痛没办法得到根治,但各种康复、治疗手段的使用,可以让疼痛不过分地干扰患者的正常生活,提高患者的生活质量。

# 第二节 肩关节半脱位

### 1. 认识肩关节半脱位

肩关节半脱位是脑卒中患者常见的并发症之一,又称为"偏瘫肩",表现为肩部运动受损,局部有肌萎缩,肩峰与肱骨头之间可触及明显凹陷。它是影响上肢功能恢复的主要原因。发病原因可能跟脑卒中引发的肩关节周围肌肉瘫痪、肌张力低下、韧带松弛等因素有关。肩关节半脱位并非在脑卒中后马上出现,多在病后早期开始坐位等活动后诱发。早期患者可无任何不适感,部分患者当患侧上肢在体侧垂放时间较长时可出现牵拉不适感或疼痛,当上肢支撑或抬起时,上述症状可减轻或消失。随着时间的延长可出现剧烈的肩痛,合并肩关节活动受限。肩关节半脱位一旦出现,多难以恢复且会导致关节麻木、活动障碍和远端血液供应障碍,故早期加以保护、进行预防十分必要。

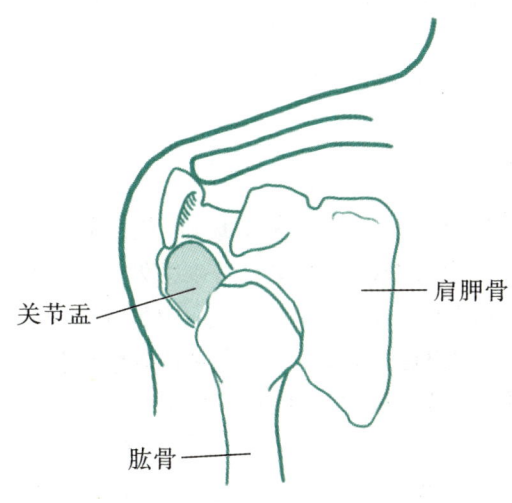

**肩关节半脱位**

## 2. 肩关节半脱位的防治

肩关节半脱位的预防应从脑卒中发病早期开始。在平常站立位、坐位、卧位等体位中都要时刻注意保持肩胛骨的正确位置,良肢位的摆放至关重要。

(1)站立位预防方法:当患者处于站立位时,可使用三角巾或悬臂吊带保护肩关节,防止重力作用对肩部的不利影响。

(2)坐位预防方法:当患者处于坐位时,应把患侧上肢放在面前的桌子上或轮椅的支撑台上,并采取 Bobath 支撑姿势。

(3)卧位预防方法:当患者处于平卧位时,患肩下应垫高,以防止肩后缩。在侧卧位时也应时刻保持肩胛骨前伸。

(4)注意事项:①当患者处于转换体位、穿脱衣裤、日常生活活动时,比如如厕、洗澡等,均须注意保护肩关节。尽早开展预防措施和康复护理,可有效减少肩关节半脱位的发生。②对于已发生肩关节半脱位的,可以通过手法复位、固定治疗、冰块按摩、功能性电刺激、肌电生物反馈、针灸、保持肩无痛的全范围被动活动等方法进行个性化治疗。

# 第三节  压力性损伤

## 1. 认识压力性损伤

压力性损伤又名压疮,是指发生在皮肤和(或)潜在皮下软组织的局限性损伤,通常发生在骨隆突处或与医疗设备接触处,可表现为局部组织受损但表皮完整或开放性溃疡,常伴有疼痛。脑卒中患者常常由于肢体偏瘫、活动受限而长期卧床,不能自主调节体位,导致局部组织长期受压,血液循环障碍,加上大小便失禁问题,极易发生压力性损伤,成为居家护理面临的严重问题之一。

(1)压力性损伤的分期:主要分为Ⅰ~Ⅳ期及不可分期、深部组织损伤。

Ⅰ期:局部组织表皮完整,出现发红,指压时红斑不消退。

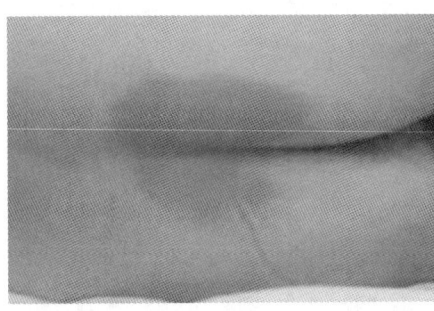
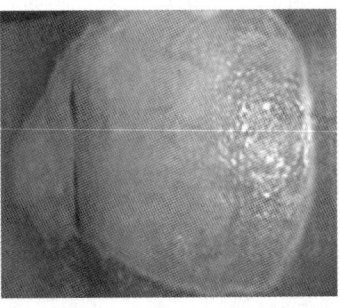

压力性损伤Ⅰ期

Ⅱ期：部分表皮层缺失，伴随真皮层暴露。创面呈粉色或红色、湿润，也可表现为完整的或破损的浆液性水疱。

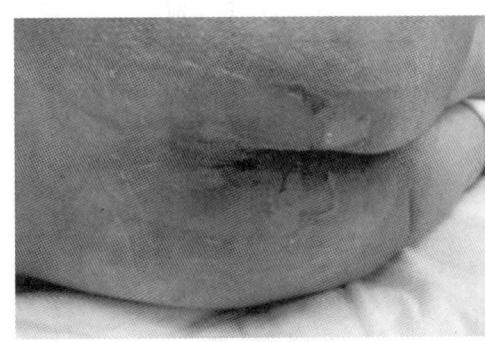
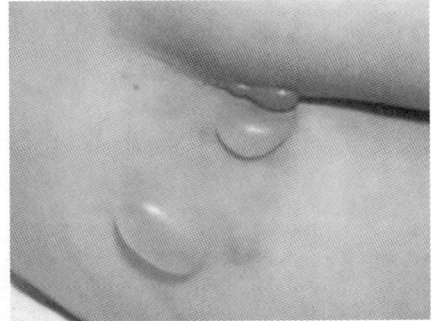

压力性损伤Ⅱ期

Ⅲ期：全层皮肤缺损，伤口可呈现皮下脂肪组织和肉芽组织，伤口边缘会有卷边（上皮内卷）现象。

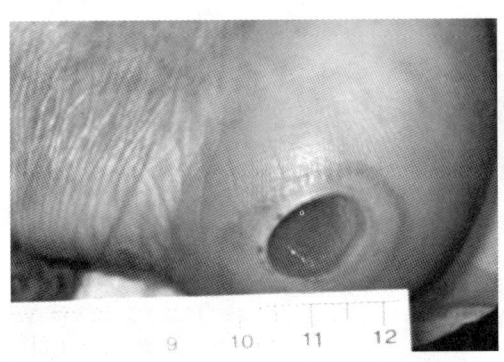
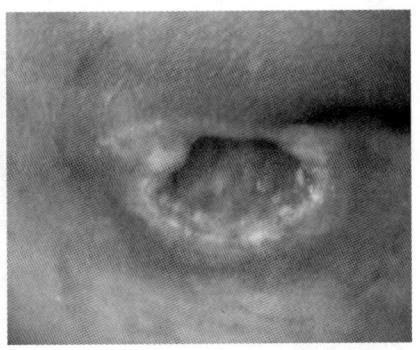

压力性损伤Ⅲ期

Ⅳ期：全层皮肤和组织缺损，伤口暴露筋膜、肌肉、肌腱、韧带、软骨或骨头。创面可见腐肉或焦痂。上皮内卷，潜行，经常可见窦道。

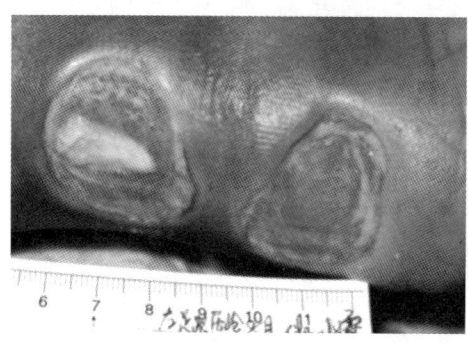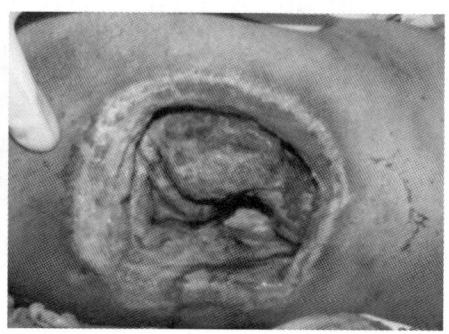

压力性损伤Ⅳ期

不可分期：全层皮肤和组织的缺损，腐肉或焦痂掩盖了组织损伤的程度，因而不能明确受损程度。

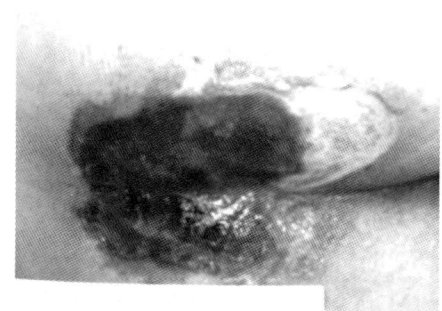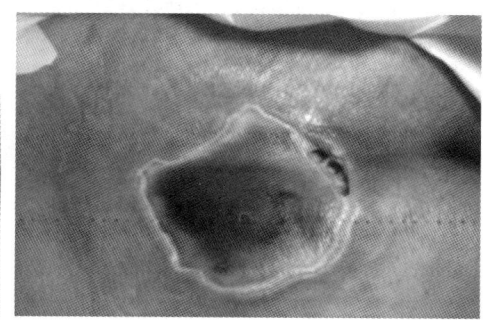

压力性损伤之不可分期

深部组织损伤：皮肤呈持久性发红、褐红色或紫红色，皮肤可呈现完整状态或局部皮肤有破损，表皮分离后出现暗红色创面或充血性水疱。

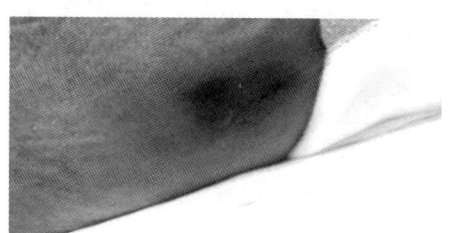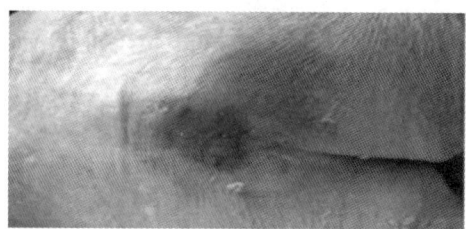

压力性损伤之深部组织损伤

(2)压力性损伤的危险因素:压力、摩擦力、剪切力;潮湿、局部皮温升高;营养不良;运动功能障碍;感觉功能障碍;体位受限;高龄;吸烟;使用医疗器械;合并心脑血管疾病等。

(3)压力性损伤的好发部位:不同的体位,压力性损伤的好发部位不同。

仰卧位:枕骨粗隆、肩胛部、肘部、骶尾部、足跟、跟腱处。

侧卧位:耳廓、肩峰、肘部、髋部、膝关节内外侧、内外踝。

俯卧位:颊部、肩部、女性乳房、男性生殖器、髂骨、膝部、脚趾。

坐位:坐骨结节。

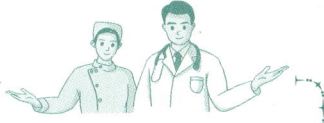

### 为什么有些部位好发压力性损伤?

上述部位无肌肉包裹或肌肉层较薄、缺乏脂肪组织保护,并且骨头隆起,较容易压迫这些地方。身体局部组织长时间受压引起血液循环障碍,导致局部组织持续缺氧、缺血、缺乏营养,致使皮肤丧失正常功能,最终引起局部组织破损、坏死,可表现为水疱、溃疡或坏疽。通常是压力的损伤结果,或者是压力、剪切力和摩擦力共同作用的结果,其严重程度不仅与病灶大小有关,也与深度及有无坏死、感染有关,重症时可见表皮、皮下组织、肌膜及肌肉、肌腱甚至骨的坏死。

### 2. 压力性损伤的防治

压力性损伤的发生会持续影响患者的健康状况、生活质量及健康保健资源和医疗费用。防治压力性损伤的方法如下。

(1)勤翻身:通常对压力性损伤的翻身频率提倡每2小时1次,并根据病情及局部受压情况及时调整,必要时每隔30分钟翻身1次。翻身时动作轻柔,抬高患者,避免皮肤与床单之间摩擦,避免拖拉硬拽,防止擦伤患者皮肤;观察受压皮肤情况,如有问题及时处理。

(2)保护骨隆突处和支持身体空隙处:患者安置好体位后,在身体空隙处垫软枕或海绵垫,也可使用气垫床,使支撑体重的面积增大以降低骨隆突处承受的压力,同时可在骨隆突处使用减压垫,禁忌使用橡胶垫圈。

(3)减少摩擦力和剪切力:患者取半卧位时,床头抬高不宜超过30°,膝下垫软枕,避免向床尾滑动;患者身下可使用纯棉材质的翻身单,在进行左右翻身或把患者抬向床头时应用翻身单,以减少摩擦力和剪切力;抬高床头前,先抬高床尾或垫高膝部,并在床垫尾部给予支撑,防止患者下滑。

(4)随时保持皮肤清洁、干燥:①每日进行皮肤清洁并在皮肤污染时及时清洁,清洁时水温和皮温要接近;使用温和的皮肤清洁剂以减少对皮肤的刺激,避免皮肤干燥;不用力擦洗,避免摩擦力过大损伤皮肤。②高热患者出汗后应及时擦干并更换衣裤和床单;对于大小便失禁患者,及时清理大小便,并用温水清洁会阴部和臀部,更换床单和尿垫;对于昏迷的患者,可留置导尿管,排便后及时清洁,保持皮肤清洁和干燥。③皮肤干燥者可适当使用润肤剂,在可能与大、小便接触的皮肤上涂抹皮肤保护剂。④在使用冰袋或热水袋时避免发生冻伤或烫伤,带有拉链、纽扣的衣服不能置于皮肤受压点。⑤保持床单、被褥的清洁、干燥、平整,无碎屑或皱褶,及时更换污染的被单;不在患者身下铺油布、隔水垫或橡胶单,以免影响透气性。

(5)加强膳食营养:保证患者摄取足够的能量和蛋白质,了解其营养状况,在病情允许的情况下,给予高蛋白、高维生素饮食,及时补充矿物质;水肿患者,限制水和盐的摄入;脱水的患者,及时补充水和电解质;不能经口进食者,给予留置胃管鼻饲饮食或肠外营养。

(6)避免各种导管和其他医用装置对皮肤的压力:选用合适型号及材质的医疗器械,佩戴方法正确,避免各种导管和其他医用装置对皮肤的压力,定期检查医用装置下的皮肤状况并更换受压部位。

## 第四节　排泄障碍

### 1. 卒中后尿失禁

(1)认识卒中后尿失禁:卒中后尿失禁是脑卒中的常见并发症,是指任何不自主的尿液漏出,常跟脑卒中后支配尿道外括约肌收缩的神经失去意识控制或肢体活动障碍影响患者及时如厕有关。尿失禁及其严重程度可反映脑卒中的严重程度和病变范围;尿失禁越严重,常提示脑卒中病情越重。

(2)卒中后尿失禁的防治:卒中后尿失禁的治疗需要根据病因、症状和严重程度,采取个体化的综合治疗策略,尽早开展康复训练是防治的关键。常用的方法有膀胱功能锻炼、盆底肌训练、电刺激疗法和心理支持等。

1）膀胱功能锻炼：对认知功能正常的尿失禁患者加强膀胱功能锻炼，制订饮水计划，每2~4小时排尿1次，并逐渐延长排尿间隔的时间，以逐步增加膀胱容量，重建大脑对膀胱功能的控制。在帮助患者排尿过程中，可配合膀胱区热敷、听流水声、按摩小腹等方法。小腹按摩方向为先顺时针，再逆时针，反复进行，至排尿为止。

2）盆底肌训练：盆底肌训练可增强盆底肌力量，改善排尿功能，在尿失禁方面具有积极效果。

指导患者有意识地进行收缩肛门的训练，在排尿过程中，主动中断排尿，之后再继续排尿，这都有助于尿道括约肌功能的恢复。

3）电刺激疗法：盆底肌电刺激通过电极刺激盆底肌，可促进盆底肌收缩，增强尿道括约肌功能，促进膀胱逼尿肌和尿道括约肌的协调性，进而改善排尿功能。通过刺激骶神经，抑制膀胱逼尿肌过度活跃，增加膀胱容量。在家中使用脊髓神经调控器可重新激活和重新训练脊髓神经网络，是一种安全有效的神经调控方式，并能减少诊所就诊次数。

4）心理支持：当患者出现尿失禁时，可以积极提供心理咨询和支持，帮助患者调整心态，接受现实，乐观地面对疾病，并建立自信心，减轻心理负担，提高治疗依从性。

**2. 尿路感染**

（1）认识尿路感染：尿路感染是各种病原微生物在泌尿系统生长繁殖而引起的尿路急、慢性感染性疾病。主要症状有尿频、尿急、尿痛、血尿、背部疼痛和肋脊角压痛等。

（2）尿路感染的防治

1）坚持大量饮水：肾脏产生的尿液对膀胱和尿道起着冲洗作用，有利于细菌的排出。每天大量饮水可以降低尿路感染的发病率，这是预防尿路感染最实用有效的方法。

2）保持会阴部清洁：女性排尿或排便后应从前到后清洗会阴部，女性的尿道口与肛门接近，如果擦拭方式不正确，会增加尿道被污染的风险。女性经期时应及时更换卫生用品。

3）性生活要注意卫生：性生活引起的尿路感染较普遍，于性交前后上厕所排清膀胱，必要时于性生活后服抗菌药物一次。要避免经期过性生活，发生尿路感染时应禁止性生活。

4）去除慢性感染因素：对于脑卒中、糖尿病、高血压等慢性疾病患者，因全身抵抗力低，易发生尿路感染，应积极治疗上述疾病。

5)规范化治疗:患者发生尿路感染后应及时到正规医院进行规范的检查和系统足量的用药治疗,并尽量避免使用易引起尿路感染的器械和插管。

### 3. 便秘

(1)认识便秘:便秘是脑卒中患者的常见并发症,表现为排便困难和(或)排便次数减少、粪便干硬。脑卒中影响排便中枢,使肠蠕动功能减弱,粪便长时间在肠道内滞留,水分吸收过多,导致便秘。除此之外,药物因素、运动量少、摄食与饮水不足、负性心态、年龄因素、环境因素和排便习惯的改变都会造成便秘。

(2)便秘的防治:便秘可以加重脑卒中患者脑部功能损害,降低患者的活动能力。脑卒中便秘患者在用力排便过程中颅内压增高,加重病情甚至危及生命。因此脑卒中患者应采取综合的干预措施预防和治疗便秘。

1)摄入适量的水:患者在无病情禁忌的情况下,每日饮水 2000 mL 左右。每天清晨空腹饮 300~500 mL 温开水或蜂蜜水(糖尿病患者除外)以补充水分,润滑肠道,刺激肠蠕动,产生便意。

2)饮食指导:脑卒中患者应以清淡、少油腻、易消化的饮食为主,不宜辛辣过甜,要控制油脂的摄入量,少吃油炸、油煎及胆固醇高的食物,如咸鸭蛋黄、鱼子、动物内脏等;尽量不要吃猪油、奶油、肥肉,这些都可以使血脂明显升高,促进动脉粥样硬化的发生。脑卒中患者本身运动不便、活动量减少,所以要限制热量的摄入,避免过多饮用含咖啡因的饮料,例如咖啡、茶类等;另外,还要控制盐的摄入。日常生活中多摄入以下 4 种营养物质:膳食纤维、乳酸菌、低聚糖、维生素,可以有效改善便秘症状。

3)运动疗法:排便过程中腹部和骨盆的肌肉力量起到非常重要的作用,鼓励患者做腰部前屈运动、提肛运动,并进行适当的行走,较虚弱的卧床患者进行经常翻身和进行床上运动,增加膈肌、腹肌、肛提肌的力量,提高排便能力。同时适当的运动可以增加食欲,促进肠蠕动,促进排便。卧床的患者可以进行腹部的顺时针按摩,每次 5 分钟,每天 1~2 次。目前国内外常见的训练方法有直腿抬高法、双腿蹬车法、缩肛运动、桥式运动法及八段锦运动法。

❖ 直腿抬高法:患者平躺在床上,把腿伸起,让大腿的肌肉收紧、绷直,将下肢抬离床面,与床呈 30°,每次维持到无法坚持为止,再慢慢地放下,如此重复,循序渐进,次数逐渐增多至每日 60 次,可以分 3 段练习,每次练习 20 次。

❖ 双腿蹬车法:患者仰卧,弯膝,让脚掌平放于地面上。双臂放在体侧,掌心向下。腰背下压的同时弯膝带到胸前。绷紧脚面，双腿慢慢地向前踩小圈，仿佛在骑自行车。踩圈时保持弯膝。圈子逐渐踩大。保持颈肩放松，下颌微内收。后腰贴地。呼吸和动作都要均匀顺畅。重复 20~40 次后，停止踩圈，将膝关节收到胸前。

❋ 缩肛运动：又叫作提肛运动，这个动作有利于肛门部的保健，有一定的治疗意义，经常练习可以增强肛门括约肌的收缩力，减少痔疮出血和脱出，促进局部血液循环，减轻疼痛，使排便通畅。方法：收缩肛门 5 秒，再舒张 5 秒，收缩时深吸气，舒张时深呼气，如此连续进行 5 分钟，每天 3~5 次，在任何姿势、任何体位下都可以进行。

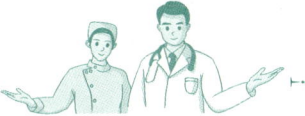

**为什么顺时针按摩腹部有助于排便？**

人体的大肠始于右下腹，终于左下腹，顺时针按揉腹部可以刺激直肠神经，促进肠蠕动。肠蠕动从右下腹回盲部开始，然后通过升结肠、横结肠、降结肠，一直到左侧的乙状结肠，然后到直肠，最后到肛门，排出粪便。所以出现便秘时可以采用这种办法缓解。

如果经过按摩腹部的方式处理后，便秘不见改善，可以在医生指导下用双歧杆菌胶囊、乳果糖口服液进行对症治疗。如果反复出现腹痛、腹部不适或大便不规律，则可以完善肠镜检查等，进一步明确诊断。

4）简易通便法

❋ 开塞露通便法：开塞露由 50% 的甘油或少量的山梨醇制成，装在密闭的塑料容器内。用时将封口端剪去，先挤出少许药液润滑开口处。患者取左侧卧位，操作者将开塞露的前端轻轻插入患者肛门后将药液全部挤入，嘱患者保留 5~10 分钟后排便。

❋ 甘油栓通便法：甘油栓由甘油明胶制成，为无色透明或半透明的栓剂，呈圆锥形，具有润滑作用。使用时将甘油栓取出，操作者戴手套或指套。捏住栓剂较粗的一端，将尖端插入肛门，用示指推入 6~7 cm，抵住肛门轻柔片刻，嘱患者保留 5~10 分钟后排便。

❋ 肥皂栓通便法：将普通的肥皂削成底部直径为 1 cm、高 3~4 cm 的圆锥体，蘸热水后插入肛门，利用肥皂的机械刺激和润滑作用引起排便。

5)养成良好的排便习惯:指导患者养成良好的排便习惯,不在排便时玩手机、读报;选择适合自身的排便时间,一般餐后尤其是早餐后为最佳时间,因为此时的胃-结肠反射最强;每天固定在此时间排便,有助于养成定时排便的习惯。

6)提供适当的排便环境:由于排便活动受到大脑的控制,当个体所处环境不利于排便时,个体常有意识地遏制排便,因此需为患者提供单独隐蔽的环境及充裕的排便时间。如用隔帘或屏风遮挡,避开查房、治疗护理和进餐的时间等,护理操作尽量集中进行,以消除患者的紧张情绪,有利于排便。

7)穴位按摩促进胃肠蠕动:中医认为按摩穴位可以疏通经脉、调理气血,达到调理阴阳、治疗疾病的目的。这不仅可以调节胃肠功能,而且能放松身心,长时间按压还具有通便的效果。

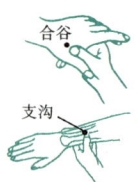
合谷穴位于虎口处,拇指指骨与示指指骨交汇的位置。用对侧拇指指腹按摩合谷穴

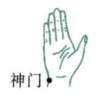
支沟穴位于腕背横纹上四横指的位置。用对侧拇指指尖有规律地按摩穴位

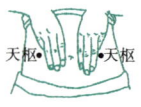
手心朝上,神门穴在手横腕纹处,从小指延伸下来,到手掌根部末端凹陷处。用拇指稍加用力有规律地按摩

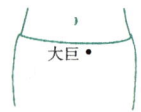
天枢穴位于肚脐左右旁开三横指的位置。将示指、中指、环指(无名指)并拢,用指腹同时按压左右两侧。以腹部稍微凹陷为宜

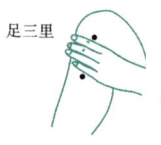
大巨穴位于肚脐旁开左右三横指,在向下三横指的位置。用拇指指腹同时按压双侧穴位

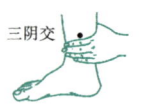
足三里在犊鼻下三寸,胫骨前嵴外一横指(中指)

三阴交位于小腿的内侧,内裸高点三寸,胫骨内侧面后缘

**常用的促进胃肠蠕动的穴位**

## 第五节 下肢静脉血栓

**1. 认识下肢静脉血栓**

下肢静脉血栓是指血液在下肢深静脉血管内出现不正常的凝结而引起的静脉回流障碍性疾病，以局部疼痛、压痛和水肿为特征。血栓形成后，若不能及时诊断和处理，大部分会扩展至整个肢体的深静脉主干，并可能引发肺栓塞，甚至危及生命。脑卒中患者往往因脱水治疗使血液处于高凝状态，意识障碍、偏瘫、长期卧床使血液流动缓慢，极易引发下肢静脉血栓，这也是导致脑卒中患者死亡的重要原因。

**2. 下肢静脉血栓的防治**

（1）日常护理措施：①戒烟、戒酒，控制血糖、血脂。②调整饮食。患者应进食低脂、高纤维素、含优质蛋白、易消化的食物，多食新鲜蔬果、瓜果、木耳等，保持大便通畅，多饮水（每日饮水量为 2000 mL 左右），促进血液循环，促进废物排泄，降低血液黏滞度，防止血栓形成。③按摩下肢肌肉。按摩时从脚踝开始慢慢地向上按摩至大腿。静脉曲张患者应尽量减少热敷和按摩患肢，应更加重视功能锻炼。

（2）加强功能锻炼：①抬高下肢 20°～30°，促进静脉回流，注意保暖并保持肢体处于功能位。②督促患者在床上主动做足踝关节旋转运动和膝关节屈伸运动。不能活动者，早期给予患者下肢被动运动，每日 3 次，每次 20 分钟，合理摆放患者体位，抬高双下肢，禁止在腘窝、小腿垫枕头，禁止在双下肢进行静脉治疗。③指导患者深呼吸，增加膈肌运动，促进血液回流。④协助患者早期下床活动，每日 3 次，每次 5～10 分钟，循序渐进。

（3）器械和药物预防：①间歇充气加压治疗，每日 4～6 次，每次治疗时间为 30 分钟，根据患者耐受情况调整使用时间。②穿戴弹力袜。正确穿戴弹力袜，每日 6～8 小时。③药物预防。遵医嘱使用抗凝血药（如普通肝素、低分子肝素、华法林等），定期检查凝血指标，避免外伤和剧烈运动，注意药物不良反应。

## 第六节 肌少症

### 1. 认识肌少症

肌少症是一种老年常见慢性疾病，主要表现为肌肉量下降、力量下降和躯体功能减退，会增加患者跌倒、骨折、残疾甚至死亡的风险，可分为原发性肌少症和继发性肌少症。卒中相关性肌少症是脑卒中后出现的一种继发性肌少症，发生率可高达60.3%，可能与脑卒中后营养摄入不足、体力活动减少、肌肉退化、神经功能缺损有关。卒中相关性肌少症主要表现为虚弱无力、进食受损、自理能力降低、日常生活能力下降等。

### 2. 肌少症的防治

（1）肌少症的自我筛查：肌少症的自我筛查方法主要包括小腿围测量、握力测试、站坐测试和6 m步速测试几种方法。

1）小腿围测量：患者坐在椅子上，让大腿和小腿之间呈90°，用软尺测量小腿最粗的地方。当测量出男性小腿围<34 cm，女性<33 cm，提示骨骼肌量下降。如果没有测量工具，也可用手指环绕小腿来快速测量。用拇指和示指环绕在小腿最粗的地方，如果能够圈住或者内有空隙，提示有肌少症的风险。

2）握力测试：患者左右手持握力计各测量3次，选取最大值。当男性握力<28 kg，女性<18 kg，则认为肌力下降，有肌少症的风险。

3）站坐测试：若手部因外伤等原因无法测量时，也可以记录5次坐-站所需的时间，用时≥12秒提示肌力下降，有肌少症的风险。

4）6 m步速测试：测试患者走完6 m距离的步速，当步速<每秒1 m时，则认为躯体功能不足，有肌少症的风险。

（2）肌少症的防治方法：肌少症的防治方法包括运动干预、饮食干预及药物治疗，因药物治疗的安全性和有效性尚缺少临床大样本试验的论证结果，目前肌少症的干预和治疗仍以运动干预和营养干预为主。

1）运动干预：无明显运动禁忌证的脑卒中患者应进行规律的有氧运动、抗阻运动、平衡训练。运动可以增加老年人的肌肉力量和质量，有效降低肌少症的发生风险。

✧ 有氧运动:骑健身自行车、快走、游泳、太极拳、五禽戏、健身气功、八段锦等都是很好的有氧运动方法,脑卒中患者可根据自己的情况进行选择。有氧运动配合抗阻运动时,每次 10~20 分钟;单独进行有氧运动时,每次 30~45 分钟,每周不少于 3 次。

✧ 抗阻运动:脑卒中患者除坚持有氧运动外,还应根据自身状况进行抗阻运动,以有效改善肌肉质量、力量和躯体功能。可使用弹力带、沙袋、哑铃、矿泉水瓶等进行抗阻运动。循序渐进增加运动强度。2~3 次/周,每次不少于 30 分钟,至少持续 12 周。动作可以包括双手向上推举、侧平举、前平举、屈肘、屈髋、髋外展、后伸腿、侧抬腿、前踢腿、屈膝、踮脚等。初始阶段每个动作 8~10 次/组,做 1~2 组,组间休息 1~2 分钟,进阶阶段可先增加重复的次数,再增加阻力来提高运动强度。

✧ 平衡训练:平衡训练可以帮助肌少症的老年人降低跌倒风险。训练包括并足站、双足前后站、单腿站、倒走、侧身走、打太极拳等。静态平衡动作从 10 秒开始,逐渐增加至 1~2 分钟。训练中可组合、交换运动方式,增加运动的趣味性。

2)饮食干预

✧ 增加蛋白质的摄入:蛋白质的摄入是老年人肌肉和骨骼健康的关键因素,蛋白质的摄入及亮氨酸的补充可提高肌肉质量及肌肉力量,建议老年人每日摄入蛋白质 1.0~1.5 g/kg,以优质蛋白质为主。以下食物富含优质蛋白质:蛋类食物,如鸡蛋、鸭蛋、鹌鹑蛋等;豆类食物,如黄豆、绿豆、黑豆、红豆等;乳类食物,如酸奶、纯奶、羊奶、牛奶等;肉类食物,如鱼肉、虾肉、牛肉、鸡肉等。

✧ 补充矿物质和维生素:研究显示,镁、硒和钙等矿物质具有预防和治疗肌少症的作用。富含钙元素的食物有虾皮、奶制品、谷类、豆制品等。钙的吸收依赖于维生素 D 的参与,因此补充维生素 D 对老年人肌肉功能有一定的改善作用。

✧ 摄入不饱和脂肪酸:摄入鱼油等不饱和脂肪酸有助于延缓肌少症的发生。

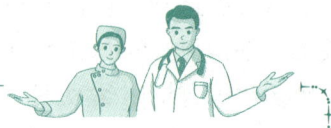

### 如何获取维生素D?

一是晒太阳。通过晒太阳,皮肤合成维生素D(隔着玻璃晒没有用);暴露在阳光下,阳光中的紫外线照射人体皮肤,皮肤自身合成维生素D。自身合成维生素D的量取决于年龄、皮肤颜色、暴露时间、季节等。一般而言,随年龄增长合成量降低,白皮肤比黑皮肤合成得更多,暴露时间越长合成得越多,夏季比冬季合成得多。

二是饮食摄取。富含维生素D的食物包括鱼类(比如海鱼)、鸡蛋黄、添加维生素D的牛奶、添加维生素D的面包及其他添加维生素D的食物。

三是适量口服维生素D补充剂。

## 第七节　认知障碍

**1. 认识卒中后认知障碍**

卒中后认知障碍是指在脑卒中事件后出现并持续到6个月时仍存在的以认知损害为特征的临床综合征。它是脑卒中的常见并发症,包括从非痴呆到痴呆的不同程度的认知障碍。其主要表现为注意力不集中、记忆力障碍、视空间能力改变、语言功能下降及执行力变弱,有时还伴有性格情绪改变、精神行为异常,导致患者的工作能力、学习能力、日常生活能力及社会交往能力明显减退。

**2. 卒中后认知障碍的防治**

正确、早期诊断卒中后认知障碍有利于临床上尽快采取综合的干预措施,提高脑卒中患者的康复质量。

(1)药物治疗:卒中后认知障碍的药物治疗研究有限,证据表明有治疗作用的药物包括胆碱酯酶抑制剂(多奈哌齐、卡巴拉汀、加兰他敏)、非竞性N-甲基-D-天冬氨酸受体拮抗剂(美金刚)、尼麦角林、尼莫地平、丁苯酞、奥拉西坦等,需要进一步针对发病机制寻找新的治疗药物。对卒中后认知障碍患者来说,遵医嘱用药、提高用药依从性是保证药物治疗有效的关键。

(2)非药物治疗

1)积极干预已知危险因素:防治卒中后认知障碍的发生与发展不仅与脑卒中面积和部位相关,而且受到很多危险因素的影响,这些危险因素大都与脑卒中的发生有关,如高血压、糖尿病、高脂血症、房颤、吸烟。积极控制脑卒中的危险因素、减少脑卒中发生及延缓脑卒中进展是预防卒中后认知障碍的根本方法。戒烟、限酒,控制好血糖、血压,健康饮食,定期运动等,都需要患者在日常生活中加以关注,严格要求自己。

2)认知功能训练:认知功能训练是卒中后认知障碍患者常用且有效的一种康复治疗方法。从形式上可分为治疗师指导的一对一或一对多(即团体)认知训练,以及近年来逐渐兴起的计算机辅助认知训练、虚拟现实等认知训练方式。从训练目的上,认知训练可分为以改善患者认知功能本身的认知训练,如针对自知力、定向力、注意力、记忆力、执行功能等的认知训练;以及以代偿患者受损认知功能、改善日常生活和社会参与能力为目的的代偿策略,如使用记事本、即时贴代偿记忆障碍。前者一般适用于认知功能受损较轻、治疗过程中认知功能改善较明显的患者,后者一般适用于认知功能受损较重,或功能改善已进入平台期的患者。

3)其他:提高教育水平、积极进行体育锻炼、增加社会参与等也可改善患者认知能力,有助于预防和减缓认知损害的进展。

# 第三篇

# 照顾者自我护理及对脑卒中患者的贡献

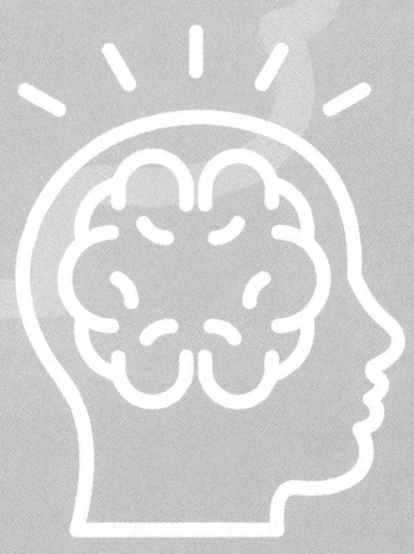

# 第十一章 照顾者需要掌握哪些照顾技能？

## 第一节 生活照料有技巧

**1. 生活照料不可少，明晰作用很重要**

现如今，越来越多的脑卒中患者需要从医院治疗环境过渡到居家照料模式，而这个转变的过程不仅需要患者的努力，而且还离不开照顾者的助力。照顾者在脱离医护人员的帮助后，必须独立完成照料患者及协助患者康复工作，其中最主要的就是照料患者的日常生活。生活照料主要指协助或照顾患者饮食、起居、清洁卫生、排泄及床上转移等日常生活的活动。

在脑卒中患者居家照料过程中，照顾者发挥着不可或缺的作用，照顾者的照护能力会直接影响脑卒中患者的生活质量，因此掌握必备的生活照料技巧对于照顾者来说至关重要。

**2. 协助照料有方法，掌握技巧是关键**

脑卒中后患者自我护理很重要，但对于自理能力有所欠缺的患者来说，照顾者的替代护理仍发挥着重要作用。

（1）协助日常生活必不可少

1）饮食照料

❖选择合适的食材：推荐脑卒中患者摄入低盐、高钾、高钙和高镁食物。具体来说，照顾者应限制膳食中的食盐，尽量控制脑卒中患者的食盐摄入量在每日5 g以下。照顾者还要注意为患者每日准备适当的蛋白质食物，如蛋清、瘦肉、鱼类和各种豆类及豆制品，以供给身体所需要的氨基酸。同时还可准备富含维生素C和钙、钾、镁等物质的水果及蔬菜，如香蕉、西兰花、胡萝卜等，以增强血管的韧性和弹性。准备降脂、降压或降糖的食材，如黄瓜、茄子、绿豆、苦荞麦、山药、木耳等。此外,对于烹饪方式的选择,照顾者还应注意多采用蒸、煮、炖等少盐和少油的烹调方式,尽量避免让患者食用肥腻的食物。

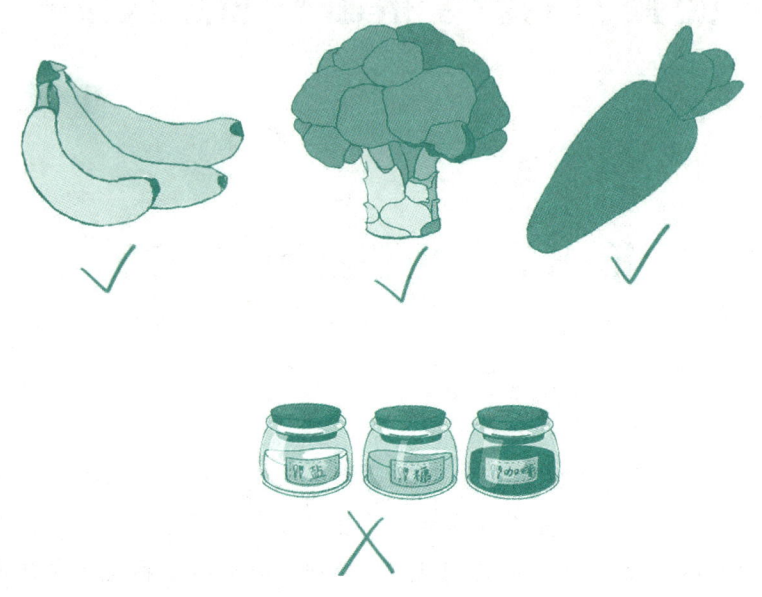

❖ 掌握协助进食方法:脑卒中易发生多种并发症。吞咽障碍、肢体功能障碍是其常见并发症,因此照顾者在照顾患者喝水或进食过程中应掌握相应的协助技巧,具体指导方法详见本章第三节。

2)起居照料

❖ 协助穿脱衣:穿衣时,先穿患侧,再穿健侧。脱衣时,先脱健侧,后脱患侧。

❖ 协助穿脱鞋:①鞋子的选择。选择大小适合的鞋子(鞋比脚长2 cm),鞋头要够宽够高,不可压迫脚趾。鞋内与脚掌接触面,最好有足弓垫,而非完全平直。同时尽量避免选择系鞋带的鞋子,可选择有魔术贴或一脚蹬的鞋子,方便患者穿脱。鞋跟后侧方磨损后,须及时修补或更换新鞋,避免严重磨损的鞋跟影响患者踝关节的稳定性。②穿鞋。协助患者坐在床边,双下肢自然下垂(注意:若患者腰背力量较差,需要坐于带扶手的椅子上)。鞋子鞋面打开。充分敞开鞋面,将患者脚趾伸入鞋后用手指钩上鞋跟。③脱鞋。脱鞋时先用手固定患者的脚后跟,之后从脚后跟脱下由后向前脱离,并协助患者取舒适体位。

❖ 更换床上用品:为保证长期卧床脑卒中患者的皮肤清洁,防止压力性损伤的发生,照顾者还应学会更换床上用品的方法。

注意事项:①每月更换床上用品不应少于2次。保持床单位干净、平整。②协助患者翻身侧卧时,防止坠床,必要时用床档。③平铺清洁被套时,注意切忌遮住患者口鼻。

协助穿脱衣的方法　　协助穿脱鞋的方法　　更换床上用品方法

3)清洁卫生照料

❖床上洗头:照顾者协助患者平躺,移除枕头至肩下,将防水垫置于其头颈部下面后将洗头盆置于其头下;湿润头发后涂抹洗发水并冲洗干净,可利用手遮掩患者的耳朵,避免水流进入耳朵内;移除洗头盆,用毛巾擦干患者面部及头发,必要时用吹风机。注意事项:①脑卒中患者常伴有面部感觉障碍,在协助此类患者进行洗头等清洁卫生操作时,应尽量避免水流至面部而造成对障碍部位的刺激;②洗头时间不宜过长,在洗头过程中,照顾者应注意观察并询问患者有无不适,及时调整操作方法,出现不适反应时,应立即停止操作;③避免水流入患者眼、耳和鼻内,避免打湿被褥和衣物。

❖口腔清洁:如若病情允许,照顾者应鼓励脑卒中患者自行刷牙,并在旁协助指导,详细操作方法见本章第三节。如若患者无法自行刷牙,照顾者还应借助海绵刷进行护理。但需注意:①如若脑卒中患者因疾病造成张口受限,不可使劲扒开;②棉签蘸水后应挤压出多余水分;③擦拭位置不应靠近咽部,不可过深;④一支棉签擦拭一个部位。

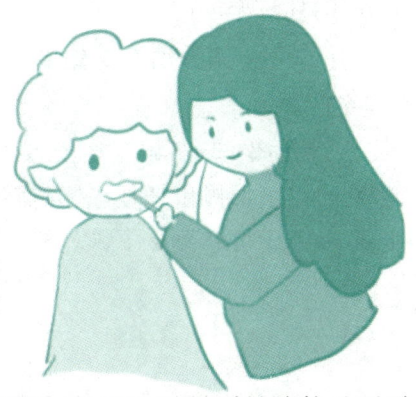

此外,必要时还可使用负压吸引牙刷刷牙,负压吸引牙刷是从软毛型牙刷中央剪去一小段刷毛,吸痰管前端固定在刷毛中央,二者结合,将吸痰管与吸引管连接,对牙齿、舌面依次按常规方法协助刷牙。刷牙途中不可连接

负压,刷牙结束后把牙刷连接负压,边冲水边吸引,直至冲洗干净为止。

4)排泄照料

❖ 协助床上排大小便:协助患者仰卧位,便盆窄口朝向足部置于臀下,用尿垫或尿布遮盖下身。排便完毕移除便盆,为老年人擦净皮肤。必要时,用温热毛巾擦洗臀部周围并擦干,观察肛周及会阴部皮肤有无潮红、破损、湿疹、压力性损伤等情况。倾倒、刷洗便盆备用,整理床单位,开窗通风。注意观察大小便的颜色、性状、量等,发现异常及时通知医护人员。注意事项:①对于缺乏自理能力的脑卒中患者,照顾者还应注意便秘的预防。例如,当发觉患者出现便意时要及时处理,同时应减轻其心理负担。照顾者要确保患者每天摄入足够的水分。③照顾者要确保患者每天摄入含纤维素高的食物,如菠菜、南瓜、白菜、油菜。④照顾者可以适当协助患者进行运动,以促进肠胃蠕动;必要时手法按摩,如用示、中、环指并拢在患者腹部进行环形按摩,刺激肠蠕动,促进患者顺利排便。

❖ 更换一次性纸尿裤:关闭门窗,保护患者隐私,必要时屏风遮挡。照顾者协助患者取仰卧位,解开纸尿裤两侧粘扣,展开两翼至患者身体两侧,将前片从两腿间向内面卷起至臀下。观察患者会阴及臀部皮肤情况。在水盆中浸湿并拧干毛巾,用湿热毛巾擦拭臀部。将干净的一次性纸尿裤(贴皮肤面朝上)对折放于臀下,协助患者翻身至另一侧,拉平身下干净纸尿裤,粘贴两翼粘扣,整理大腿内、外侧纸尿裤边缘至服帖。整理床单位,开窗通风。注意事项:①动作轻柔,避免拖拽;②选择尺寸合适的纸尿裤;③及时更换纸尿裤,每次更换纸尿裤或排便后应使用温热毛巾擦拭或清洗患者会阴部,减轻异味,保持局部清洁干燥。

### 3. 协助肢体活动至关重要

(1)坐位

1)辅助坐起:照顾者立于患侧,帮助患者健腿置于患侧腿下方,带动患腿移至床边;照顾者托住患侧肩胛骨并固定头部,同时患者用健侧肘支撑起上身,将双下肢移到床下,以臀部为轴旋转,即可完成坐起。

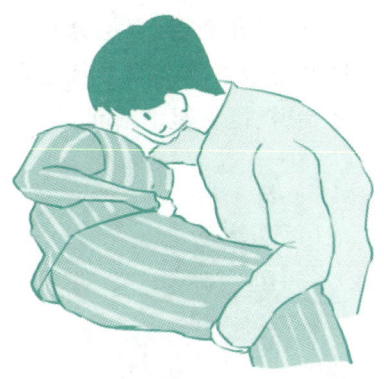

2）床上坐位：须保持患者躯干直立，背伸展，可用棉被或抬起的床头支撑躯干，髋关节屈曲90°，双下肢伸展，膝下垫小海绵垫，双上肢置于小桌上。

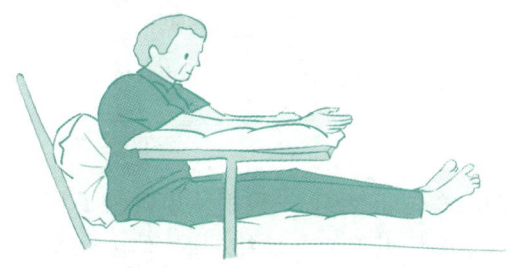

3）轮椅坐姿：照顾者需要求患者左右两侧肩和躯干对称，躯干伸展、骨盆直立、髋关节及膝关节保持90°屈位，避免髋关节外展、外旋，小腿垂直下垂，双足底着轮椅踏板。

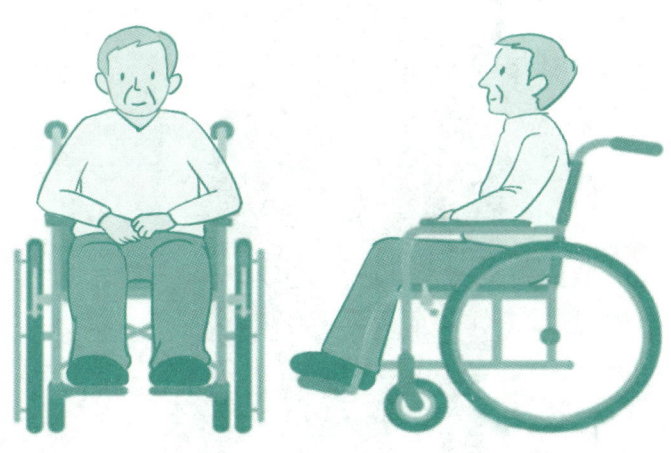

（2）站立：坐—站转换时，患者坐直，双足分开与肩同宽；照顾者站在患者对面，指导患者身体前倾并使重心落在双下肢之间，用双手抓住患者腰带或扶持臀部两侧，帮助患者抬臀、挺直躯干站起。

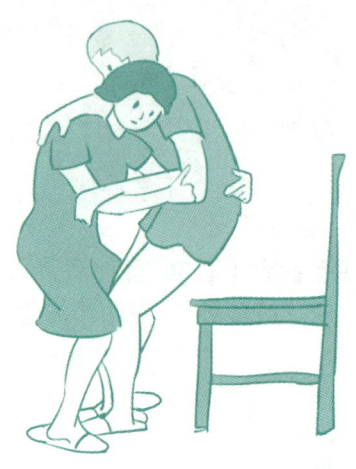

（3）行走

1）辅助步行：照顾者位于患侧，一只手从患侧腋下穿过托住患肩以支持肩胛带向上，另一只手握住患手使之保持伸肘、伸腕状态，嘱患者先迈患腿、后迈健腿。若需要使用辅助器具，请参考本章第二节助行杖和助行架的使用方法。

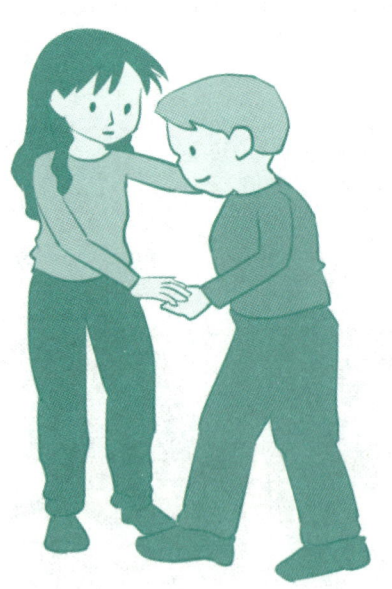

2）上、下楼梯：①不使用辅助器具时，上楼梯先上健腿、后上患腿，下楼梯先下患腿、后下健腿，照顾者抓握患者腰带给予扶持和保护。②使用辅助器具：利用手杖上下楼梯，脑卒中患者能够熟练在平地上行走后，照顾者帮助患者可先试着在坡道上行走，然后再进行上下楼梯训练。上下楼梯训练应遵照健足先上、患足先下的原则。上楼梯时的顺序：健足先上，手杖再上，患足后上。下楼梯时的顺序：手杖先下，患足再下，健足后下。照顾者应保证患者安全，给予扶持和帮助。

上下楼梯的方法

### 4. 用药注意事项不容忽视

（1）抗血小板药和抗凝血药注意事项：患者服用抗血小板药（如阿司匹林）和抗凝血药（如华法林）时，照顾者要注意患者身体是否出现出血情况，如皮肤黏膜出血点、淤青或淤紫、牙龈出血、黑便或血便。

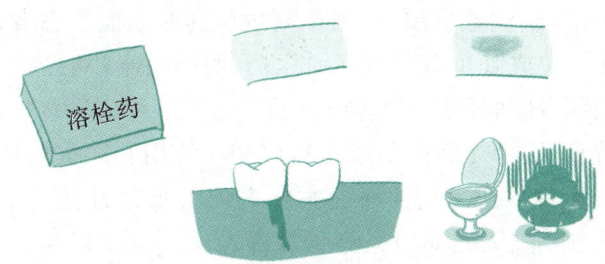

1）阿司匹林：阿司匹林肠溶片宜餐前 30 分钟服用，照顾者最好每天同一时间给患者服用，不应压碎、掰开或咀嚼肠溶片。服用阿司匹林肠溶片后可能出现出血、尿酸增高、支气管哮喘等相关不良反应。若部分患者规律服用阿司匹林后再次发生脑卒中，此刻应高度警惕患者对阿司匹林的抵抗，可前往医院进行血小板功能测定。

2）华法林：华法林受其他药物和食物影响较大，服用期间患者应保持饮食稳定，主要是应稳定摄入含维生素 K 的食物。服用期间还应遵医嘱定期进行监测。

（2）他汀类药物注意事项：使用他汀类药物（如阿托伐他汀、瑞舒伐他汀）主要为了降血脂、稳定粥样斑块。

1）阿托伐他汀：①如果出现肌痛的情况，应及时就医检查。②注意监测肝功能，如果服药期间患者的转氨酶升高3倍以上，应及时停药。③定期检查血糖，及时发现，及时纠正，但一般不推荐因担心血糖问题就停服他汀类药物。④服药时不要喝西柚汁、橙汁，以及吃柚子、橙子等水果，这些水果中所含的呋喃香豆素会导致药物安全性问题或使副作用增大。

2）瑞舒伐他汀：①服药期间注意监测肝功能。②重度肾功能不全患者禁用瑞舒伐他汀。③如出现不明原因的肌肉疼痛或乏力，请立即就医。④警惕药物相互作用，瑞舒伐他汀与环孢素、吉非贝齐等药物同时使用可能增加副作用。

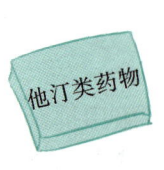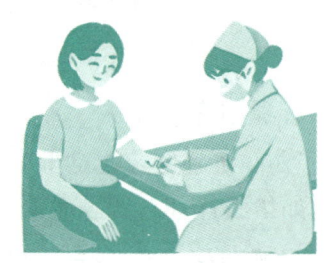

（3）抗高血压药注意事项：使用抗高血压药时需监测患者血压，照顾者应协助患者在坐位或卧位时服抗高血压药，服药后半小时内禁止患者突然变换体位。照顾者应监督患者坚持长期服药，血压得到满意控制后，遵医嘱逐渐减至维持量，切忌突然停药或自行停药。使用利尿类的抗高血压药时还要注意监测血钾情况。低钾血症主要表现为肌无力、消化道症状（如厌食、恶心、呕吐、腹胀、肠蠕动消失等肠麻痹表现），以及窦性心动过速、传导阻滞和节律异常。

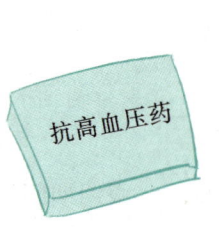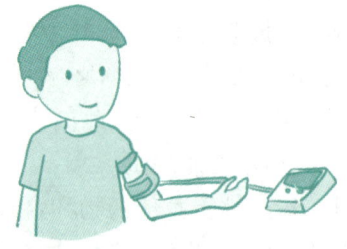

（4）降血糖药注意事项：照顾者应遵医嘱给患者用药，不能擅自加减药

量或停药,以免引起血糖波动。同类药物不要联合使用,了解降血糖药的排泄途径,避免药物在体内蓄积造成不良后果。遵医嘱从小剂量开始,根据服药后血糖监测情况进行调整,逐渐加大剂量直到把血糖控制到理想程度。使用降血糖药时需监测患者的血糖,避免低血糖的发生。低血糖常见症状有出汗、饥饿、心慌、颤抖、面色苍白等,严重者还可出现注意力不集中、躁动、易怒甚至昏迷等。

## 第二节 辅具帮助很必要

### 1. 照顾者助力启航,辅具舞动生活新篇章

在脑卒中患者康复与日常护理的过程中,辅具发挥着至关重要的作用。要想安全有效地使用辅具,照顾者在这个环节中的角色显得尤为重要。照顾者不仅是患者使用辅具过程中的指导者和监督者,更是他们安全与舒适的守护者。照顾者不仅需要了解辅具的基本操作,而且需要根据患者的身体状况、需求和习惯,灵活调整使用方式,使得辅具发挥最大效用。

照顾者在陪伴患者康复的过程中,要耐心学习并了解辅具的使用方法,给予脑卒中患者正确的指导。照顾者的每一个小动作、每一次细心观察,都可能对患者的康复和生活质量产生重大的影响。因此,要重视照顾者对辅具使用的科普和讲解。

### 2. 脑卒中康复有妙招,辅具使用需引导

(1)生活辅具在手,康复无忧

1)进食

❀带弹簧片筷子:适用于手部功能不协调但手掌前三指(拇指、示指、中指)握力尚可的脑卒中患者。

使用方法:照顾者轻轻握住患者的手,帮助他们将示指放入上方筷子的固定环中,将中指和拇指放在下方筷子的两侧,环指(无名指)末端关节垫在筷子下

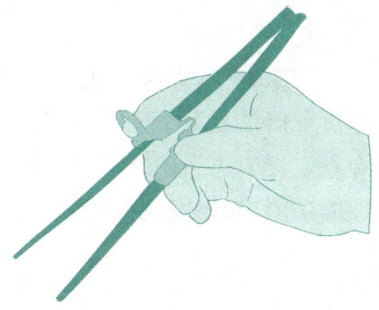

方,之后手指夹紧固定;固定好后,患者手指的姿势保持不变,将筷子分开并对准食物,然后轻轻用力,弹簧片会帮助夹稳食物;患者进食时,帮助患者放松手指,筷子就会自然松开。

注意事项:①根据患者的需要选择具有适当弹簧片设计的筷子;②要耐心地教授患者使用技巧,包括如何握持筷子、开合弹簧片及使用筷子夹取食物;③在使用过程中注意观察患者的反应,如果患者感到不适,应立即停止使用并更换其他辅具;④在使用前和使用后都要彻底清洗和消毒筷子。

❖ 手柄加粗的汤匙:适用于握力较弱的脑卒中患者。

使用方法:照顾者帮助患者用手握住加粗汤匙的手柄部分,确保汤匙不会掉落;帮助患者调整手柄到合适的角度和位置,指导其舀取适量的食物;进食结束后,帮助患者移开汤匙。

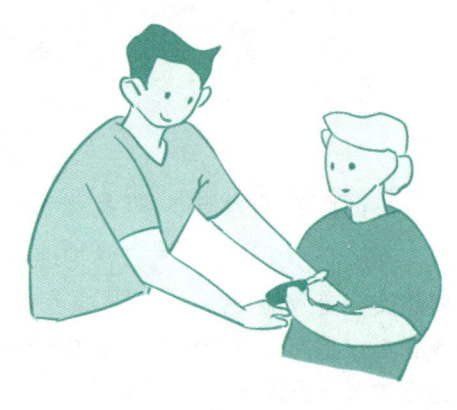

注意事项:①选择手柄加粗且设计合理的汤匙;②在使用过程中观察患者反应,确保患者能够顺利咀嚼和吞咽食物;③在使用前和使用后都要彻底清洗和消毒汤匙。

2)穿衣

❖ 穿衣器:辅助把袖子、裤腿顺利地套到胳膊或腿上,适用于身体活动受限的脑卒中患者。

使用方法:照顾者将准备好的衣服平放在穿衣器上,然后轻轻地将患者的手臂或腿放在衣服中,患者使用穿衣器顺利地平整展开衣物,减少穿衣服过程中衣物的扭曲。

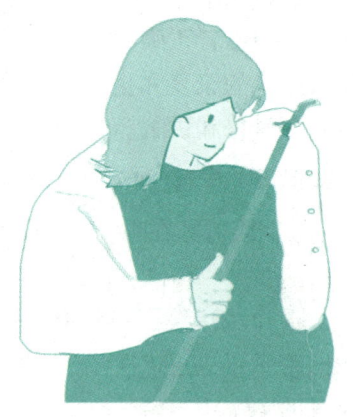

注意事项:①确保患者在穿衣过程中维持身体的稳定,避免跌倒或受伤;②在穿衣过程中适当调整穿衣速度和方式,确保患者的舒适度;③定期检查穿衣器的功能,如果发现任何损坏或故障,应及时更换或维修。

❖ 穿袜器:适用于身体活动不便而难以穿袜的脑卒中患者。

使用方法:照顾者协助将袜子套在穿袜器没有带子的一端,帮助患者把脚放在穿袜器的合适位置;通过拉动绳子,患者把袜子逐渐套在自己的脚上;之后继续往上拉,直到穿袜器脱离袜子。

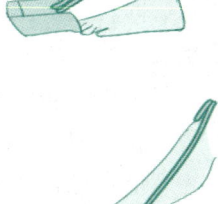

注意事项:①根据患者的脚型和袜子的大小,选择合适的穿袜器;②在使用穿袜器的过程中要确保患者身体的稳定,避免跌倒或受伤;③定期清洗和消毒穿袜器,以防止细菌滋生和交叉感染。

3)清洁

❖ 洗澡椅:适用于身体平衡能力下降的脑卒中患者。

使用方法:患者扶住洗澡椅的扶手或边缘,在照顾者的帮助下缓慢地坐下,坐稳后双手握住洗澡椅两侧的扶手;照顾者调整洗澡椅到合适的高度,方便患者站立或坐下;使用完毕后,患者用手扶住洗澡椅的扶手或边缘,照顾者协助患者站起来并确保其站稳,之后再移开洗澡椅。

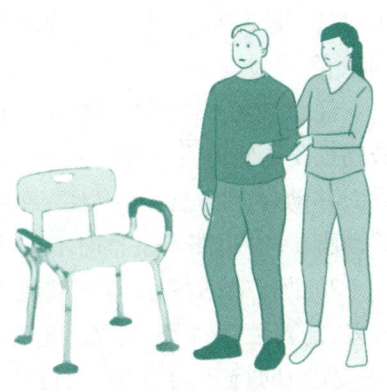

注意事项:①根据患者的身体状况和浴室环境选择合适的洗澡椅,优先选择带有扶手和靠背的洗澡椅;②在患者洗澡过程中,照顾者应始终在患者身边,确保患者身体的稳定和安全;③在洗澡过程中,照顾者应关注患者的反应,确保患者没有不适的感觉;④在每次使用后,应及时清洗和消毒洗澡椅,确保洗澡椅的清洁和卫生。

❖ 扶手装置:适用于站立不稳、肢体无力的脑卒中患者。

使用方法:照顾者慢慢引导患者接近扶手,并确保患者的双脚站稳,指导患者用手紧握扶手,并利用扶手的支撑稳定身体;之后,照顾者小心地协助患者坐在马桶上并调整为舒适的姿势;使用完毕后,照顾者协助患者握紧扶手并稳定

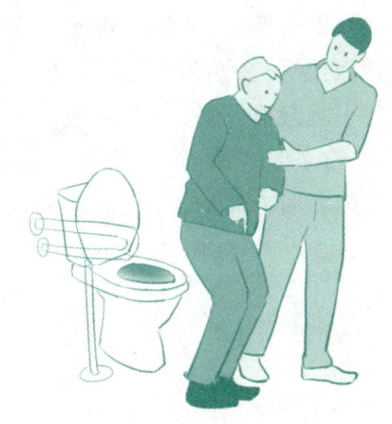

身体,最后缓慢站起来离开马桶。

注意事项:①在使用前要确保扶手安装的牢固性;②保持扶手表面的干燥和清洁;③提醒患者坐下或起身时,要紧握扶手,以保持身体的稳定;④使用扶手时,要关注患者的舒适度,如果患者出现不适或疼痛的情况,应立即停止使用并寻求医生的帮助。

(2)步步为营,辅具伴行

1)助行杖:包括单脚拐杖、四脚拐杖及腋杖等。助行杖的高度应略高于患者的手肘高度,患者可在康复师的评估下,根据实际情况选择高度合适的助行杖。其中四脚拐杖因其稳定性较高,常作为首选,主要适用于平衡能力欠佳、使用单脚拐杖不安全但抓握能力较好的患者。

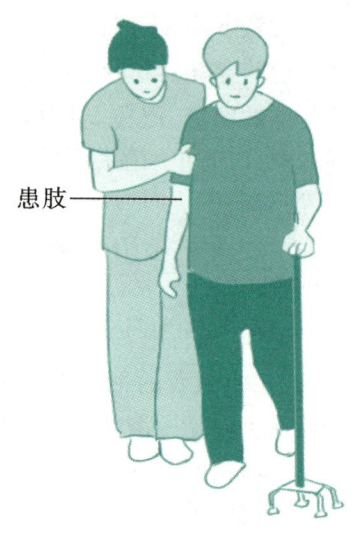

患肢

注意事项:①使用拐杖前,照顾者应先检查拐杖是否完好并调整好高度;②无论向哪个方向移动,都要先移动拐杖,调整好重心后再移动脚步;③道路不平整时不宜使用。

2)助行架:适用于双下肢肌力降低或协调性差,需要独立、稳定站立的患者。

使用助行架的方法:助行架置于患者身前15 cm左右→患者抓稳助行架,双脚放于助行架内微微分开→先迈患脚,再迈健脚→提起助行架高于地面3 cm并放置后,双脚稳步前行。

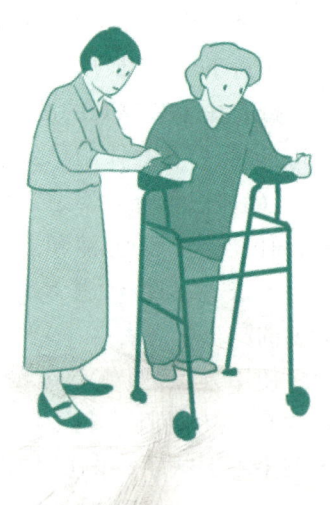

注意事项:①在使用助行架前,照顾者应先检查助行架是否完好,螺丝有无松动,胶垫是否破损等;②调节合适的高度,手柄高度与患者手腕腕痕齐平;③保持地面干燥、走道通畅;④穿着防滑鞋子,不宜穿拖鞋;⑤照顾者应在患者后方保护,防止患者跌倒。

助行杖的使用方法　　助行架的使用方法

3）轮椅：适用于上肢可以活动且有一定力量，但步行功能减退或丧失者。

注意事项：①推轮椅时，嘱患者手扶着轮椅扶手，尽量靠后坐，勿前倾身体或自行下车，以免跌倒；②上坡时，让患者上半身前倾，照顾者用力将轮椅向上推着前进；③下坡时，背着身，缓慢下坡，注意防止轮椅自动下滑。

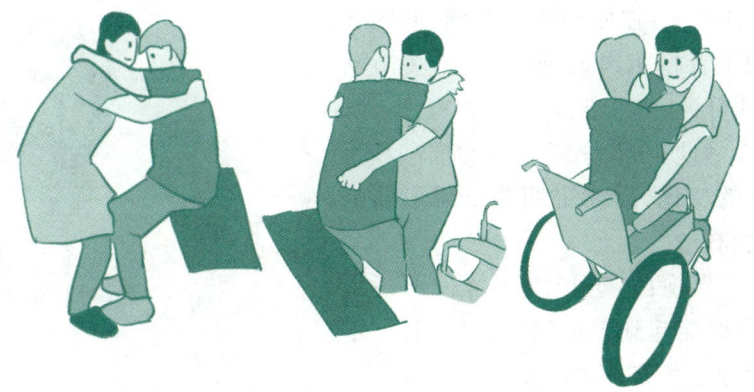

(3) 卒中不放"手"，生活更从容

1) 抓握球：用于帮助患者增强手部的抓握能力和肌肉力量。

使用方法：照顾者根据患者手部的尺寸和力量，选择适合的抓握球。患者用五指握住抓握球，保持握住状态几秒，慢慢放松手指，重复5~10次，每天2~3组。随着手部力量的恢复，患者可尝试进行分指抓握和不同手指组合抓握，并逐渐增加训练强度和时长。

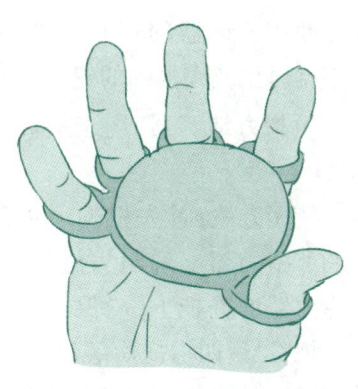

注意事项：①控制运动节奏。尽量保持运动缓慢和运动的节律性，避免

快速或猛烈的抓握动作,以免造成伤害。②适度锻炼。每组之间可以休息片刻,以免手部疲劳。③注意观察患者反应。照顾者应时刻注意患者的反应和感受,如出现不适或疼痛等症状,应立即停止使用。

抓握球的使用方法

2)手部矫形器:用于改善和矫正手部的姿势和功能,帮助恢复手部的正常形态。

使用方法:在使用矫形器前,照顾者应协助患者将肌肉僵硬的手、指关节活动2~5分钟后,再进行穿戴,松紧度以舒适为宜。后期随着康复进程的推进和手部尺寸的变化,需要定期调整矫形器的松紧度和位置。

注意事项:①选择大小合适的矫形器,确保既能起到固定和矫正作用,又不会过紧导致手部不适或血液循环受阻。②在穿戴矫形器之前,照顾者应先检查患者的手部皮肤是否干燥、无伤口。③在使用矫形器的过程中,照顾者应密切观察患者的反应和手部状况。④根据医生或康复师的建议,照顾者可协助患者进行一些手部康复训练。

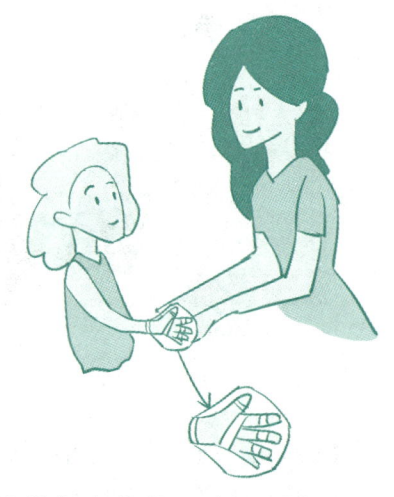

3)指力训练器:用于提高手指握力和灵活性。

使用方法:首先根据个人的力量水平适当调节指力器上的阻力旋钮;然后将手指放在指力器的握把上,确保每根手指都对应一个握把;最后四指依次缓慢按压指力器,直到感到肌肉紧绷,保持数秒,再缓慢松开。每天使用指力器不超过3次,每次不超过20分钟。

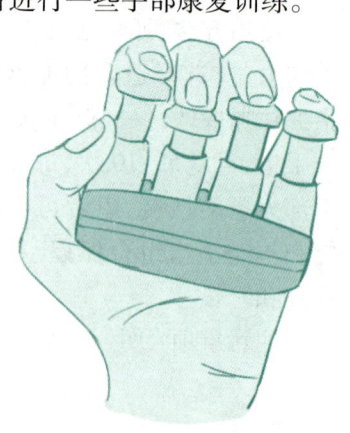

注意事项：①使用指力器时不宜用力过猛，以免手部肌肉疼痛或肌肉疲劳。②在使用指力器前应充分放松手臂的肌肉，以免使用时给手臂过度的压力。③指力器使用频率不宜过高，每天不应超过3次，防止手部肌肉拉伤。④在使用指力器前应检查指力器是否损坏，以免在使用过程中受到伤害。

## 第三节　预防肺炎有妙招

脑卒中患者由于神经系统受损，常常伴随着吞咽困难和呼吸功能减弱，这些都会增加肺炎的发病风险。为预防卒中相关性肺炎，本节将介绍4个实用妙招。①咳嗽大作战。通过深呼吸、模拟咳嗽及叩背排痰，帮助清理呼吸道，增强呼吸肌力量。②呼吸新技能。学会缩唇呼吸、腹式呼吸和抗阻呼吸，增强肺活量，让呼吸更顺畅。③饮食小贴士。调整食物质地，确保进食安全，同时保证营养支持，让每一餐都成为康复的助力。④环境与监测。保持个人卫生，定期检查肺功能，监测体温变化，创造一个健康的康复环境。

通过实施这些实用妙招，照顾者可以有效降低脑卒中患者并发肺炎的风险，帮助患者更快地恢复健康与活力。

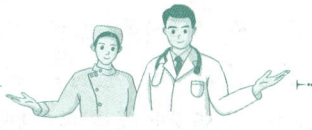

### 肺炎的临床特征

①发热，体温≥38 ℃；②新出现或加重的咳嗽或呼吸困难或呼吸急促；③新出现的脓痰，或24小时内出现痰液性状改变或呼吸道分泌物增加或需吸痰次数增加；④年龄≥70岁的老年人，无其他明确原因出现意识状态改变。

### 1. 咳嗽训练：强化呼吸道自净能力

有效的咳嗽训练不仅可以帮助患者有效清除呼吸道内分泌物，减少病原菌滋生和感染的风险，而且能增强患者的呼吸肌力量，提高咳嗽的效率。以下是具体的训练方法。

（1）深呼吸练习：首先，让患者取坐位或半坐卧位，头部自然前倾，放松肩膀和颈部肌肉。然后,指导患者缓慢深吸一口气,使胸廓充分扩张,再紧闭声门,保持短暂的1~2秒屏息状态,接着迅速而有力地利用胸腹肌群的收缩打开声门,将气体猛地冲出,以此带动痰液排出。重要的是,咳嗽应短促而有力,避免不必要的剧烈动作,连续无效的咳嗽只会徒增疲惫,无法达到预期效果。

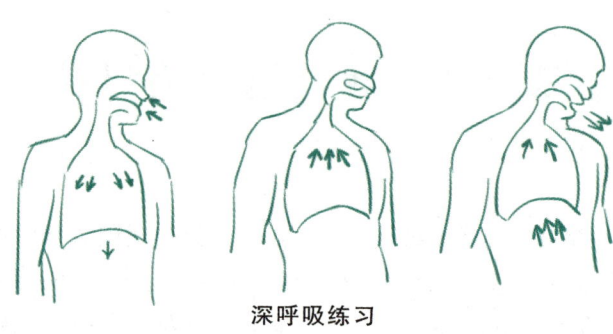

**深呼吸练习**

(2)模拟咳嗽:对于无法自主咳嗽的患者,照顾者可以协助其进行模拟咳嗽。具体方法是:让患者轻轻按压腹部,然后用力呼气,同时发出"k"的声音,模拟咳嗽的动作。

(3)叩背排痰:对于咳嗽无力的患者,照顾者可以采用叩背法辅助咳嗽排痰。让患者取侧卧位或坐位,照顾者屈曲手指,手掌呈杯状,确保指腹与大小鱼际肌能温和而有效地接触患者背部。理想频率约为每分钟120次,每次持续3~5分钟。需特别注意避开乳房、心脏和骨突部位。护理期间,密切留意患者的反应,适时调整力度与时间。建议叩背时间安排在每日8:00、16:00、20:00,形成规律可促进患者适应。叩击后,协助患者休息并漱口,以消除口腔内的残留痰液。

**协助叩背排痰**

(4)注意事项

1)选择舒适体位:根据病情需要选择合适的体位。例如,对于有伤口的患者,可以用双手或枕头按于切口两侧,以减轻疼痛。对于能够自理的患者,可以选择坐位或立位,上身略前倾,有助于痰液排出。

2)控制训练时间和强度:咳嗽训练的时间和强度应根据患者的具体情况进行调整。一般来说,每次训练的时间不宜过长,强度也不宜过大,以免身体过度劳累而加重咳嗽症状。

3)合理饮水、饮食:在进行咳嗽训练期间,患者应保持充足的水分摄入,多喝水可以滋润咽喉,有助于痰液的稀释和排出,水温控制在 40 ℃左右即可。同时以清淡饮食为主,如小米粥、南瓜粥等。避免食用辛辣刺激的食物,以免刺激呼吸道黏膜,加重咳嗽症状。

### 2. 呼吸训练:提升肺功能与免疫力

呼吸训练能够增强患者的呼吸肌力量,改善肺功能,预防肺炎。以下是具体的呼吸训练方法。

(1)缩唇呼吸,延长呼气:缩唇呼吸是一种简单却高效的呼吸锻炼方法,有助于患者更有效地使用呼吸系统。练习时,缓缓通过鼻子吸入空气,随后,轻轻噘起嘴唇,如同吹熄生日蜡烛那样,缓慢而均匀地呼出气体。理想的呼吸节奏是,吸气持续 2 秒,逐步延长呼气至 4 秒乃至更久,最终实现 1∶2 乃至 1∶4 的吸呼时间比。每次练习 10 分钟,建议每日进行 3~4 次。这种呼吸方式能够增加呼气阻力,延长呼气时间,排出更多气体。

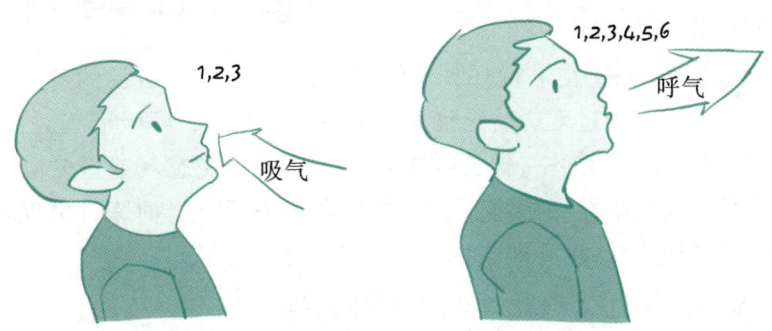

(2)腹式呼吸,增加通气:腹式呼吸,一项引导我们回归自然呼吸模式的练习。患者可以选择最舒适的体位——仰卧、半卧或半坐卧,膝盖微微弯曲,放松身心。一只手轻置于胸骨上,防止胸部过度运动,另一只手则放置于腹部,感受呼吸时腹部的起伏。吸气时,腹部缓缓隆起,尽量吸入更多空气;呼气时,轻轻向内向上按压腹部,辅助腹部肌肉收缩,让气体彻底排出,呼气时间是吸气时间的 2 倍。此练习有助于扩大肺活量,提高氧气利用率,促进身心的放松。

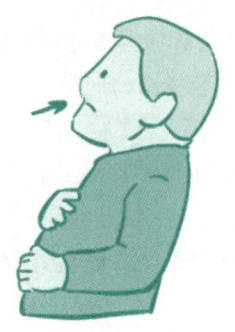 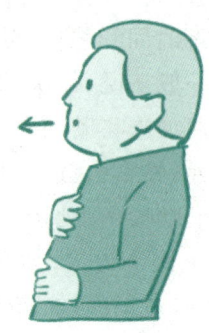

（3）抗阻呼吸，提高肺功能：使用气球进行抗阻呼吸训练，为呼吸肌群带来适度的负荷，进而增强其力量与耐力。患者宜取坐位或半卧位，手持一根连接气球的干净塑料吸管。吸气完毕后，轻轻咬住吸管，缓缓吹气入球，当气球膨胀至直径为 10～15 cm 时，再慢慢放气，之后重复这一过程。每次练习大约持续 5 分钟，此练习不仅能增加呼吸的深度和效率，而且能增加肺部的弹性，为提高整体肺功能打下坚实的基础。

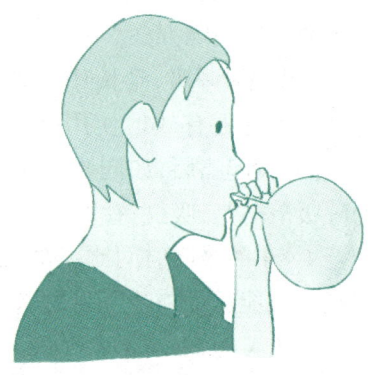

（4）注意事项：①在进行呼吸训练时，患者需要根据自己的身体状况和能力进行调整，避免过度运动导致身体不适。②在进行呼吸训练时，患者需要注意呼吸的深度和频率，保持呼吸自然、均匀，避免憋气或过分减慢呼吸频率，以免诱发呼吸性酸中毒。③如果患者在进行呼吸训练时出现呼吸困难、胸闷等不适症状，应立即停止训练并寻求医生的帮助。

### 3. 精细化饮食照料：营养与安全双重保障

合理的饮食调配和进食指导对于预防脑卒中患者发生吸入性肺炎具有重要意义，能够显著降低患者的进食风险，同时确保患者的营养摄入。

（1）食物调配：为脑卒中患者进行早期摄食训练时，推荐使用均质、低附着力、高内聚性且硬度适中的凝胶状食品。这类食品易于整块吞咽，无须咀嚼，即使有少量残留也易于清除，如添加食品功能调整剂制作的茶凝胶或果汁凝胶。

对于存在吞咽困难的患者，可参考第八章第三节。

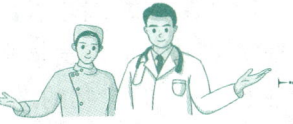

食物的选择和准备需特别细心。应根据患者的营养需求和消化能力,合理调配食物。选择富含蛋白质、维生素和矿物质等营养物质的食物,如瘦肉、鱼类、豆类、新鲜蔬菜和水果等。应避免给予坚硬、大块食物和过于油腻、辛辣和刺激的食物。

(2)进食指导

1)环境安静:确保进食环境安静、舒适,避免噪声、异味等外界刺激,避免在进食时与患者交谈,让患者集中注意力进食。

2)合适的进餐体位:患者应保持正确的进食体位,具体方法如下。①能坐起来的患者要取坐位姿势。坐姿进食时,要求患者于适宜高度的餐桌前,坐在有靠背的椅子上,上身前倾,双足完全着地而进食。此外,因偏瘫难以控制身体左右平衡者,可使用有扶手的椅子。②如果患者不能坐起,应采用至少30°半坐卧位,禁忌平躺或侧卧位喂食,减少食物反流的风险。③合适的进餐头部姿势:吞咽时应避免仰头,必要时可指导患者使用低头姿势吞咽或者侧头姿势吞咽。

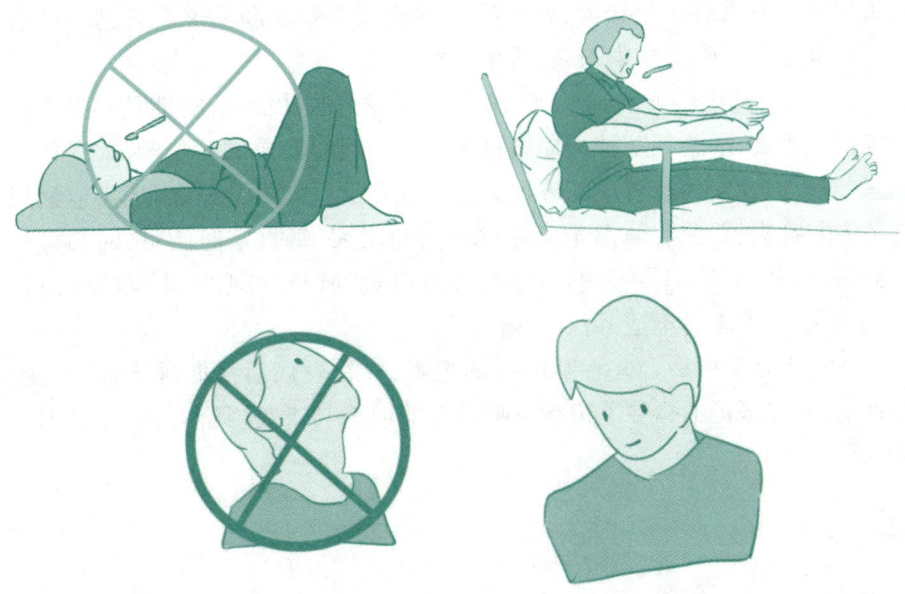

3）进食速度：给患者提供充足的进餐时间，以30~40分钟为宜，吃饭速度宜慢，液体和固体食物交替，教导患者多次咀嚼，确保每口食物吞咽完毕后再进行下一口食物的进食，每次进食后要及时清理口腔内残留食物。

4）进食分量：控制患者每口进食的分量，以小匙羹小口进食，不宜过多。

5）进食后：嘱患者进食后不要立即躺下，让患者在舒适的坐位或半坐位休息30~40分钟，以确保食物完全进入胃部；此外，进食后30分钟内不宜给患者进行翻身、叩背、吸痰等操作，以预防误吸和吸入性肺炎。

6）口腔清洁：在进食前后，应帮助患者清洁口腔，以防止食物残渣残留或细菌滋生。

（3）注意事项：①痰多患者，应排痰后再进食。②意识不清、疲倦或是不配合者切勿喂食。③如患者进食过程中出现明显呛咳或有严重吞咽障碍，应立即停止进食。④吞咽障碍患者进食指导可参考第八章第三节。

### 4. 综合管理与监测

为了全面预防脑卒中患者并发肺炎，综合管理与监测同样重要，以下是一些关键步骤和注意事项。

（1）注意环境与个人卫生，营造健康空间：①室内通风是预防呼吸道感染的第一道防线。建议每日开窗换气数次，每次通风半小时以上，使用空气净化器或绿植净化空气。②养成良好的卫生习惯。勤洗手、戴口罩，特别是在流感季节或人群密集场所，这些简单习惯能有效阻断病原菌传播。③避免接触其他有呼吸道感染的人，防止交叉感染。

（2）定期健康检查，守护呼吸防线：定期进行肺功能检测，能及早发现肺功能的微妙变化，为预防肺炎提供科学依据。通过简单的吹气测试，评估肺活量与换气效能，为患者康复进程提供精准导航。此外，照顾者还需监测患者体温与呼吸道症状，体温是身体健康的晴雨表，每日定时测量并记录，任何异常升高的迹象都需警惕。同时，关注咳嗽、咳痰、呼吸困难等呼吸道症状的变化，如遇患者不适，请及时就诊。

而对于脑卒中后合并吞咽障碍的患者，应在发病后早期进行吞咽功能的评估，并在医护的指导下进行吞咽功能的锻炼与康复，具体内容详见本书第八章第三节。

# 第十二章 照顾者如何进行情绪调节？

由于突然遭受脑卒中的打击，担心疾病带来的长期困扰，脑卒中患者很容易出现情绪低落、心情烦躁等消极心理，而这种情绪会使患者对现在和未来的生活信心不足，对康复极为不利。照顾者对于改善这种负性情绪起到了极大的贡献作用，但照护脑卒中患者是一个长期的过程，照顾者在重重负担之下可能也会出现一系列心理问题，成为疾病的"隐形受害者"，而照顾者的心理健康将直接影响患者的康复及预后，因此照顾者的情绪问题同样需要关注。

## 第一节 照顾者负担与自我关怀

随着医疗技术水平的不断提升，尽管脑卒中患者的生存率有较大提升，但仍有三分之一的患者存在不同程度的功能障碍，对照顾者表现出不同程度的依赖。我们在强调照顾者照护质量的同时，照顾者个人的情绪问题往往被忽略，甚至使得照顾者出现生理和心理问题。助人者必先"自助"，照顾者照护患者的前提是照顾好自己，因此减轻照顾者负担，加强照顾者的自我关怀同样重要。

### 1. 什么是照顾者负担？

照顾者负担是指照顾者在承担照护任务过程中所感知到的生理、心理、社会和经济等多方面的负担及其产生的负面结果。照顾者负担既包括照顾者在照顾过程中的主观感受，即照顾者因照顾任务使得生活、事业和社会关系发展发生冲突；又包括因高昂的医疗费用、个人社交时间减少，照顾者在日常照护中产生的负性心理感受，如焦虑、抑郁等情绪。

### 2. 照顾者负担来源有哪些？

很多人会认为照顾者每天只是陪伴患者而已，又没有多少事情要做，怎么会有负担？这个观念是错误的，其实照顾者的负担来源有很多方面。

（1）生理负担：照顾患者很多时候都需要体力付出，如按摩、翻身、洗澡、洗衣、做饭等，比较耗费精力。即使夜深了照顾者也无法好好入睡，比如需要照顾患者上厕所，常常睡眠不足或者失眠，长期处于疲惫状态。

（2）心理负担：很多照顾者在面临家人生病时会经历家庭角色的重大改变，如一位依赖妈妈的"女儿"要转变成照顾妈妈的"母亲"，一位平常习惯被照顾的人需要变成一位能干的照顾者来照顾他人，这些角色的转变本来就会给照顾者带来很大负担，而且照顾者还要面对患者的抱怨和诉苦，以及忧虑的情绪等。因此，照顾者常常会出现抑郁、担心、悲观、失控、无助、无力感等情绪。

（3）社会负担：长期的照护使得照顾者能够支配的时间较少，需要在医院、家庭和工作中奔波，生活单调，没有朋友，没有替换的帮手，有些照顾者甚至要放弃工作，人生的重心只有照护，只能围着患者转。

（4）经济负担：照顾者由于照护任务可能无法参与工作，缺少经济来源，只能依靠其他家属。但其他家属往往低估患者所需费用或忽视照顾者的消费需求，因此照顾者在要钱时经常不被尊重，面临推三阻四、嫌要的钱多、怀疑照顾者钱没有花在正经地方等情况，这就造成了照顾者的经济负担。

### 3. 照顾者负担过重会带来哪些影响？

（1）身体健康风险：很多照顾者长时间从事照护工作，昼夜不分，每天照护时长甚至超过8小时，身体极度疲劳、精神高度紧张。长此以往，照顾者可能会出现头痛、失眠、腰痛、食欲减退等问题，同时发生其他慢性疾病的风险也会增加，比如高血压。

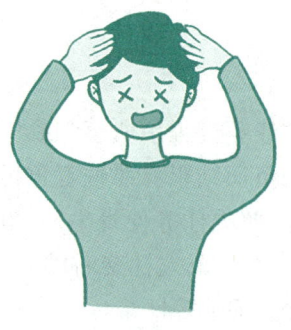

头痛

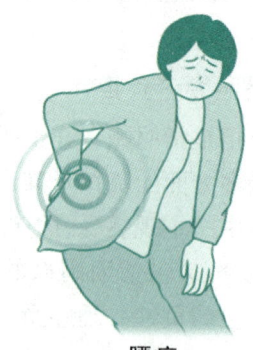

腰痛

(2)心理健康危机:亲人患病,照顾者常常面临焦虑、抑郁、哀伤、孤独及其他心理负性体验。比如"我是家里的独生子女,父亲患病,想哭也不敢在他面前哭,虽然老公也会安慰我、帮助我,但说多了他也不耐烦,我觉得没有人真正懂我"。

(3)社会生活脱离:照护患者需要耗费巨大的时间和精力,照顾者常常要改变自己的日程、放弃自己的休闲娱乐甚至自己的工作,来保证对患者的照护。长此以往,照顾者的生活平衡被打破,逐渐与外界隔绝。

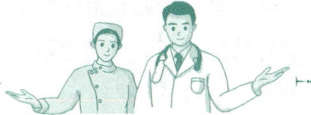

> 你在照顾他人的时候,有没有出现过下面这些情况?
> 1. 情绪:沮丧、易激惹、烦躁。
> 2. 想法:什么时候是个头?你就不能也照顾照顾我?
> 3. 状态:容易分心、缺乏兴趣、回避他人。
> 4. 身体:睡眠困难、身体变差。
> 如果你出现了上面这些信号中的2个或2个以上,也许就意味着你已经处于"照顾者耗竭"之中。

#### 4. 照顾者减轻负担的有效途径是什么?

作为照顾者,在肩负起脑卒中患者康复与日常照料的重任时,往往全身心投入,倾尽所能给予患者最细致的关怀与支持。然而,在这份无私的付出背后,照顾者容易在不经意间忽略了自身的情感与身体需求,承受着不为人知的照顾负担。

在照顾他人的同时,自我关怀同样不可或缺。自我关怀是一种能力,也是能量的来源,它不仅是维持照顾者自身健康与福祉的基石,而且是确保其持续提供高质量照护的源泉。因此,学会在忙碌与奉献之余,给予自己一份温暖的关怀,是每位脑卒中照顾者不可或缺的智慧与勇气。

(1)认识自我关怀:自我关怀(self-care passion)是个体对自身的痛苦和所面对的困难保持一种开放性,并在这一过程中体验到对自己的关心和友善,以客观的、非评判性的态度对待自己的消极遭遇,认识到自己的这些遭遇是人类普遍都会经历的。包括自我友善(self-kindness)、接纳人性共通(common humanity)和正念(mindfulness)3个重要组成部分。

1)自我友善:当我们痛苦、失败、难过或觉得自己不够好的时候,对自己保持宽容和悦纳的态度,给予自己善意的温暖和理解,并寻求一种内部安慰,即"宽以待己",而非批判苛责。我们可以给自己一个拥抱,并告诉自己:我已经努力了,生活中没有那么多的十全十美。

2)接纳人性共通:接纳是指我们需要接纳这样的现实——自己的消极状态是人类共同生命经验的一部分,自己不是孤立无援的。当我们各自承受痛苦时,我们也在分担那个痛苦,看到自己和他人经验的共通性,可以让我们更加积极地去处理自己的情绪。

3)正念:在面对消极事件时,保持一种客观、超脱、平衡的觉察方式,既不沉溺其中,也不置之不理,拥抱此刻的感受、事件和想法,接纳生活中出现的紧张感和痛苦。

(2)自我关怀的实践策略:当发现自己负担太重时,照顾者需要及时调整自己的状态。首先,建议离开照顾者角色一段时间,短暂休假或者花时间做一些自己感兴趣的事情,满足自己的需要和热爱,让自己不再24小时都处于照顾者这个角色之中。其次,照顾者要分清患者的事和自己的事,比如当患者情绪低落时,照顾者很容易也跟着情绪低落,甚至认为是因为自己没有照顾好患者才导致患者不开心。但实际上,他人的情绪从来都不是我们能够掌控的,照顾者要避免因为患者的情绪而陷入自我批评中,也不要将自己的情绪传递给患者。最后,照顾者总会有累的时候,要及时把一部分照护工作分给其他可以替自己分担的人,减轻自己的负担。

针对照顾者自身,具体的减轻负担的方法有如下几种。

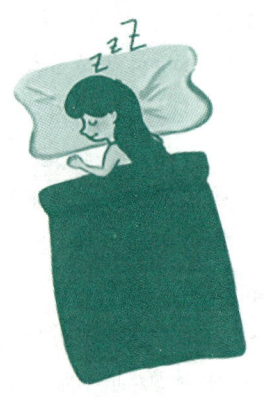

方法一:睡眠

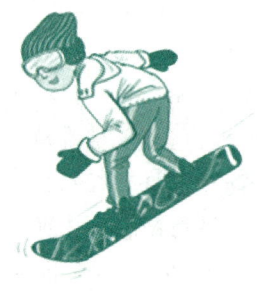

方法二:运动

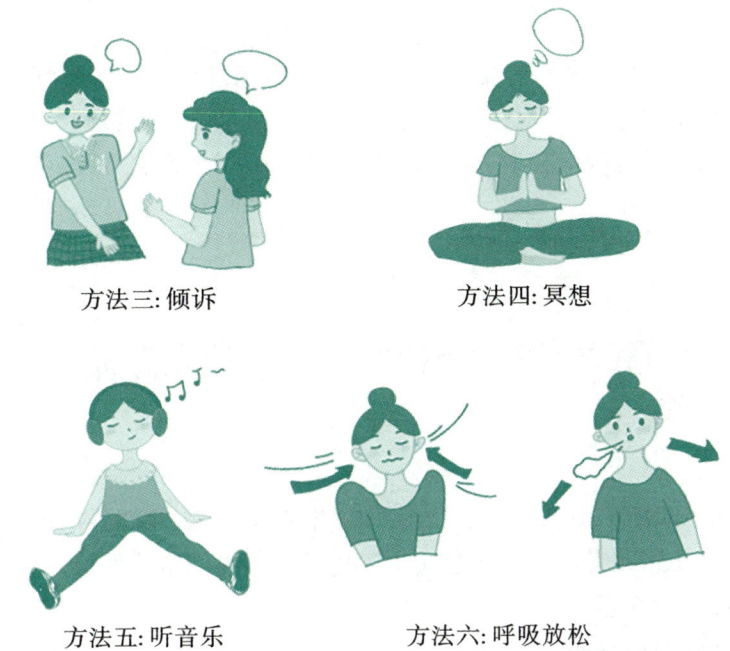

方法三：倾诉　　　　　方法四：冥想

方法五：听音乐　　　　方法六：呼吸放松

1）睡眠减压法：寻找帮手轮班替换，调整自己的睡眠，不要过度思考问题，只有睡眠充足才能更有精神地面对生活，长期疲惫只会带来更多的疾病和不好的情绪。

2）运动减压法：人体运动起来时会释放"多巴胺"，它让人感受到轻松和愉悦。借助运动，如慢走、做家务、打球、打太极拳等，使紧张的精神得到松弛与缓和，而且运动还能增加食欲、促进肠胃蠕动、预防便秘、改善睡眠。

3）倾诉减压法：不要把在照护工作里的所有付出当作理所当然，要学会向自己的亲人、朋友、同行倾诉，在交谈中表达自己的情绪，让别人接受自己、帮助自己。必要时，要学会找心理医生，以便及时得到帮助，调整自己的心态。

4）冥想减压法：寻找一小块安静、整洁、不被打扰的区域，舒服地坐下来，盘腿或者坐在椅子上都可以。问自己为什么想要冥想，或者想通过冥想达到什么小目标，比如"我想让自己更有专注力"或者"想要放松身心"。把注意力放在身体上，从头到脚感受并轻轻扫描自己的身体，放松每个部位。把注意力拉回到呼吸上，感受一呼一吸间身体的感受。每天持续做这样的小练习，你会越来越多地感受到冥想的魅力和身心的轻松舒服。

5）音乐减压法：音乐可以舒缓情绪，让人放松，负担也会烟消云散。照顾者可以听一些轻音乐、钢琴曲放空自己,但是注意不要在伤心的时候听悲伤的歌。

6)呼吸放松法:平躺,身体自然放松,闭上眼睛,用鼻深吸气让腹部凸起,再用嘴缓慢呼气,此时压缩腹部使之凹下。腹式呼吸为深长而缓慢的大呼吸,一次完整呼吸应控制在 15 秒左右,每天做 2~3 次,每次做 5~10 个循环。

## 第二节 积极体验照顾获益

长期照顾脑卒中患者除了会给照顾者带来焦虑、抑郁等消极的情绪体验外,还会使照顾者体会到满意、欣慰、感恩等积极的情绪感受,这种情绪就是照顾者的获益感。

### 1. 什么是照顾者获益感?

照顾者获益感是指照顾者在为患者提供照顾的过程中感知到的收获及益处,最终认同照顾者角色且身心健康地成长。

### 2. 照顾者在照顾过程中有哪些获益?

(1)个人能力的提升:照顾者在照顾脑卒中患者的过程中会面临各种问题,在解决问题的过程中,照顾者主动学习的能力、情绪调节的能力、照顾技能等均得到了提升。

(2)自我价值的肯定:照顾者能在照顾患者的过程中感知到自身的价值,一方面照顾者自我感知更加有用,有能力帮助他人,有一定的成就感;另一方面照顾者能够从患者、家人处收获感激,从其他人群中收获称赞及肯定。

(3)人际关系的改善:照顾者与其他家庭成员在困难面前团结一致,相互扶持和鼓励,使得家庭关系更和谐。长期的治疗康复也使得医患之间、病友之间形成了朋友式的联系。

(4)健康相关行为的促进:亲人患病会促使照顾者反思疾病发生的原因,从而更加关注自身及家庭成员的健康,养成健康的生活方式,如少吃盐、不熬夜、戒烟、戒酒、控制体重等。

(5)生活态度的改变:很多照顾者在照护亲人的过程中开始重新领悟生

命的意义,才知道什么是最重要的,比如"以前天天忙着挣钱,对家人忽视很多,现在妻子生了这个病,才知道钱挣再多也没用,一家人健康快乐地在一起比什么都珍贵",在经过打击之后学会接受现实,更加珍惜当下,也更加坚定了对未来的希望。

(6)社会资源的丰富:照顾者由于照顾患者会认识一些经历相似的朋友,能够相互扶持、相互鼓励,照顾者能够感知到朋友的关心和挂念。有相似经历的同伴更容易成为朋友,并相互鼓励和支持。有相同经历的照顾者作为同伴形成同伴支持,是重要的社会支持的来源。

### 3. 照顾者如何更好地提高获益感?

(1)寻求支持,主动学习:在脑卒中患者回归家庭后,照顾者通常缺乏疾病相关知识和照护技能,容易产生消极心态。此时,照顾者可以通过出院宣教、科普讲座、家庭访视或电话随访等机会向医护人员求助,诉说自己的疑惑和困难,主动学习照顾患者的知识和技能。

(2)关注"小进步",提高成就感:关注自身及患者的"小进步",对待问题不要太过消极,要从积极的角度看待目前所面临的状况,增强信心,学会自我赞美和肯定,比如"今天我陪着他锻炼了40分钟,这个手比之前灵活多了,有我陪着他,他特别听话",给自己加油打气,在日常中通过赞扬、鼓励、分享照护经验等方法来提高照护成就感。

(3)家庭亲密,感受支持:良好的家庭关系对于提升照顾获益感具有关键作用,因此可通过增加家庭成员间亲密互动、感恩分享、定期举办家庭活动等方式来提升家庭亲密关系,建立稳固的家庭支持系统。照顾者还可以和患者一起回忆一些经历过的美好事情,尤其是在照顾患者过程中发生的有趣的或难忘的事情,通过与患者的互动来增加亲密感。

(4)回忆过去,缓冲负担:脑卒中照顾者负担沉重,承受着巨大的照顾负担。通过回想与过去有关的事件、情感和想法,关注生活经历和体验,触发自身的远期记忆。通过积极的体验缓冲照顾负担,帮助自己实现自我价值感,增强幸福感,减少低落情绪,促进沟通。

> **照顾者疾病获益感体验：康复路上的守护者**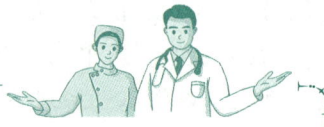
>
> 2019年9月，四川小伙子白××的父亲突发脑梗死，右侧身体几乎瘫痪，认知力、语言表达能力等退化了。为了更好地照顾父亲，白××辞掉了工作，回到家中做起了父亲专职"康复师"。白××还将父亲康复的过程拍成视频分享到网络平台，取名为"老白康复记"，账号简介中写道"不开心的时候就来看看老白吧"，用父子俩的亲身经历鼓励更多的脑卒中家庭。白××的孝心让人泪目。经过他的悉心照顾，父亲的病情有了极大好转。"老白康复记"在社交媒体的意外走红不仅发挥了巨大的社会价值，也让我们看到了在康复路上的守护者——照顾者。

## 第三节　遇到问题广求助

照顾者在照护过程中会遇到形形色色的问题，单打独斗不是长久之计，要建立并且善用自己的社会支持系统，通过身边的力量帮助自己解决照顾患者的困惑与烦恼。

### 1. 什么是社会支持系统？

社会支持系统指的是个人在自己的社会关系网络中所能获得的、来自他人的物质和精神上的帮助和支援。一个完备的支持系统包括亲人、朋友、同学、同事、邻里、老师、上下级、合作伙伴等。当然，还应当包括由陌生人组成的各种社会服务机构。

具体来说，社会支持分为4种不同形式的支持。

（1）情感支持：如家庭或朋友的关怀，包括倾听、安慰、理解和鼓励，帮助照顾者积极处理情绪问题，减轻负担和孤独感。

（2）信息支持：如医护人员提供的信息和指导，帮助照顾者了解疾病，做出决策。

(3) 物质支持：如家人、朋友、社区等提供的医疗辅助器械、治疗费用等，帮助照顾者解决实际困难，减轻治疗负担。

(4) 评估性支持：如家人、朋友或他人的赞许或感谢，可增强个体的自信心，提高个体的积极性。

### 2. 寻找社会支持，巧用身边力量

(1) 喘息照顾："喘息"就是暂时放下责任，进行休息，这可以帮助照顾者重新焕发精神，有能力更好地承担照护责任。照顾者可以与全家人沟通，让大家知道照护患者不是单独一个人就可以完成的；可以和其他家庭成员一起制订计划，轮流照护患者，让自己每天或每周都有固定的休闲时间，减轻个人负担。

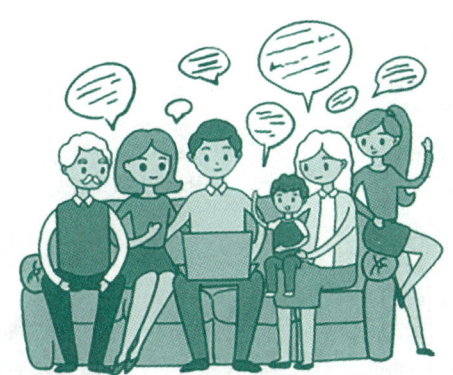

照护排班表

| 时间 | 人员 |
|---|---|
| 周一 | 大哥 娜娜 |
| 周二 | 昌昌 姑姑 |
| 周三 | 程程 娜娜 |
| 周四 | 姑姑 盈盈 |
| 周五 | 昌昌 大哥 |
| 周六 | 二哥 大嫂 |
| 周日 | 二嫂 二哥 |

(2) 寻找朋友，维持社交：长期的照顾工作会让人感到孤立，维持社会交往，寻求帮助能在很大程度上帮助照顾者保持情绪的健康。照顾者可以抽出时间外出与他人交流，寻找一位有同理心的朋友、亲属或是邻居甚至是社工交谈，互相开导，分享在照护过程中的经验和故事，互相鼓励。

(3) 求助专业人员：大多数照顾者都是非医学人士，缺乏疾病治疗、照护等知识。在做医疗决策、照护患者时，常常感到茫然、手足无措和缺乏信心。此时，照顾者可以通过科室教育、知识讲座、座谈会等多种方式从医护人员那里获得信息，提高照护技能。

(4) 其他：经济条件允许时，照顾者可以把患者临时安排到托老所、日间护理院住几日，来缓解自身的疲惫和负担，还可以从医务社工、保姆等人身上获得支持，他们可以给予很多实际帮助，如提供救助信息、接送患者、购物、生活照顾等。

# 第十三章 脑卒中患者与照顾者如何维持亲密关系？

## 第一节 陪伴沟通促亲密

**1. 携手面对脑卒中，有效沟通促亲密**

在脑卒中治疗和康复过程中，照顾者的陪伴和支持无比重要。作为亲人（如父母、子女）或伴侣（配偶或爱人），心理上的相互支持和情感上的相互依赖，不仅能够激发患者内心的积极力量，帮助他们战胜困难，使他们重新融入社会生活；而且能够减少患者和照顾者的心理压力和负性情绪。

在陪伴患者康复的过程中，患者与照顾者可以共同协商制定治疗方案、康复计划、药物管理和预防复发方案。另外，还应给予彼此温暖、关心和理解的情感支持，表达对彼此的爱和鼓励，让彼此感到安慰和重要。在这一过程中有效的沟通十分重要。

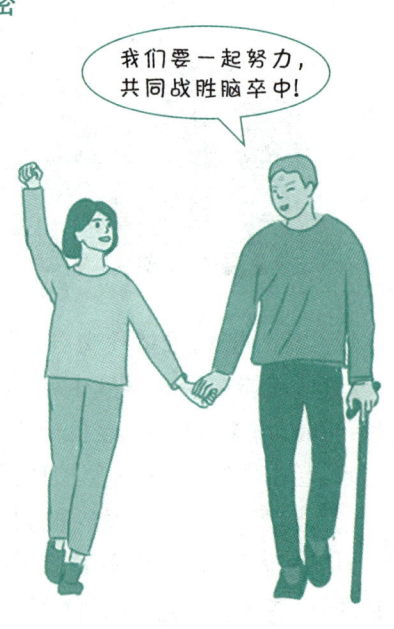

我们要一起努力，共同战胜脑卒中！

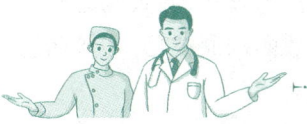

> 脑卒中患者夫妻应相互扶持,理解与接纳彼此的感受与需求。在康复过程中,他们需要共同制订计划与目标,相互协作,共同努力实现目标。只有通过彼此的支持与合作,才能战胜脑卒中,携手走上康复的道路。

**2. 沟通误区**

(1)不开放和不坦诚的沟通:脑卒中患者与照顾者不愿意或不敢坦率地谈论疾病的问题,担心会给对方带来负担或焦虑。这种缺乏真诚交流的态度会导致信息不畅通,无法理解彼此的需求和感受。

(2)假设对方的感受:脑卒中患者与照顾者之间容易陷入以自己的角度思考和假设对方的感受,而不是真正聆听对方的需求和情绪。这种假设可能会导致误解和冲突,阻碍相互了解和支持。

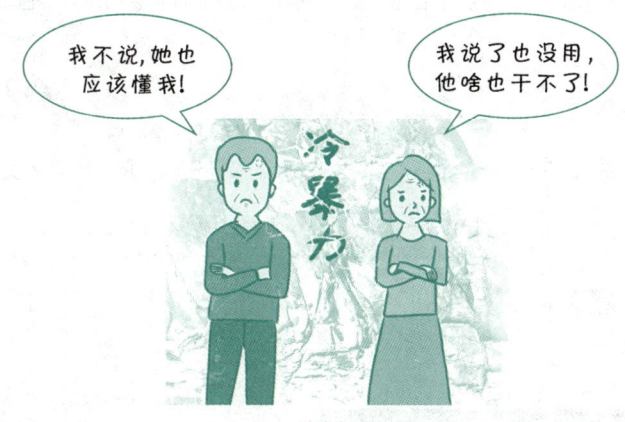

(3)互相指责和批评:在应对疾病时,脑卒中患者与照顾者可能会因为焦虑、恐惧或压力而出现情绪失控,互相指责和批评对方。这种消极的态度只会加重紧张和矛盾,无助于建立支持和合作的氛围。

(4)忽视情感需求:除了身体上的需求,疾病还会对脑卒中患者与照顾者的情感产生影响。忽视了彼此情感需求的沟通会造成心理上的距离感,失去情感支持和理解。

(5)缺乏沟通技巧:脑卒中患者与照顾者在面对疾病时,可能缺乏必要的沟通技巧,导致沟通困难。建议脑卒中患者与照顾者寻求专业帮助,学习有效的沟通技巧,如倾听技巧、表达需求和感受的技巧等,以更好地沟通和应对疾病。

### 3. 改善沟通的方法

(1) 感受倾听的力量

1) 鼓励对方倾诉:提出问题,帮助对方更深入地表达其想法和感受。

2) 体会对方的感受和需要:①安静地倾听,倾听对方说话时的语气、表情和肢体语言,观察对方的身体姿势和面部表情;②接纳对方的感受,确保尊重对方的感受和需要,不要轻视或无视对方的情感。

3) 说出对方的感受和需要:①尝试说出对方目前的感受,如"你现在是不是感到很高兴/不幸?"②尝试说出对方的需求,如"你现在是不是需要我安慰你?""你现在是不是需要我配合治疗?"

4) 给予安慰与鼓励:①表达理解,如"我能理解你现在的感受";②情感支持,如"我相信我们能克服这个挑战";③强调优点和成就,如"以前我们遇到困难总能够克服,这次肯定也可以";④提供实际帮助,如"我现在能做什么去帮助你?"⑤给予信任与信心,如"我相信我们肯定可以一起克服疾病"。

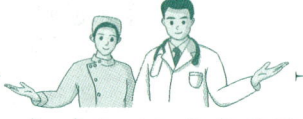

> 安静有效的倾听是促进有效沟通的第一步,我们不仅需要用耳朵听,还需要用心倾听,感受对方的需求。

(2) 表达感受而不是想法

1) 想法。

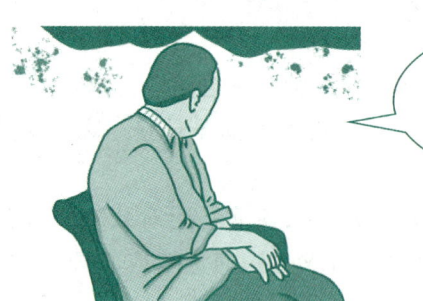

我觉得我的胳膊恢复得不好,我觉得我很没用,我觉得我不受重视。

2)感受(自己的情绪)。

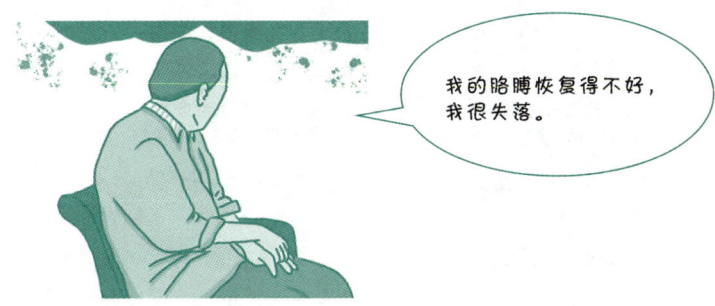

(3)表达请求

1)提出具体的请求:简单直接地告诉对方自己希望对方做什么。如"你可不可以放下手机,陪我说一会儿话?我这会儿心情很不好"。

2)提出明确的请求:明确自己想让对方干什么。如"整天在床上坐着太无聊了,你能找一个轮椅推我出去转转吗?"

3)不明确对方是否明白时反问对方是否明白:自己的意思和别人的理解有时可能是两回事。如果无法确定对方是否已经明白,应该询问对方是否明白自己的意思。如"太累了,今天不想去康复了,你能明白我的意思吗?"

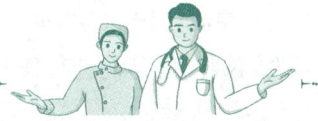

当对方的请求没有得到满足就批评和指责自己,那就是命令。利用对方的内疚达到目的,也是命令。比如"你为什么还没有给我倒水?"或者"如果你不给我做饭就是不爱我"。想要表达请求时,我们可以说:"你能给我倒一杯水吗?"

(4)表达感激

1)表达对对方的感激:要感激对方的事情可以很大,也可以很小。只要是对方做的让自己的生活、需求、心情得到改善都可以去感激。

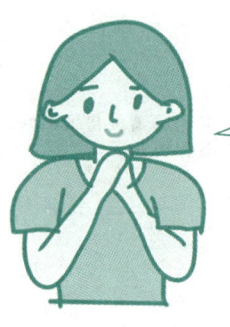

自从生病后,谢谢你长期以来的照顾,你辛苦了。谢谢你刚才为我倒了一杯水。

2)接受对方的感激:观察和倾听对方表达感激时的感受和需要,并表达自己的感受。

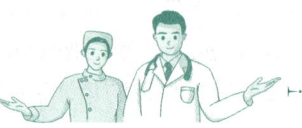

虽然很多人听到感激时会不自在,但绝大多数人渴望得到他人的肯定和感激,这代表他人对自己努力和付出的认可。在家庭中,我们更要时刻感激对方的付出。面对他人的感激时,我们只需要大方接受即可。

(5)开放式提问:多使用"为什么""如何""能不能""什么""哪些""怎么""愿不愿意"等词进行发问。如"生病之后你有什么想法?""是什么让你觉得郁闷(情绪低落、急躁)?""能不能告诉我,你为什么不说话(吃饭、康复、锻炼)?""当时发生了什么?""你怎么看待现在(关于疾病)……的情况?""对于如何预防复发,你有没有什么想法?""你今天想怎样锻炼胳膊?"

(6)共同决策:举例如下。

问题:是选择回家进行康复,还是在医院的康复科康复?

选择:回家康复或在康复科康复。

分析利弊:患者说,"在医院里康复花费太高、离家远、吃的饭不好"。照顾者说,"在医院里确实花费高、离家远、吃的饭不好。但是,回家之后不知道该怎么进行康复训练,怕耽误最佳的康复时期"。

达成共识:先在医院康复科里康复,同时学习一下康复知识,了解该怎么进行康复训练,回家之后进行居家锻炼。

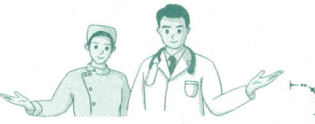

共同决策时,首先,我们要明确问题是什么。然后,照顾者和患者双方分别说出有哪些选择。接着,在考虑自身情况的基础上分析每种选择的利弊,寻求帮助。最后达成共识。

### 4. 共情而不是同情

同情是站在旁观者的视角,而共情是站在对方的视角,表达自己对对方感受和困难的理解与感同身受。

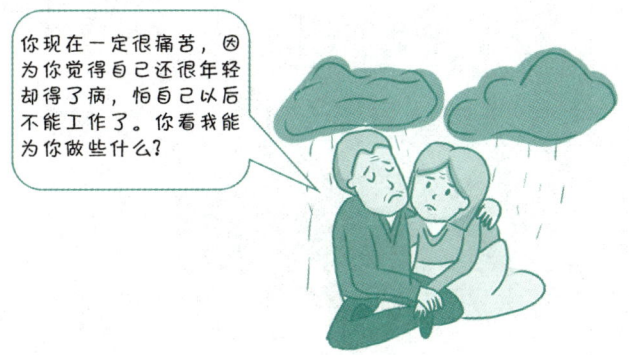

我们该如何表达共情呢?

参考句式一:表达对人情感的理解,如"你现在的感受是……因为……""你感觉……因为……""你感到……因为……"

参考句式二:表达对对方意图的理解,如"你想说的是……""你现在最希望的是……""你的意思是……"

参考句式三:表达对对方情感与意图的尊重,如"我理解你的感受,我知道这对你很重要""我能理解这种心情,我知道这种事处理起来很难"。

参考句式四:以具体的行为表达对对方的关心,如"需要我为你做些什么吗?""你看我能为你做些什么?"

参考句式五:表达不同观点的方法,如"你的话有道理,但是我还有一点不同意见……""你的观点挺新颖,但是,我有一点不同看法……"

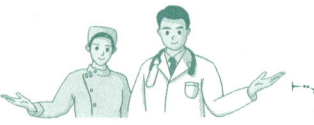

> 共情需要我们站在对方的视角看待世界,承认对方的遭遇。不乱评判对方的遭遇。了解对方的情绪之后再向对方表达自己的理解,而不是掩盖那些不好的事情,尝试让生活看起来很美好。后者是我们生活中最常犯的错误,因为简单的安慰并不会真正解决问题,真正的共情和理解才能帮助我们更好地面对生活。

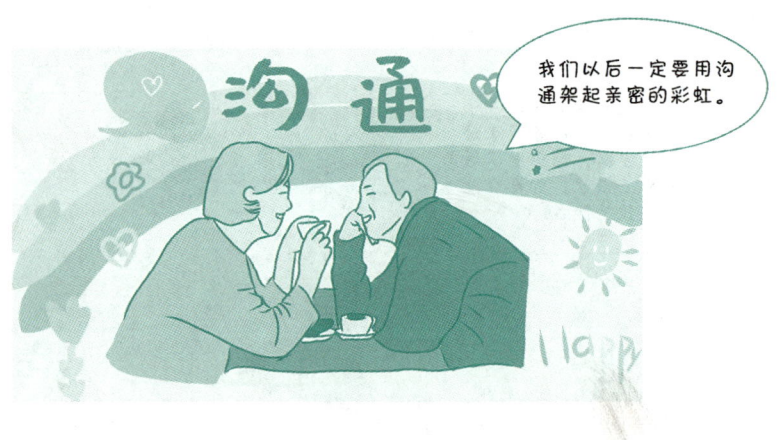

## 第二节 换位思考常互助

**1. 换位思考促亲密,互助战胜脑卒中**

由于突发脑卒中,患者与照顾者双方角色突然转变,一方从正常人变成患者,肢体存在残疾,另一方由家庭成员转变为照顾者,压力变大。患者认为照顾者在脑卒中后对其感受和身体残疾缺乏敏感性,而照顾者的压力及照顾负担骤然增加,双方相处过程中不能够理解彼此,经常出现沉默或者争吵,这不利于患者的康复和照顾者的身心健康。

患者与照顾者对彼此保持积极态度,换位思考彼此的感受,并根据彼此需求进行互相帮助,增强亲密关系,这在患者的康复过程中尤为重要。

## 第十三章 脑卒中患者与照顾者如何维持亲密关系？

然而每个家庭的相处模式不同，在生活中遇到的种种问题也存在差异，那么怎么能够让患者与照顾者之间理解彼此，实现互相帮助，携手战胜脑卒中呢？

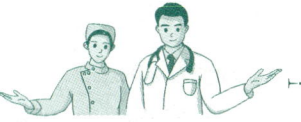

> 患者与照顾者之间换位思考，互助应对脑卒中！
>
> 每个人都是单独的个体，有自己的思想和观点，特别是此时，你们正经历疾病，面对的压力更大，更容易出现观点不一致。那么夫妻之间更应学会换位思考，设身处地地站在对方的角度思考，"如果我是对方，会有什么感受呢？"体会此时对方的感受，从而更理解对方，帮助对方，共同战胜疾病！

**2. 脑卒中患者与照顾者亲密关系常见问题**

（1）双方为彼此好，遇事互不交流：脑卒中后很多家庭会因担心对方的情绪而选择不表达自己的心情和想法，隐瞒自己的情绪，导致患者与照顾者间出现猜忌和疑惑，这不仅不利于患者与照顾者的心理健康，而且会影响患者的顺利康复。

（2）患者与照顾者存在认知差异，不能理解彼此：患者与照顾者相处出现矛盾时，有时候会觉得自己是对的，对方是错的，总想让对方按照自己的方式来，但结果往往是谁也说服不了谁，谁也改变不了谁。

其实，在很多事情上，并没有绝对的对或者错之分，只是彼此想法不同、观念存在差异罢了。照顾者要深信，即使亲人生病了，他也是自由的，自己没有权利要求对方和自己变得一样；照顾者更没有权利控制患者，要学着尊重患者，尊重彼此的差异，互相包容。

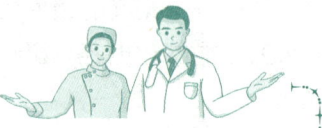

**换位思考小策略**

通过倾诉彼此的担忧和感情,照顾者和患者能体会到对方的想法,更能理解彼此,帮助彼此。

当对方抛出观点时,不急着否认,先承认对方的观点并复述,让对方认为自己是被理解的,然后用"同时"这个词引出自己的观点,双方就能坐下来谈解决方案了;如果对方和自己的观点始终不一致,那这个事就先缓一缓,时间会告诉你们答案。

### 3. 携手共渡脑卒中,患者与照顾者互助小技巧

(1)互诉忧和愁:要记住彼此是患难与共的关系,彼此多吐露心扉很重要,尤其是分享彼此对脑卒中相关的担忧和遇到的难题等,患者与照顾者尝试共同解决。

(2)互诉恩与情:有机会不妨多表达下对对方的深厚感情,患者可以倾诉对照顾者悉心照顾的感激,照顾者可以分享体贴入微照顾患者的满足感,双方坦诚倾诉对对方的担忧和感情,也更能体会对方的想法,更能理解对方,从而帮助对方。

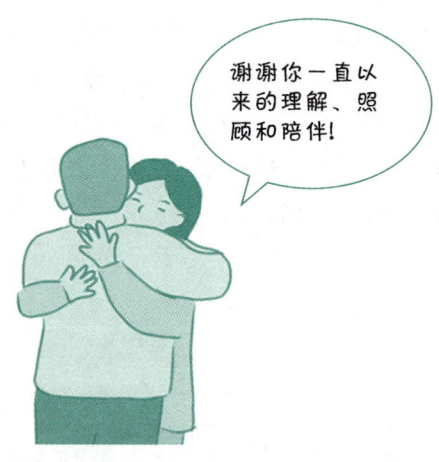

(3)积极应对挑战:脑卒中患者与照顾者掌握积极的应对方式,共同应对出院后在治疗、康复和预防复发,以及生活、工作、社交方面的挑战。可以与其他脑卒中患者及照顾者进行交流,学习并积累积极应对经验。

## 第十三章　脑卒中患者与照顾者如何维持亲密关系？

（4）共度亲密时刻：患者和照顾者可以一起参加一些患者身体可以承受的娱乐活动，比如听音乐、唱歌、下棋等，还可以多尝试一起做一些喜欢的事情，调动患者的积极性，比如一起做家务、买菜、做饭等，一起参与，一起分享。

（5）共忆幸福时光：患者和照顾者可以选择一些老照片、以前往来的信件、家中仍保留的老物件等，以此为引导，一起回忆之前美好的事情，回顾过去的事件、情感及想法，有效地增加幸福感。

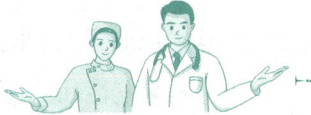

主要是回忆以往幸福快乐的事情，举例如下。
1. 回忆你们共同经历的人生特殊场景的幸福体验。
2. 回忆共同生活中快乐的事：曾为彼此做的感动的事情、喜欢一起做的事。
3. 回忆在生病或处于困境时彼此给予的支持。
4. 回忆成长的趣事、兴趣爱好。
5. 回忆难忘的开心时刻。
6. 回忆喜欢的歌曲和电影。
7. 回忆彼此年轻时的理想、工作的努力及成绩、一生中经历的最有成就感和最感欣慰的事情。
8. 回忆照顾中最难忘的事情。
9. 回忆照顾的经验。
10. 回忆照顾过程中有趣或开心的事情。

这些美好的回忆可以让彼此的关系更亲密，但也要注意不要一味沉溺在过去，你们需要对过去的美好往事总结经验，以便更好地应对未来。

（6）共期希望与未来：照顾者和患者也可以一起制订一些锻炼的小目标，照顾者陪伴患者一起散步、一起锻炼，相互鼓励和支持；制订一些有关未来的小计划，分享彼此对于未来遇到挑战时的应对方式，比如计划一起去一个彼此都喜欢的地方，满怀信心和希望，可以让彼此的身心放松、心理舒适，维持较好的心理健康水平。

患者与照顾者需要相濡以沫，尤其是在面临脑卒中这种疾病时，更要同心同力。多分享、多沟通，无论是忧愁还是喜乐，都应携手同行。学会换位思考，互助你我，温暖你我。

## 第三节　二元应对携手渡难关

**1. 脑卒中患者及照顾者均存在焦虑和抑郁且情绪相互传递**

脑卒中的突发性和后遗症的多样性及复杂性使患者及其家庭均受到重创，患者出院后多依赖照顾者的支持性照护。脑卒中患者及照顾者均存在较突出的不良情绪及负性心理问题。脑卒中患者在发病后长期存在认知、躯体功能障碍，容易产生焦虑、抑郁等心理问题，三分之一的脑卒中患者经历脑卒中后往往会受到抑郁情绪的困扰。

沉重的照护负担也使得脑卒中照顾者焦虑、抑郁等负性心理高发，脑卒中照顾者焦虑、抑郁发生率分别为40.2%、21.4%。由于脑卒中患者及其照顾者心理问题相依相存、相互影响的特点，其中一方的焦虑、抑郁会增加另一方出现心理问题的风险。

患者与照顾者双方以积极、主动的方式共同应对疾病相关压力，能够有效促进双方身心健康，提升双方满意度与生活质量，缓解照顾者感知的照顾负担与压力，降低患者与照顾者双方的负性情绪。

**2. 什么是脑卒中患者及照顾者的二元应对？**

二元应对是患者与照顾者面对二元压力事件时的共同反应与策略，压力沟通、支持应对、授权应对和共同应对是积极二元应对，而控制、过度保护、保护缓冲、不参与等为消极二元应对。

> 慢性疾病患者及照顾者间的积极二元应对方式不仅能够促进患者的身心健康，提升其生活质量，而且能够改善患者与照顾者之间的关系满意度，减轻照顾者感知的照顾压力，促进照顾者的心理健康，提升其生活质量。关注慢性疾病患者及照顾者间的二元应对，或可为难以解决的照顾负担难题及维持长期照护提供新视角。

(1) 压力沟通:指彼此表达遇到的压力。
(2) 支持应对:指彼此提供帮助、理解、安慰。
(3) 授权应对:指承担对方的责任。
(4) 共同应对:指采用共同协作的方式,如共同解决问题等。
(5) 消极二元应对:指提供敌对、矛盾、表浅的帮助,或者不关心。

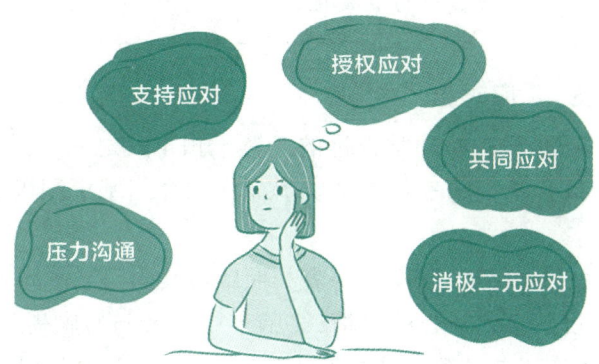

### 3. 脑卒中患者及照顾者的二元应对体验

在疾病未确诊前,由于对疾病认知不足及疾病症状突发且对于脑卒中了解程度欠佳,患者及其照顾者均出现恐惧、担忧的心理变化。

脑卒中给患者及其照顾者日常生活常造成影响,并且脑卒中患者及其照顾者会随着疾病进展重新进行自我角色定位。由于诸多不适应及疾病本身的折磨,脑卒中患者及照顾者更倾向于通过沟通缓解负性情绪,最终进入疾病新常态。所谓新常态,就是经过一段不正常状态后重新恢复正常状态。疾病突发,大部分脑卒中患者及照顾者表示未对未来做好规划与安排。

不仅是患者,照顾者身体状况不良也会直接影响应对能力与效果。部分脑卒中患者及照顾者表示得到家庭、朋友等的支持,缓解了部分压力。但仍有脑卒中患者及照顾者表示支持不足或缺如。

几乎所有脑卒中患者及照顾者都坦言存在负性情绪,并表示要直面并及时调整。有效沟通不仅能缓和共同应对的压力,也能缓解双方的不良情绪。主动寻求社会支持(爱心人士、政府)能在一定程度上减轻负担。

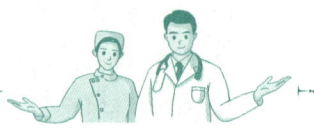

> 与仅单独地对患者或照顾者一方的干预研究相比，二元干预不仅可改善脑卒中患者及其照顾者的健康结局，而且能提升两者间的关系质量，实现干预效益的最大化。

#### 4. "三件好事"应对脑卒中

"三件好事"是积极心理学设计的经典干预手段之一，具体是指书写让自己感到开心或者幸福的三件事情。下面详细介绍基于积极心理学的"三件好事"。

（1）体验积极情绪：①脑卒中患者与照顾者共同回忆本周发生的和彼此有关的三件让自己感到开心的事情；②脑卒中患者与照顾者思考这件事情发生的原因；③脑卒中患者与照顾者分别在笔记本上进行记录。

如"昨天我老伴儿推我出去转了转，外边的太阳很好，很热闹，我很开心。因为我已经很久没有出门了，老伴儿看出来我在家里待的时间太长了，心情不好，出去转转之后心情好多了"。

（2）分享积极情绪：①相互交换笔记本，阅读笔记本内容；②分享过后，患者与照顾者对于记录的内容进行讨论。

如"看到了你记录的内容，发现那一天你很开心。其实我也为你感到开心，因为自从生病以来，你总是心情很不好"。

（3）注重积极情绪：①脑卒中患者与照顾者共同回忆本周对方做的三件让自己感动、感恩的事情；②脑卒中患者与照顾者分别在"幸福录"笔记本上进行记录。

（4）增强相依关系：①脑卒中患者与照顾者一起回忆过往，并书写感谢对方的话；②将所写内容向对方读出来，如"非常感谢你一直以来对我无微不至的照顾"。

（5）挖掘内在资源：①脑卒中患者与照顾者一起回忆自患病以来对方身上三项积极的成长；②脑卒中患者与照顾者在"幸福录"笔记本上书写对方身上的三项成长，如"自从生病以后，他（她）看待事情比以前更积极、更乐观"。

# 第十三章 脑卒中患者与照顾者如何维持亲密关系?

## 幸福录笔记本

幸福录"三件好事"的引导语:"同样面对半杯水,悲观的人会说'只有半杯水',乐观的人则会说'还有半杯水'。"一字之差,带来的心情却是天上地下。有时候并不是事情本身很糟糕,而是对事情的解读很糟糕,从而影响了正常生活。消极的情绪并不可怕,它是每个人生活的一部分。然而,当我们过度关注生活里消极的一面时,反而会忽略积极的一面——那些会让自己感到幸福的小事。

所谓"好"事,可大可小,可以是中了大奖,可以是今天的饭很好吃,也可以是注意到窗外的小花开了。

所谓"三"件是虚指,如果你想记录更多好事,可以多分享几件,如果想不起来,只分享一件也无妨。如果这一天什么特别的事情都没有发生,也一定可以从平凡中找到三个小瞬间。因为最重要的是,你会把自己的注意力都转移到积极的事物上,你也有机会抓住一些平常或许没能发现的小确幸,并对这些怀有感激。

想一想,这周有没有发生你认为的和配偶有关的开心的事情呢?要至少书写三件事情,多者不限。记不清楚是哪一天也没关系,写下来就好!如果这次忘记了,你可以下次及时记录。

第一件事:……

第二件事:……

# 第四篇

# 脑卒中患者回归社会

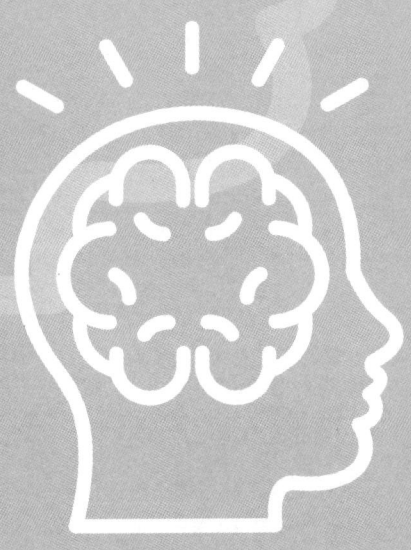

# 第十四章

# 发生脑卒中后居家环境如何调适？

## 第一节 安全居家环境须知道

脑卒中后患者常遗留不同程度的身体失能、抑郁、社会功能障碍等问题，不仅严重影响患者的生活质量，而且给家庭和社会带来沉重负担。由于受传统文化、社会经济发展及医疗保障体系等各方面的影响，脑卒中患者居家康复仍是当下及未来相当长时间内的选择。因此，脑卒中患者安全居家环境非常重要，它直接影响患者的康复进程和生活质量。

### 1. 安全的居家环境益处多

（1）促进康复：安全的居家环境可以减少患者跌倒和受伤的风险，而跌倒和受伤可能会延缓患者的康复进程。因此，可以通过消除危险因素、增加照明设施、安置适当的家具和家电等方式，为患者创造一个有利于康复的居家环境。

（2）提高生活质量：脑卒中患者通常需要长时间的治疗和康复，在此过程中，患者需要在家里得到充分的休息和恢复。安全的居家环境可以提供一个舒适、便利的生活条件，使患者能够更好地休息和恢复，从而提高他们的生活质量。

（3）增强自信心：安全的居家环境可以减少患者的恐惧和不安，使他们更有信心地面对康复和治疗。这对于患者的心理康复非常重要，因为良好的心理状态有助于患者的身体康复。

（4）方便家属和照顾者：安全的居家环境可以为家属或照顾者提供方便，使他们更容易照顾患者的日常起居，从而更好地支持患者的康复过程。

### 2. 居家环境障碍带来的影响

（1）居住环境与患者需求不匹配会限制患者活动：例如狭小的空间限制了患者走动，尤其是使用轮椅或助行器者。同时，使用轮椅者不能自由出入无电梯场所，限制了患者的活动范围。

（2）缺乏合适的辅助器具会阻碍患者进行功能锻炼：个性化家庭辅助器具（如轮椅）的应用为患者活动及社会参与创造了条件，但不合适的辅助器具也带来了不良后果。

（3）喧闹、昏暗或陌生的环境将降低患者的参与积极性：脑卒中患者不喜欢嘈杂喧闹的场所，昏暗的光线也会使他们难以集中注意力。此外，街上常见的景点和休闲娱乐场所为患者提供了难得的参与机会，但一些无法到达的地方会使患者感到沮丧。

### 3. 患者对居家环境改造认知存在的误区

（1）只需要满足基本生活需求：一些患者可能认为只需要满足基本生活需求，如吃、喝、睡等，而忽略了环境对于康复和治疗的重要性。实际上，安全的居家环境可以帮助患者更好地休息、恢复，并促进他们的身体和心理健康。

（2）只有专业人员才能改造环境：一些患者可能会认为只有专业人员如物理治疗师、职业治疗师等才能改造居家环境。实际上，患者和家属也可以根据患者的需求和生活方式，对居家环境进行适当的改造。

（3）过度改造居家环境：一些患者和家属可能会为了让患者更容易地自理生活而过度改造居家环境，这可能导致患者过度依赖家庭环境和设施，从而影响他们的康复进程。因此，在改造居家环境时，需要平衡患者的需求和独立性。

（4）忽略长期康复需求：一些患者和家属可能只关注患者的短期需求，如方便洗漱、进食等，从而忽略了长期康复需求，如进行适当的运动、参加社交活动等。因此，在改造居家环境时，需要考虑患者的长期康复需求，为他们创造一个有利于康复的生活环境。

为了创造一个安全、舒适、便利的居家环境，患者和家属需要正确认识居家环境改造的重要性，并尽可能多地学习和掌握相关的知识和技能。同时，应当在专业人员的指导下进行居家环境改造，以便更好地满足患者的需求。

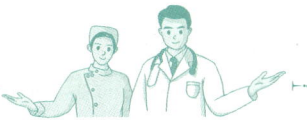

科学的居家环境改造,应以护理、康复专业人员为主导,并密切结合患者需求,注重环境心理学指导,重视患者的感知。首先是基本安全设施改造,在原有设施的基础上增加安全设施;其次是根据患者要求和专业人员评估结果,改变家庭基本构造,并在经济条件允许下进行智能化新硬件改造,借助智能装备便捷脑卒中患者的生活。

# 第二节 居家环境调适有标准

脑卒中患者的居家环境调适应依据患者的具体需求和生活方式进行个性化设置。通过消除危险因素、提供便利性、创造舒适性、保持卫生和清洁、满足患者的需求、考虑患者长期康复需求等方式,医疗专业人员、适老化改造设计师、建筑工程师、患者及其家属等共同努力为患者打造一个安全、舒适、便利的居家环境,帮助患者更好地进行康复、治疗和生活。

### 1. 居家环境调适的标准

(1)安全性:首先,要确保居家环境的安全性。消除危险因素,如易燃易爆物品、尖锐的家具角、不稳定的家具等。同时,地面应防滑,没有杂物阻挡通道,确保患者行走安全。

(2)便利性:居家环境应该方便患者的生活和康复。家具和家电的摆放位置应便于患者使用,如电视和遥控器应放在患者触手可及的地方。同时,应保证患者的活动区域内没有障碍物,保证轮椅或行走器的顺利通过。

(3)舒适性:脑卒中患者的居家环境应该舒适,以利于患者的康复和治疗。应合理增加照明设施,保持环境安静,避免噪声干扰。床铺应该稳定,椅子应该易于调整高度,使患者能够保持正确的姿势。

(4)卫生和清洁:保持居家环境的卫生和清洁,以降低感染和出现其他健康问题的风险。这包括定期清洁家具和地面、保持空气流通等。

(5)适应性:居家环境应该能够满足患者的需求和适应患者的生活方

式。例如，对于需要特殊设备的患者，如医疗翻身床或特殊的轮椅，居家环境应该能够提供足够的空间和方便的通道。

（6）长期康复需求：除了以上标准，还应考虑患者的长期康复需求。例如，可以设置适当的运动区域和设备，为患者提供足够的社交空间和机会。

### 2. 居家环境的评估内容

（1）环境安全性：评估居家环境是否有可能导致患者跌倒或发生其他伤害。这包括检查地面是否平整、有没有杂物阻挡通道、家具和家电的摆放是否稳固、是否有易燃易爆物品等。

（2）家具和电器的可获得性和可进出性：评估家具和电器是否方便患者使用，通道是否过于狭窄，以及是否有方便轮椅进出的通道。这包括检查家具的摆放位置、电器的开关和控制器是否易于操作、门和走廊的宽度等。

（3）空间适应性：评估居家空间是否能够满足患者的需求和适应患者的生活方式。例如，是否有足够的空间进行适当的运动，是否有足够的社交空间和机会，以及是否有足够的储物空间等。

（4）社区资源和支持：评估社区是否能够提供必要的资源和支持，了解脑卒中患者的人际交往关系及可利用的资源等，找出促进或阻碍患者参与活动的社会因素，以帮助患者进行康复和治疗。这包括了解是否有可用的康复中心、护理院、医疗设备和药物等资源。

（5）患者对周围环境的感知评估：脑卒中环境包括接受度环境、建成环境和沟通交流环境3个方面，其中评估脑卒中接受度环境是指评估社区环境中的人、事、物对脑卒中患者的接受程度。社区成员对脑卒中患者正向积极的看法和态度将会为患者提供精神支撑，尤其是家属或主要照顾者的支持，为患者提供了后盾力量，缓解了患者的精神压力。因此，应不断提高社区脑卒中知识普及率、知晓率，改善社区脑卒中患者接受度环境。

上述评估可以帮助患者打造一个安全、舒适、便利的居家环境，促进患者的康复和治疗。

## 第三节　合理改造促康复

#### 1. 如何实现脑卒中患者居家环境的合理改造？

（1）利用家庭现有资源：患者和家属可以充分利用家庭中现有的资源进行居家环境改造。例如，可以使用毯子或枕头作为辅助器具，帮助患者上下床或者进行转移。同时，可以使用家庭中的家具和家电作为康复设备的替代品，如使用椅子代替站立器等。

（2）调整家具和家电位置：患者和照顾者可以通过调整家具和家电的位置，使居家环境更适应患者的需求和生活方式。例如，可以将电视放在患者便于观看的位置，将遥控器放在患者容易拿取的地方等。

（3）增加辅助器具：患者和家属可以购买一些辅助器具，如防滑垫、助行器、升降椅、康复器械等，以增加居家环境的安全性和便利性。

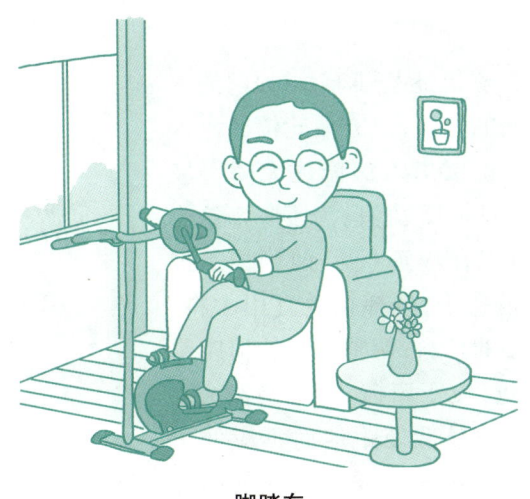

脚踏车

#### 2. 如何进行居家物理环境改造？

脑卒中后肢体功能障碍会严重限制患者参与各种活动，应尽可能减少物理环境障碍，比如对其居室进行适当改造，便于肢体功能障碍的脑卒中患者自我行动,扩大活动范围,促进患者回归社会。

针对不同的脑卒中患者,应进行相应的环境改造。

(1)拄拐患者:尽量去除外围环境的台阶;去除门口的门槛;室内地面选用防滑及不易松动的材料;重新调整家里的物品,以便腾出更多空间,方便患者日常生活活动;将蹲便器改为坐便器;在坐便器的一侧或两侧安装不锈钢防滑扶手,扶手最佳间距为 0.8 m,在患者经常使用的空间也适当增加安全扶手。

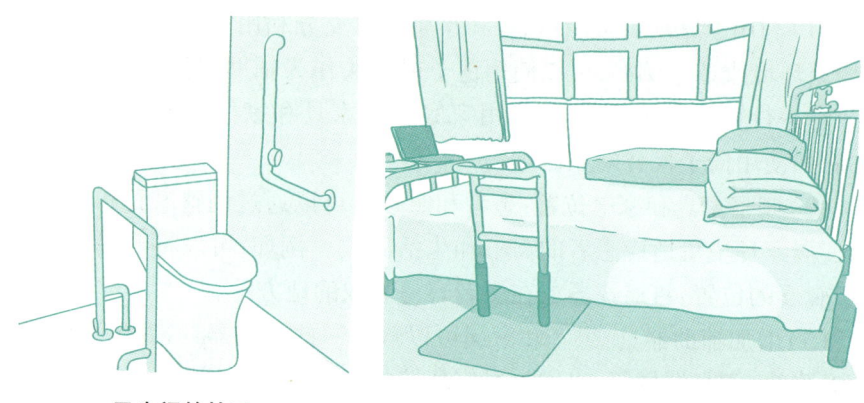

卫生间的扶手　　　　　　床旁扶手

(2)轮椅患者:在上述基础上,增加门的宽度及常用室内空间的宽度,以方便轮椅的出入及转动;在住宅楼首层出入口修建无障碍坡道,坡度以 1∶15～1∶12 为宜,为了防止轮椅在行进中脱轮,可以在坡道(板)两侧加上护板;加装走廊、楼道扶手,楼梯扶手宜用木料、塑料等导热系数小的材料;调整床与轮椅座位的高度使二者相近,便于床椅转移;调整洗手盆的高度,洗手盆底最低处距地面不应低于 0.69 m,以供轮椅出入;厨房操作台板的高度应适合轮椅的出入,一般不应高于 0.79 m,从地面到患者膝部的高度在 0.70～0.76 m,台板深度至少应有 0.60 m。

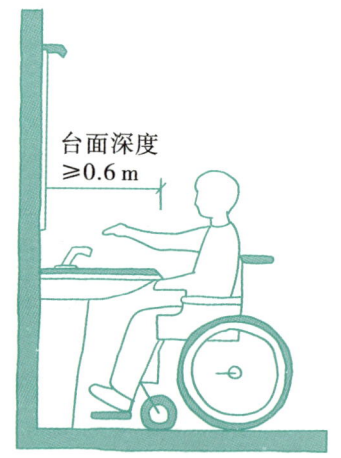

改造后的洗手池

第十四章　发生脑卒中后居家环境如何调适？

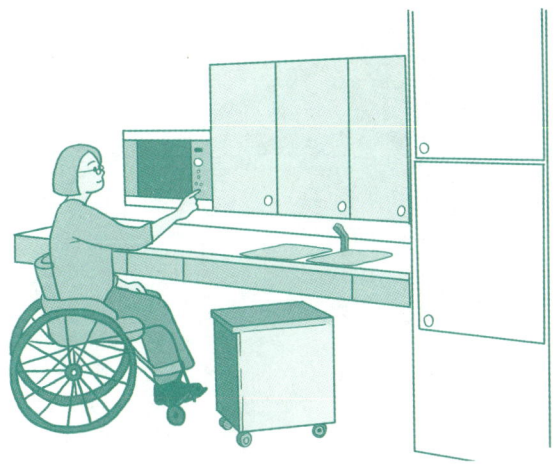

改造后的厨房

（3）长期卧床患者：借助床边或者床顶绳环进行自我翻身、坐起，配备进食辅具和助行器等辅助患者正常生活及活动。

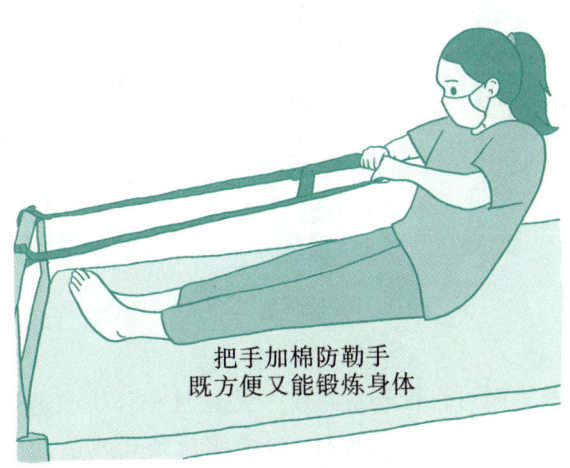

瘫痪患者起床辅助器

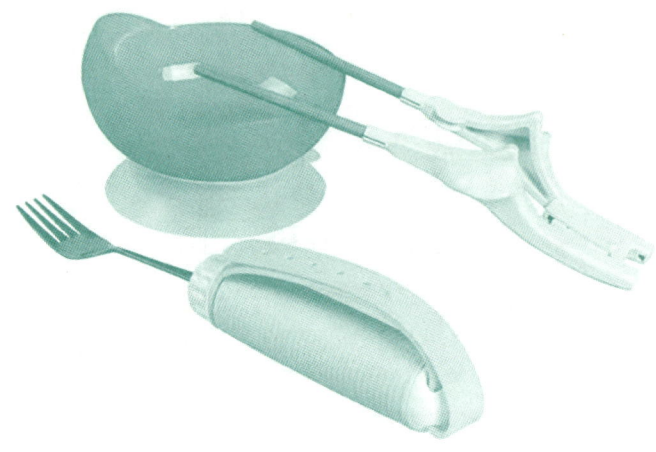

进食辅具

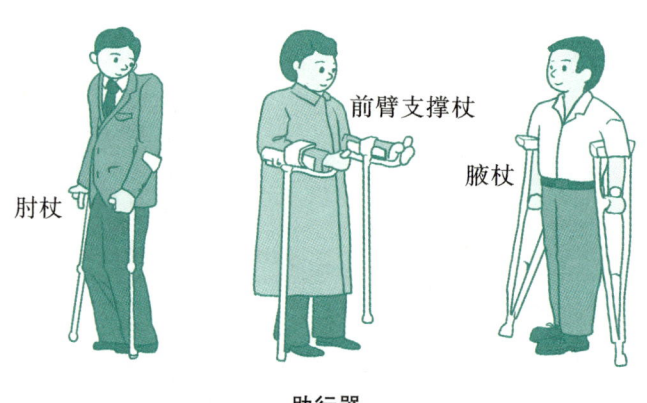

助行器

此外,患者及家属可自行开发制作一些辅具和环境改造用物,如用钢管或者木棍自制的平行杠、扶手或绳梯,椅子或长条凳改造的坐便椅,牛仔布条做的绑腿和简易康复训练手套,简易手训练板等。

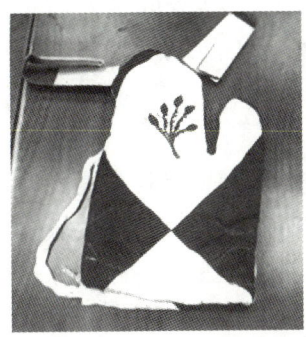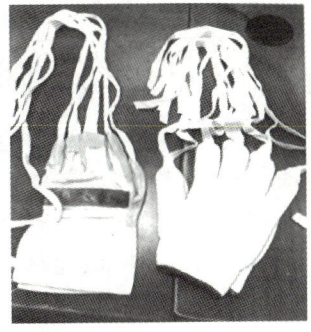

两种简易康复训练手套

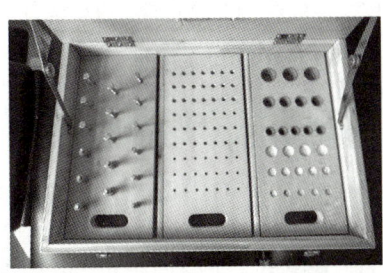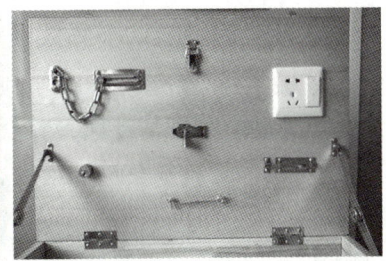

两种简易手训练板

### 3. 居家环境改造应避免或减少哪些情况的发生？

（1）缺乏专业指导：居家环境改造需要专业的康复治疗师或护理人员进行指导，有些患者和家属可能缺乏相关知识和经验，无法进行正确的改造。

（2）不适应新的环境：居家环境改造后，有些患者可能不适应新的环境，需要一段时间来适应和调整。

（3）缺乏长期的维护和支持：居家环境改造是一个长期的过程，需要定期维护和支持。但有些患者和家属可能缺乏相关的知识和技能，无法进行长期的维护和支持。

（4）意外事件的发生：居家环境改造后，可能会出现一些意外事件，如家具的损坏、设备的故障等，需要及时进行处理和修复。

### 4. 如何为患者营造良好的社会环境？

脑卒中后身体状况的改变势必影响患者正常的心理健康状态，特别是遗留肢体功能障碍的患者由于行动不便，社会交往受到极大的限制。患者缺乏必要的交流，长期处于封闭自己的状态，对于情感的需求更盛，其患上心理疾病的可能性更大,因此加强社交和情感需求的照护尤为必要。

(1)患者层面:患者应适应自己的患者角色,做好自身内心调适,当自己不能够适应目前社会环境时,应主动与家人、朋友等沟通,表达自己的诉求,在他人的配合和帮助下适应社会环境。

(2)照顾者层面:照顾者应调适自己的心理,理性面对现实,与患者加强沟通和交流,及时了解其需求和问题,避免患者出现自卑、敏感等心理缺失,但应注意不能溺爱和盲目帮助;照顾者应该与患者一起锻炼,并鼓励患者外出活动、做家务,提高患者的自我效能,减少患者的担心和顾虑。

(3)其他家庭成员和亲朋好友层面:照顾者应注意与其他家庭成员及亲朋好友合作,共同为患者带来支持和帮助,满足患者内心想要与外界融合的需要,并鼓励其他家庭成员和亲朋好友参与患者的功能锻炼,使患者感受到亲情的温暖,增加正性情感,消除不良情绪。

(4)其他层面:除家庭关怀以外,照顾者还要替患者努力争取单位和社会的帮助和支持,应主动与社区、街道、残疾人联合会等保持联系,积极参与社区的康复知识普及及亲友培训活动,了解帮扶患者的知识和技巧,使患者充分利用社会资源,协助自我心理调节,最大限度地消除病态心理,积极地配合康复功能训练和治疗,把躯体和心理的残疾降到最低限度,为重返社会(如重返工作)做好准备。

### 5. 如何改善人际交往环境?

改善脑卒中人际交往环境应从患者自身和他人两方面入手。

(1)患者层面:脑卒中患者自身应该努力克服自卑、孤独等心理不适,积极面对生活,自立自强。脑卒中患者(尤其是中青年患者)应根据自身情况,努力学习科学知识和各类技能,提高自己的文化水平和能力,为自己谋求一份合适的工作,实现自己的价值;走出内心的封闭世界,主动与他人沟通交流,积极参与社会,真正成为社会的一员。必要时,应寻找专业的心理咨询师和康复师,对自己进行心理辅导和情感支持,降低自己的自卑感,培养积极向上的乐观精神。

(2)他人层面:照顾者、患者的亲朋好友、社区医务人员或志愿者应关注患者对自身疾病的接受度,动员社区其他成员主动与患者聊天,减轻患者的担忧与恐惧,呼吁政府相关部门为功能障碍患者建立支持性小组,逐步促进患者融入社会。

# 第十五章

# 脑卒中患者如何重返工作?

## 第一节 合理认知重返工作

### 1. 为什么要重返工作?

工作是个体满足经济需求和实现自我价值的重要途径,是拥有多种社会角色的前提。因脑卒中高致残性的特点,75%以上的患者发病后均遗留不同程度的功能障碍。脑卒中患者受到肢体功能障碍、形象受损等的影响,被迫选择暂时或彻底离开工作岗位。接下来,一系列问题随之而来,经济负担、心理压力、自我价值感降低、自我否定、丢失生活的意义……

你是否想过重新找回工作状态、返回工作呢?

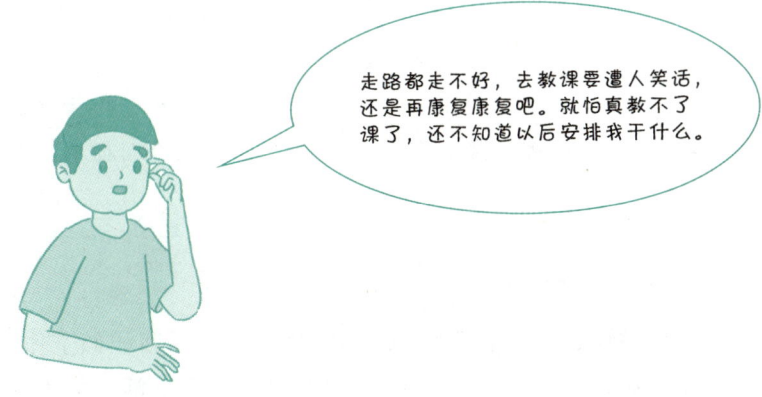

重返工作(return to work,RTW)是脑卒中患者康复和回归正常生活的重要标志。重返工作不仅意味着继续维持以前的生活及日常活动,而且需要患者承担一定的社会任务,是向更高程度的恢复和康复迈出的重要一步。

（1）增加经济来源：患者通过重返工作，创造劳动价值，为家庭开销和后续康复费用提供经济收入，负担日常的家庭开支，从而能够有更高的经济能力来维持相应的生活方式和实现理想及抱负。

（2）分散对疾病的过度关注：重返工作能够分散脑卒中患者对疾病的注意力，重新思考生命的意义，帮助其平衡自己的工作和生活，逐渐建立并恢复正常的生活秩序。

（3）获得社会支持：出院后，很多脑卒中患者会在家静养，除了家人，很难和其他人接触交流，社会交往受限，久而久之就会形成隔离感和孤独感。重返工作可以为患者提供更多的社交机会，让患者尽可能维持正常的社会交往，改善患者的社会关系，在疾病和工作间找到平衡，缓解孤独感，不受"脑卒中患者""病得很重""无法工作"等负性标签困扰，改善社会功能。

（4）实现自我价值：重返工作可以帮助脑卒中患者摆脱成为他人负担的感觉，使其增加自信心，找到自身的价值，并为社会做出一定贡献。

尽管重返工作对脑卒中患者康复具有积极意义，但即便是躯体功能恢复良好，也不能完全确保其顺利返回工作岗位，脑卒中后1~3年的重返工作率为50%~74%。因此，患者要正确认识重返工作，克服阻碍，走出向正常状态迈出的重要一步——重返工作。

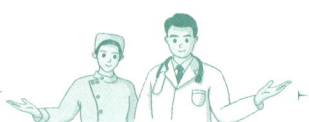

我国脑卒中年轻化趋势明显，中青年脑卒中患病人数逐年增高。促进脑卒中患者重返工作势在必行。脑卒中患者发病后能重返工作是满足其个人或家庭经济需求，以及实现自我价值的重要途径。重返工作已被证明可改善患者的经济水平、精神状态，进而提高其生活质量。

### 2. 重返工作≠重返之前的工作

重返工作是指罹患疾病后继续从事发病前工作，返回相似工作岗位或开始新的工作，包括兼职和全职。脑卒中导致患者的生活活动能力受限，使患者无法承担相应的劳动任务，在很大程度上影响患者从事对身体素质和躯体活动要求较高的体力劳动；而脑力劳动主要关注患者的认知和思维能力，对肢体功能要求不高，因此，从事脑力劳动的患者重新回到原本的工作岗位的可能性更大。

首先，要提醒病前从事体力劳动的患者，以自己的工作特点为切入点，寻找相似且对肢体活动要求度不高的工作，或者结合身体活动情况，有选择地进行工作筛选。切忌出现想要完全放弃工作的想法！

其次，在重返工作的情况下，患者可以通过观察、倾听和解释与工作和工作环境相关的情绪和身体反馈，朝着重返工作所需要的一系列行为迈进。

切忌对"重返工作"的认识仅停留在表面理解，这样会使躯体功能严重损伤或角色行为强化的患者放弃重返工作的机会，限制患者发挥主观能动性，阻碍患者再次踏上工作之旅。

### 3. 将重返工作提上日程

每位脑卒中患者都有不同程度的后遗症，需要制订个性化的康复计划来满足其重返工作的需求。脑卒中患者需要将重返工作作为重要的康复目标，通过与医疗专业人士、家庭成员和康复师合作来制订康复计划。将重返工作的目标与家人、朋友和同事沟通，得到他们的支持和鼓励，这将有助于患者恢复信心和重返工作。

## 第二节　做好准备重返工作

### 1. 重返工作信心足

重返工作自我效能是指患者对自己所具有的满足重返工作所需能力的信心。提高患者重返工作自我效能可以有效缩短重返工作时间，且对重返工作状态具有预测作用。

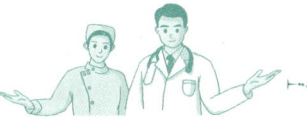

> 影响患者重返工作自我效能的主要因素涉及患者的身心健康状况、工作相关因素和社会支持情况。应重点关注女性、文化程度低、病情较重、经济和工作压力大，以及存在卒中后疲劳、焦虑和抑郁情绪、压力知觉加大、内控性倾向低、社会支持水平低的患者，提高其重返工作的信心。

（1）消除主观障碍：主观障碍包括患者自身的病耻感、疾病不确定、焦虑和抑郁等。在进行有效的康复锻炼的同时与社区医务人员共同关注自身的心理状况。一方面,可通过图片、绘画及视频等形式选择适合自己的健康教育方式。当遇到与疾病相关的疑问时,及时与医务人员沟通,尽快适应病后生活,形成正确的脑卒中康复认知。另一方面,可用相应量表自测是否存在焦虑、抑郁、压力感觉等负性情绪。当发现存在上述不良心理时,要及时寻求心理疏导,接受有效的心理干预,建立良好的情绪反应。树立重返工作的信心,做好心理上的准备。应对小技巧:这时可以回想自己曾经面对坎坷是怎么一步步挺过来的,发掘自身的潜能。

(2)克服客观阻碍:客观阻碍包括患者自身的病情、原来工作的要求、家庭经济状况等。脑卒中患者需要长期吃药、定期复查等,不可避免会对正常的生活、工作节奏产生影响。首先,当家里经济负担较重时,患者可以通过政府帮扶、志愿服务、病友互助等形式先尽力寻求帮助。其次,若原来的工作是体力劳动或者已经因病失业,可结合以往工作特点寻求职业康复的机会。最后,患者可以从家庭内外的双重支持中分析、克服重返工作的阻碍。从家庭内角度出发,家庭内过度的支持会降低患者重返工作的自我效能。研究者在对患者主要照顾者进行分析时发现,照顾者为子女时患者重返工作的信心最低,这提示患者有时不太愿意让家人承担较多的照护负担,家人的无限支持和包容会加重患者的心理负担,尤其是中青年患者,因此脑卒中照顾者要与患者做好沟通,共同做出照顾和生活的决策,康复目标要达成一致。从家庭外角度出发,患者若是能得到领导和同事的理解和支持,在很大程度上会增加重返工作的信心。社区医护工作者应主动询问患者工作状况,关注患者工作上存在的困难,与工作单位进行沟通交流以协调两者间的关系,从而增强患者重回工作的信心。

### 2. 重返工作策略妙

对于轻度脑卒中患者重返工作,首先要评估其认知能力、身体状态、语言表达能力、心理健康状况及日常作息状态等,同时也要对患者重返工作的能力、工作职责、工作环境及实际获得的社会支持进行评估,基于评估效果,针对患者本身及用人单位制定个性化的干预措施,来满足患者重返工作的个性化需求。如针对患者开展工作应对技能培训、情绪调节、自我管理指导、居住环境改造等;动员用人单位制定补偿策略,调整患者重返工作后体力劳动占比等;充分利用支持性小组、脑卒中协会、志愿者组织等社区资源,通过多学科团队合作,形成多方助力,帮助患者重返工作,在患者重返工作后进行跟踪随访,以便及时调整重返工作干预策略,帮助患者更好地适应重返工作的状态。具体可通过以下 7 个方面的策略促进患者重返工作。

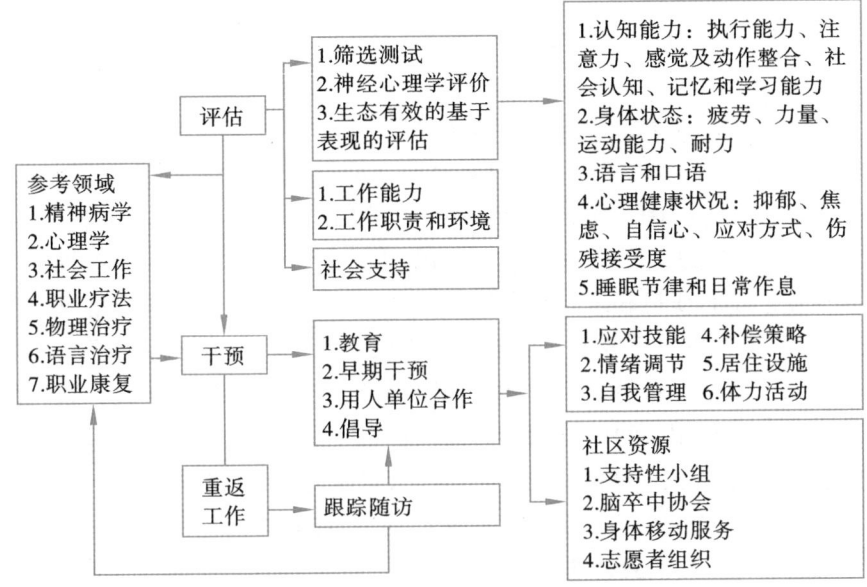

轻度脑卒中后重返工作的评估和干预模型

（1）提高生理功能，增加重返工作的机会：通过各类措施提升自身的身体功能（如移动功能、感官功能、意识功能等），以提高患者重返工作的可能性。在发病期，早期溶栓，降低后遗症发生率，从而促进患者重返工作；在康复治疗阶段，通过调整生活方式、提供放松技巧和注意力训练，促进患者大脑功能恢复，为患者重返工作创造条件；利用认知康复系统来提高脑卒中患者重返工作的可能性。

（2）强化职业康复，提升重返工作的能力：职业康复包括职业能力评定、职业指导、职业训练、职业介绍、就业前和就业后指导等方面，可以使暂时或永久残疾的脑卒中患者得以回归工作岗位或成功就业，有助于充分发掘我国潜在劳动力，改善患者及其家庭生活水平。其中，最重要的环节包括 3 个：①患者可在临床医务工作者及社区医护人员的帮助下，填写工作能力支持量表等，对重返工作的能力进行评估，有针对性地进行职业康复。②积极参加职业技能培训，各县、市、区残疾人联合会每年都会举办残疾人职业技能培训班，包括手工制作类培训、电脑技能类培训、生活技能类培训、艺术表演类培训、体育运动类培训和职业技能类培训等。③提升患者用人单位和同事的支持也是促进脑卒中患者重返工作的重要策略之一。各县、市、区残疾人联合会不定期发布适残岗位,患者可根据自己的情况积极沟通,选择适合自己的岗位。用人单位可根据患者的情况调整其工作场所和工作时间,建立相关制度,使患者能重新适应工作。另外,允许患者逐步重返工作或让患者从事相对较轻的工作。

(3)逐步平稳过渡,掌握重返工作的节奏:如果医生认为患者可以重返工作或者有条件重返工作,建议患者不要立即投入高强度工作,可以先从兼职或者减少工作时间开始,逐步适应工作强度和节奏。

(4)促进社会支持,维持重返工作的动力:慢慢返回工作岗位的过程,离不开身边的家庭成员和亲朋好友等的社会支持。首先,在心情低落、精神虚弱的时候,患者可以勇敢地寻求帮助,向自己的家人、朋友吐露自己的心声,让他们更好地陪伴自己,给予自己力量和勇气以继续前行。其次,当患者遇到疾病或者康复相关问题时,要随时咨询医护人员。最后,不要忘记自己身边的患者朋友,他们能够更好地体会到自己的感受与挫折,适时地和他们倾诉自己的感受,在收获他们的关注与鼓励的同时,也能带给他们更多的经验,能够帮助他们在回归社会、重返工作的路途中,提供更多真实的案例与榜样。

(5)加强心理调适,减少重返工作的压力:减少脑卒中患者的压力,促进其成长,对提升其重返工作的自信心、决心和魄力非常重要。认知行为疗法、正念冥想疗法、正念减压疗法等均可帮助患者调节负性情绪,促进正性转变。当发现自己沉浸在负性情绪中时,患者可以通过听音乐等方式,让自己的身体得到放松。

(6)重构工作环境,改善重返工作的状态:首先,改造基本环境,如创造安静且通风良好的空间,减少杂乱;改造照明设施,完善无障碍通道,采用圆桌会议(方便失语症患者使用唇语),提供交通工具及指定停车位等;患者使用记忆辅助设备、智能产品、定时器、录音机、日历等,辅助工作;合理安排住宿等。其次,以灵活的工作时间及管理方式适应工作。另外,患者可以选择居家办公或在距离家较近的地点工作。

(7)克服重重阻碍,不断适应工作岗位:脑卒中患者常出现虚弱、疲劳等问题,导致活动受限、工作能力下降等。同时,在疾病管理正常进行的前提下,保证工作顺利开展有一定阻力,患者有时为了保证工作正常进行而忽略疾病管理。可以采取以下方法不断适应新工作。

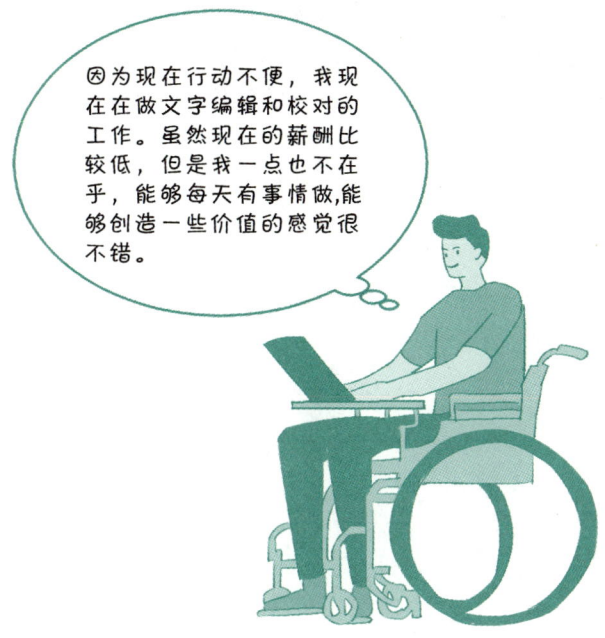

1) 专注当下，健康生活：当患者重返工作时，请不要忽视对自身健康的关注，可通过微信运动记录运动情况，在单位申请柜子放置药物和血压计等促进疾病管理等，全面了解和管理自己的身体状况。另外，如果患者出现专注力、记忆力下降等情况，可以选择把工作任务进行拆分，每次完成一部分，让自己有更多的时间和精力来缓冲因特殊状况所带来的低效能感。最后，在身体允许的情况下，患者可以进行适当的运动锻炼，如散步、慢跑、瑜伽、打太极拳等有氧运动，因为适当运动可以提高身体的反应能力，更好地放松自己，对提升记忆力与专注力也有一定的帮助。

2) 转变心态，增进沟通：职场环境下，工作给人带来经济收入的同时，也会带来工作责任和压力。患者如果发现自己的体力、精力不如患病前，而且工作岗位对体力、精力要求比较高时，或许可以和单位领导进行沟通，说出自己的困难与想法，从而协商调整工作岗位。在工作中，当患者遇到难以解决的问题或者因身体原因需要帮助的时候，领导、同事是其强大的后盾。不要害怕，不要觉得不好意思，适当地向他们倾诉，寻求他们的理解与帮助是很有必要的。另外，患者如果发现自己看待工作中的问题的方式发生了改变，不管是更极端还是更温和，可以尝试用他人的视角来观察自己，也可以和身边的同事分享此刻自己对某件事情的看法与感受，同时也听取他人的意见，从而更好地完成工作。

3）放下包袱,积极融入:积极参与单位的活动,寻找与同事共同的话题,重建工作的乐趣,维持正常的社会交往。最后,可通过多种方式和途径学习疾病相关知识,接受健康指导,根据自己的健康需求寻求相关的帮助。

# 第十六章 脑卒中患者如何参与社会活动？

## 第一节　参与社会活动益处多

社会参与是指个体参与与家人、朋友、同伴或社区成员一起进行的活动。良好的社会参与可以帮助个体拥有良好的状态，提升生活幸福感。脑卒中患者大多遗留步态不稳、无法独立上下楼梯、言语不利等后遗症，故不愿意甚至拒绝与外界接触。

### 1. 社会活动类型多样

社会活动形式多样，参与社会活动，做有意义的事情，可以提升自身价值感。脑卒中患者可以参与的社会活动有哪些呢？

（1）家庭活动：通过参与家务，重复每天的生活小事，可以承担自己在家庭中的一份责任，增强对自身价值的认可。在做家务的过程中，通过精细化的日常生活锻炼，可以进一步强化脑卒中康复的效果，进而达到康复的最终目的——回归正常生活。

（2）社交活动：通过与朋友交流沟通，脑卒中患者可以在情绪低落时获得来自朋友的情感支持和帮助。同时，可以和拥有相同脑卒中患病经历的同伴交流生活日常，在相互鼓励的同时能够共享脑卒中知识，拓宽健康管理渠道。

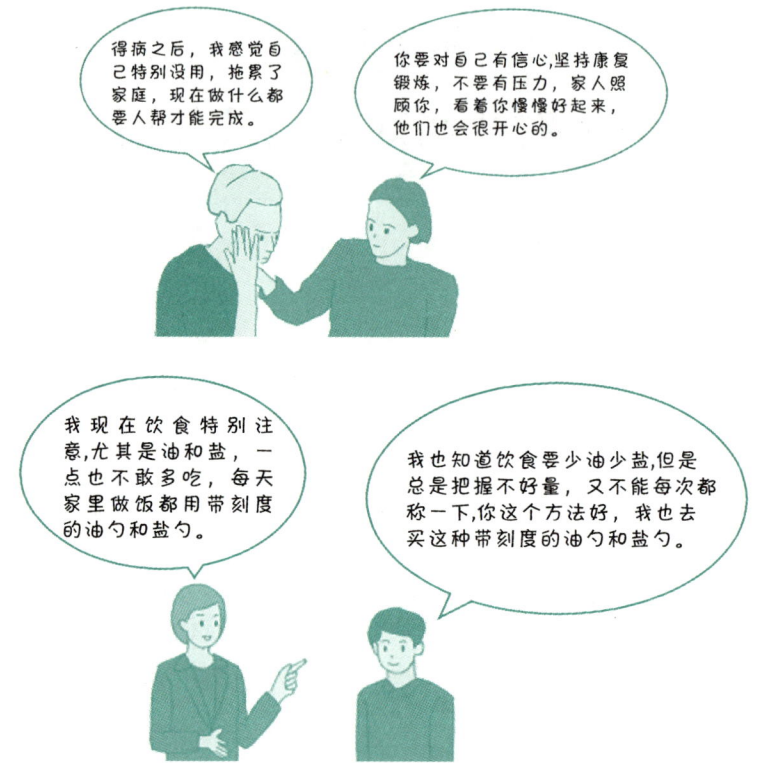

（3）社区活动：社区作为患者的生活圈，是日常生活中与外界的人、事、物产生互动最多的场所。走出家门，在力所能及的范围内参与社区的活动，如和朋友们打太极拳、在小区散步、参加社区健康讲座等。通过小范围社区活动的参与，患者可以逐步适应回归社会生活，为日后完全回归社会奠定基础。

### 2. 社会参与益处多

社会是个大家庭，人们从生到老，都离不开它。无论何种疾病，回归社会是每个人的责任和义务。与人打交道、与人互动是社会参与的本质特征。脑卒中患者的社会参与具有独立性、影响性和互动性。通过社会参与，患者能够达到"我的身体我做主"的状态。参与社会活动，患者可以控制自己的身体自由活动，做自己想做的事情。与周围环境的人、事、物产生联系，可以提升脑卒中患者的归属感和融入感，促进其身体健康。

（1）增强自信心：脑卒中患者在治疗和康复过程中，可能会遇到各种困难和挫折，如康复效果不佳、社会歧视等。这些困难和挫折可能会导致患者的自信心下降,甚至产生自卑心理。回归社会可以让患者接触更多的人,了解更多的信息,从而增强患者的自信心。

(2)促进疾病管理:以积极的态度参与各种社会活动并保持良好的社会关系可以让脑卒中患者更自律,做事时更专注,这些品质的建立可以帮助他们更好地管理疾病,减少疾病复发的可能性。

(3)提升心理健康:参与社会活动可以帮助脑卒中患者分散注意力,从疾病中抽离出来,尽量维持正常的社会参与节奏,在此过程中逐渐适应患病的状态,减少角色丧失引起的心理失衡,让患者从参与中获得成就感和自我满足感,减轻情绪压力,提高心理健康水平。

(4)提高生活质量:脑卒中患者会出现不同程度的功能障碍。另外,在康复治疗过程中,患者可能会出现各种并发症,如抑郁、焦虑等,从而降低患者的生活质量。回归社会和参与社会活动可以让患者接触更多的活动和拥有更多的社交机会,建立良好的社交网络和社会联结,从而提高患者的生活质量和生活满意度。

## 第二节　克服障碍树信心

通常情况下,社会参与障碍会使脑卒中患者回归家庭和生活受限,难以发挥个人价值。超过一半以上的脑卒中患者在患病1年后经历了社会参与限制,即使轻度脑卒中患者,也会因为生理、心理问题而限制其参与社会活动。社会参与受限与脑卒中患者抑郁、社会孤立和较差的生活质量有关。参与社会活动的障碍主要包括日常生活、活动和社会交往受限,自我认同紊乱及环境障碍。

### 1. 日常生活、活动和社会交往受限

(1)表现:脑卒中患者患病后会明显感到生活空间流动性受限,日常活动明显减少,部分患者不能从事任何家庭活动,社交范围缩小,人际关系变得简单而被动,社会互动减少,感觉自己被排斥。

(2)应对策略:患者及照顾者要努力争取单位和社会的帮助和支持,应主动与社区、街道、残疾人联合会等保持联系,积极参与社区的康复知识普及及亲友培训活动,了解帮扶患者的知识和技巧,使患者充分利用社会资

源,协助自我心理调节,最大限度地消除病态心理,积极配合康复功能训练和治疗,把躯体和心理的残疾降到最低限度,为重返社会做好准备。

### 2. 自我认同紊乱

(1)表现:脑卒中患者患病后常常感到沮丧和烦恼,甚至因为活动受限而产生自我认同紊乱,这常常与人际关系和社会角色改变有关,部分患者甚至因为身体功能的改变而感到羞愧,导致自尊低下,认为请求他人帮助是可耻的,还会尽量避免与他人交流。

(2)应对策略:脑卒中患者应该努力克服自卑、孤独等心理不适,积极面对生活。脑卒中患者(尤其是中青年患者)应根据自身情况,通过努力学习科学知识和各类技能,提高自己的文化水平和能力,谋求一份合适的工作,实现自己的价值;走出内心的封闭世界,主动与他人沟通交流,积极参与社会活动,真正成为社会的一员。必要时,应寻找专业的心理咨询师和康复师,进行心理辅导和情感支持,降低自卑感,培养积极向上的乐观精神。

### 3. 环境障碍

(1)表现:环境因素是影响脑卒中患者社会参与的重要因子,包括建成环境、接受度环境和沟通交流环境。建成环境是指脑卒中患者所在社区内建筑、设施和辅助设备等的便利程度;接受度环境是指社区成员对脑卒中患者的态度与看法;沟通交流环境是指脑卒中患者在社区内使用书面、口头等方式进行交流的难易程度。建成环境与脑卒中患者需求不匹配会直接限制患者外出活动,沟通交流环境障碍和他人的态度障碍等可间接阻碍患者参与社会活动,社区无障碍环境可为患者参与活动提供物质和情感支持并创造机会。

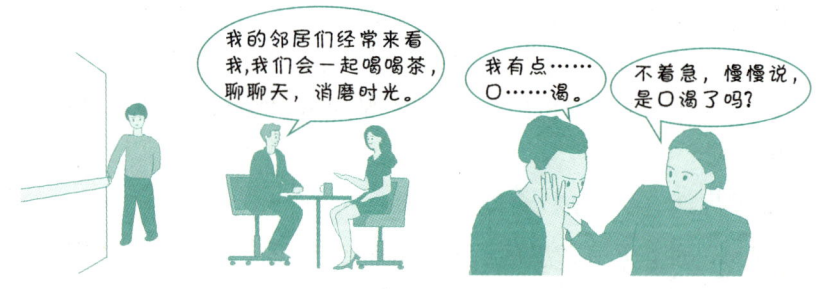

(2)应对策略:关于建成环境,可对患者居室进行适当改造,便于肢体功能障碍的脑卒中患者自行行动。此外,患者及家属可自行开发和自制一些辅具和环境改造的用品,如用钢管、自制的平行杠、扶手或绳梯,椅子或长条凳改造的坐便椅等,营造良好的建成环境。照顾者、亲朋好友、社区医务人员或志愿者应关注患者对自身疾病的接受度。患者应适应患者角色,做好自身内心调适,当不能适应目前社会环境时,应主动与家人、朋友沟通,表达诉求,在他人的配合和帮助下适应社会环境。动员邻居主动与患者聊天,减轻患者的担忧与恐惧,呼吁政府相关部门为功能障碍患者建立支持性小组,促进患者逐步融入社会。

## 第三节　广泛获取社会资源

良好的社会支持可以提高脑卒中患者的生活质量并促进其重返社会、参与活动。

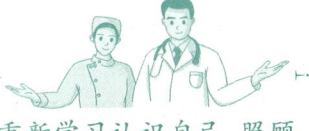

脑卒中患者社会参与障碍重重,患者要重新学习认识自己、照顾自己,逐步尝试正常工作、融入社会。在推动患者社会参与的策略中,政府、医院、社区、家庭、个体需要多方合力,共同搭建起脑卒中患者通往健康、融入社会的桥和路。

### 1. 家人和朋友

家人和朋友的陪伴及支持对脑卒中患者参与社会活动具有重要影响,在为患者提供精神支持的同时,也为其提供实际帮助,可增强患者的自主性和信心,是患者融入社会的坚强后盾。在我国的文化背景下,家人是脑卒中患者最重要的支持者,家人更应承担起相应的照顾责任。同时,患有相同疾病的病友,彼此支持更容易产生共鸣,有助于减轻疾病所导致的负性情绪,增加患者康复锻炼依从性。因此,可以寻找脑卒中患者/照顾者同伴支持小组、失语症患者同伴支持小组等组织以提高患者参与社会活动的积极性。

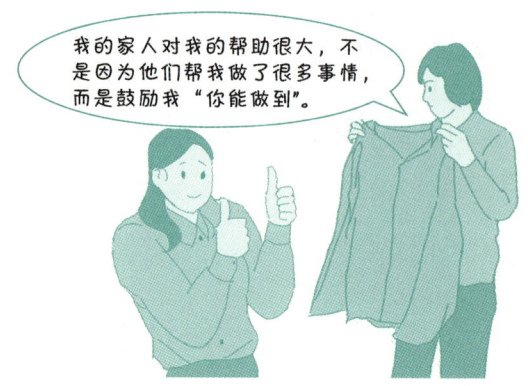

### 2. 政府和卫生保健组织

政府和卫生保健组织的支持是影响脑卒中患者社会参与的重要因素。脑卒中患者希望通过参加一些康复锻炼培训和教育来改善现状，并通过政府支持获得一些资助，如交通补贴、收入补贴等，从而增加自己参与社交活动和进行康复锻炼的机会。

目前我国政府正在逐步加大对基层医疗卫生服务单位（如社区卫生服务中心）和各省、市、区残疾人联合会基础设施建设及康复资源的投入力度，同时，对于残疾人的社会参与保障机制也在进一步完善。因此，脑卒中患者可积极向所在社区和当地相关部门咨询相关资助情况，为社会参与提供保障。

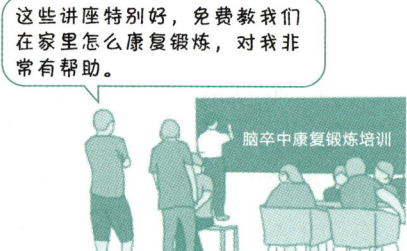
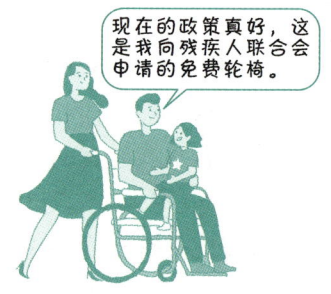

### 3. 自身社会参与意愿

脑卒中患者自身社会参与意愿作为内部资源,不容忽视。脑卒中患者能够认识到患病后继续生活的重要性,强烈的参与意愿作为内在动机是社会参与的促进因素。在活动过程中自己做出选择,从事自己感兴趣的活动可以提高脑卒中患者的活动参与度,增强患者的归属感、控制感、个人身份认同感和自信心,提高患者自尊和自我价值,尤其是对于康复后重返工作的患者,社会参与的内在动机尤为重要。因此,要进一步调动参与社会活动的内在动机,发挥自主驱动力的重要作用。

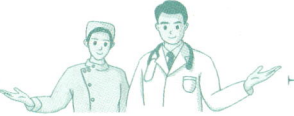

> 多方支持对脑卒中患者社会参与至关重要,同时社会资源的识别、捕捉和利用也不容忽视。患者及其照顾者要能够识别并捕捉适用的社会资源(如政府、卫生保健组织、家人和朋友等提供的社会支持),提高社会资源利用度,助力患者尽快回归社会。

# 参考文献

[1] 曹莹,王文娜,林雨欣,等.环境因素和抑郁对社区脑卒中患者活动参与的影响研究[J].中华护理教育,2022,19(4):373-377.

[2] 高萍,张标新,宋瑰琦,等.急性缺血性脑卒中静脉溶栓院内全程管理的最佳证据总结[J].护理学报,2022,29(14):37-42.

[3] 郭亚雯,张振香,陈素艳.社区中青年脑卒中患者重返工作体验及期待的质性研究[J].中国实用护理杂志,2021,37(10):744-749.

[4] 何俐.卒中一级预防风险评估与用药原则[J].中国卒中杂志,2018,13(6):538-541.

[5] 刘凤.重返工作自我效能问卷汉化及在中青年脑卒中患者中的应用[D].郑州:郑州大学,2022.

[6] 刘晓静,罗椅民.深度老龄化背景下我国适老辅具技术:应用、适配评估与发展研究[J].中国软科学,2021(2):57-64.

[7] 王文娜,张振香,林蓓蕾,等.环境因素对居家脑卒中患者影响质性研究的Meta整合[J].中华护理杂志,2020,55(2):281-287.

[8] 王拥军,陈玉国,吕传柱,等.卒中相关性肺炎诊治中国专家共识(2019更新版)[J].中国卒中杂志,2019,14(12):1251-1262.

[9] 张和.卒中简史[J].中国卒中杂志,2016,11(8):666-667.

[10] 张振香,张伟宏,汤有才,等.脑卒中患者和照顾者的健康管理[M].郑州:郑州大学出版社,2020.

[11] 张振香.社区脑卒中患者康复护理技术[M].北京:人民卫生出版社,2013.

[12] 张振香,许梦雅,陈素艳,等.失能老人生活重建康复护理指导[M].郑州:河南科学技术出版社,2022.

[13] 中国康复医学会吞咽障碍康复专业委员会.中国吞咽障碍康复管理指南(2023版)[J].中华物理医学与康复杂志,2023,45(12):1057-1072.

[14] 中华护理学会内科专业委员会,首都医科大学宣武医院.急性缺血性脑卒中静脉溶栓护理指南[J].中华护理杂志,2023,58(1):10-15.

[15] 中华医学会神经病学分会,中华医学会神经病学分会脑血管病学组.中国急性缺血性卒中诊治指南2023[J].中华神经科杂志,2024,57(6):523-559.

[16] 中华医学会神经病学分会,中华医学会神经病学分会脑血管病学组.中国脑血管病一级预防指南2019[J].中华神经科杂志,2019,52(9):684-709.

[17] 中华医学会神经病学分会,中华医学会神经病学分会脑血管病学组.中国缺血性卒中和短暂性脑缺血发作二级预防指南2022[J].中华神经科杂志,2022,55(10):1071-1110.

[18] 中华预防医学会,中华预防医学会心脏病预防与控制专业委员会,中华医学会糖尿病学分会,等.中国健康生活方式预防心血管代谢疾病指南[J].中国循环杂志,2020,35(3):209-230.